"十二五"职业教育国家规划立项教材

国家卫生和计划生育委员会"十二五"规划教材

全国中等卫生职业教育教材

供营养与保健专业用

基础营养与食品安全

主　编　陆　淼　袁　媛

副主编　王庆生

编　者（以姓氏笔画为序）

王庆生　（安徽省合肥职业技术学院）

杜　光　（大庆医学高等专科学校）

张伶俐　（河南省郑州市卫生学校）

张晓琼　（四川省甘孜卫生学校）

陆　淼　（大庆医学高等专科学校）

陈　愉　（广东省湛江中医学校）

袁　媛　（河南省郑州市卫生学校）

人民卫生出版社

图书在版编目（CIP）数据

基础营养与食品安全/陆淼，袁媛主编．—北京：人民卫生出版社，2015

ISBN 978-7-117-21593-0

Ⅰ.①基…　Ⅱ.①陆…②袁…　Ⅲ.①食物营养－医学院校－教材②食品安全－医学院校－教材　Ⅳ.①R151.3②TS201.6

中国版本图书馆 CIP 数据核字（2015）第 250248 号

人卫社官网	www.pmph.com	出版物查询，在线购书
人卫医学网	www.ipmph.com	医学考试辅导，医学数据库服务，医学教育资源，大众健康资讯

基础营养与食品安全

主　　编：陆　淼　袁　媛
出版发行：人民卫生出版社（中继线 010-59780011）
地　　址：北京市朝阳区潘家园南里 19 号
邮　　编：100021
E - mail：pmph @ pmph.com
购书热线：010-59787592　010-59787584　010-65264830
印　　刷：北京虎彩文化传播有限公司
经　　销：新华书店
开　　本：787×1092　1/16　印张：15
字　　数：374 千字
版　　次：2016 年 1 月第 1 版　2022 年 12 月第 1 版第 5 次印刷
标准书号：ISBN 978-7-117-21593-0/R·21594
定　　价：78.00 元

　　为全面贯彻党的十八大和十八届三中、四中、五中全会精神,依据《国务院关于加快发展现代职业教育的决定》要求,更好地服务于现代卫生职业教育快速发展的需要,适应卫生事业改革发展对医药卫生职业人才的需求,贯彻《医药卫生中长期人才发展规划(2011—2020年)》《现代职业教育体系建设规划(2014—2020年)》文件精神,人民卫生出版社在教育部、国家卫生和计划生育委员会的领导和支持下,按照教育部颁布的《中等职业学校专业教学标准(试行)》医药卫生类(第二辑)(简称《标准》),由全国卫生职业教育教学指导委员会(简称卫生行指委)直接指导,经过广泛的调研论证,成立了中等卫生职业教育各专业教育教材建设评审委员会,启动了全国中等卫生职业教育第三轮规划教材修订工作。

　　本轮规划教材修订的原则:①明确人才培养目标。按照《标准》要求,本轮规划教材坚持立德树人,培养职业素养与专业知识、专业技能并重,德智体美全面发展的技能型卫生专门人才。②强化教材体系建设。紧扣《标准》,各专业设置公共基础课(含公共选修课)、专业技能课(含专业核心课、专业方向课、专业选修课);同时,结合专业岗位与执业资格考试需要,充实完善课程与教材体系,使之更加符合现代职业教育体系发展的需要。在此基础上,组织制订了各专业课程教学大纲并附于教材中,方便教学参考。③贯彻现代职教理念。体现"以就业为导向,以能力为本位,以发展技能为核心"的职教理念。理论知识强调"必需、够用";突出技能培养,提倡"做中学、学中做"的理实一体化思想,在教材中编入实训(实验)指导。④重视传统融合创新。人民卫生出版社医药卫生规划教材经过长时间的实践与积累,其中的优良传统在本轮修订中得到了很好的传承。在广泛调研的基础上,再版教材与新编教材在整体上实现了高度融合与衔接。在教材编写中,产教融合、校企合作理念得到了充分贯彻。⑤突出行业规划特性。本轮修订紧紧依靠卫生行指委和各专业教育教材建设评审委员会,充分发挥行业机构与专家对教材的宏观规划与评审把关作用,体现了国家卫生计生委规划教材一贯的标准性、权威性、规范性。⑥提升服务教学能力。本轮教材修订,在主教材中设置了一系列服务教学的拓展模块;此外,教材立体化建设水平进一步提高,根据专业需要开发了配套教材、网络增值服务等,大量与课程相关的内容围绕教材形成便捷的在线数字化教学资源包,为教师提供教学素材支撑,为学生提供学习资源服务,教材的教学服务能力明显增强。

人民卫生出版社作为国家规划教材出版基地,有护理、助产、农村医学、药剂、制药技术、营养与保健、康复技术、眼视光与配镜、医学检验技术、医学影像技术、口腔修复工艺等24个专业的教材获选教育部中等职业教育专业技能课立项教材,相关专业教材根据《标准》颁布情况陆续修订出版。

营养与保健专业编写说明

2010 年，教育部公布《中等职业学校专业目录(2010 年修订)》，将卫生保健(0803)更名为营养与保健专业(100400)，目的是面向医院、社区卫生保健机构、养老机构、学校、幼儿园以及餐饮、食品与保健品等行业，培养具有基础营养、公共营养、临床营养知识与技能，服务于健康人群、亚健康人群、疾病患者的德智体美全面发展的高素质劳动者和技能型人才。人民卫生出版社积极落实教育部、国家卫生和计划生育委员会相关要求，推进《标准》实施，在卫生行指委指导下，进行了认真细致的调研论证工作，规划并启动了教材的编写工作。

本轮营养与保健专业规划教材与《标准》课程结构对应，设置公共基础课(含公共选修课)、专业基础课、专业技能课(含专业核心课、专业选修课)教材。其中专业核心课教材根据《标准》要求设置共 9 种。

本轮教材编写力求贯彻以学生为中心、贴近岗位需求、服务教学的创新教材编写理念，教材中设置了"学习目标""病例 / 案例""知识链接""考点提示""本章小结""目标测试""实训 / 实验指导"等模块。"学习目标""考点提示""目标测试"相互呼应衔接，着力专业知识掌握，提高专业考试应试能力。尤其是"病例 / 案例""实训 / 实验指导"模块，通过真实案例激发学生的学习兴趣、探究兴趣和职业兴趣，满足了"真学、真做、掌握真本领"的新时期卫生职业教育人才培养新要求。

本系列教材将于 2016 年 2 月前全部出版。

总序号	适用专业	分序号	教材名称	版次
1	护理专业	1	解剖学基础 **	3
2		2	生理学基础 **	3
3		3	药物学基础 **	3
4		4	护理学基础 **	3
5		5	健康评估 **	2
6		6	内科护理 **	3
7		7	外科护理 **	3
8		8	妇产科护理 **	3
9		9	儿科护理 **	3
10		10	老年护理 **	3
11		11	老年保健	1
12		12	急救护理技术	3
13		13	重症监护技术	2
14		14	社区护理	3
15		15	健康教育	1
16	助产专业	1	解剖学基础 **	3
17		2	生理学基础 **	3
18		3	药物学基础 **	3
19		4	基础护理 **	3
20		5	健康评估 **	2
21		6	母婴护理 **	1
22		7	儿童护理 **	1
23		8	成人护理(上册)- 内外科护理 **	1
24		9	成人护理(下册)- 妇科护理 **	1
25		10	产科学基础 **	3
26		11	助产技术 **	1
27		12	母婴保健	3
28		13	遗传与优生	3

续表

总序号	适用专业	分序号	教材名称	版次
29	护理、助产专业共用	1	病理学基础	3
30		2	病原生物与免疫学基础	3
31		3	生物化学基础	3
32		4	心理与精神护理	3
33		5	护理技术综合实训	2
34		6	护理礼仪	3
35		7	人际沟通	3
36		8	中医护理	3
37		9	五官科护理	3
38		10	营养与膳食	3
39		11	护士人文修养	1
40		12	护理伦理	1
41		13	卫生法律法规	3
42		14	护理管理基础	1
43	农村医学专业	1	解剖学基础 **	1
44		2	生理学基础 **	1
45		3	药理学基础 **	1
46		4	诊断学基础 **	1
47		5	内科疾病防治 **	1
48		6	外科疾病防治 **	1
49		7	妇产科疾病防治 **	1
50		8	儿科疾病防治 **	1
51		9	公共卫生学基础 **	1
52		10	急救医学基础 **	1
53		11	康复医学基础 **	1
54		12	病原生物与免疫学基础	1
55		13	病理学基础	1
56		14	中医药学基础	1
57		15	针灸推拿技术	1
58		16	常用护理技术	1
59		17	农村常用医疗实践技能实训	1
60		18	精神病学基础	1
61		19	实用卫生法规	1
62		20	五官科疾病防治	1
63		21	医学心理学基础	1
64		22	生物化学基础	1
65		23	医学伦理学基础	1
66		24	传染病防治	1

续表

总序号	适用专业	分序号	教材名称	版次
67	营养与保健专业	1	正常人体结构与功能 *	1
68		2	基础营养与食品安全 *	1
69		3	特殊人群营养 *	1
70		4	临床营养 *	1
71		5	公共营养 *	1
72		6	营养软件实用技术 *	1
73		7	中医食疗药膳 *	1
74		8	健康管理 *	1
75		9	营养配餐与设计 *	1
76	康复技术专业	1	解剖生理学基础 *	1
77		2	疾病学基础 *	1
78		3	临床医学概要 *	1
79		4	康复评定技术 *	2
80		5	物理因子治疗技术 *	1
81		6	运动疗法 *	1
82		7	作业疗法 *	1
83		8	言语疗法 *	1
84		9	中国传统康复疗法 *	1
85		10	常见疾病康复 *	2
86	眼视光与配镜专业	1	验光技术 *	1
87		2	定配技术 *	1
88		3	眼镜门店营销实务 *	1
89		4	眼视光基础 *	1
90		5	眼镜质检与调校技术 *	1
91		6	接触镜验配技术 *	1
92		7	眼病概要	1
93		8	人际沟通技巧	1
94	医学检验技术专业	1	无机化学基础 *	3
95		2	有机化学基础 *	3
96		3	分析化学基础 *	3
97		4	临床疾病概要 *	3
98		5	寄生虫检验技术 *	3
99		6	免疫学检验技术 *	3
100		7	微生物检验技术 *	3
101		8	检验仪器使用与维修 *	1
102	医学影像技术专业	1	解剖学基础 *	1
103		2	生理学基础 *	1
104		3	病理学基础 *	1

续表

总序号	适用专业	分序号	教材名称	版次
105		4	医用电子技术 *	3
106		5	医学影像设备 *	3
107		6	医学影像技术 *	3
108		7	医学影像诊断基础 *	3
109		8	超声技术与诊断基础 *	3
110		9	X 线物理与防护 *	3
111	口腔修复工艺专业	1	口腔解剖与牙雕刻技术 *	2
112		2	口腔生理学基础 *	3
113		3	口腔组织及病理学基础 *	2
114		4	口腔疾病概要 *	3
115		5	口腔工艺材料应用 *	3
116		6	口腔工艺设备使用与养护 *	2
117		7	口腔医学美学基础 *	3
118		8	口腔固定修复工艺技术 *	3
119		9	可摘义齿修复工艺技术 *	3
120		10	口腔正畸工艺技术 *	3
121	药剂、制药技术专业	1	基础化学 **	1
122		2	微生物基础 **	1
123		3	实用医学基础 **	1
124		4	药事法规 **	1
125		5	药物分析技术 **	1
126		6	药物制剂技术 **	1
127		7	药物化学 **	1
128		8	会计基础	1
129		9	临床医学概要	1
130		10	人体解剖生理学基础	1
131		11	天然药物学基础	1
132		12	天然药物化学基础	1
133		13	药品储存与养护技术	1
134		14	中医药基础	1
135		15	药店零售与服务技术	1
136		16	医药市场营销技术	1
137		17	药品调剂技术	1
138		18	医院药学概要	1
139		19	医药商品基础	1
140		20	药理学	1

** 为"十二五"职业教育国家规划教材
* 为"十二五"职业教育国家规划立项教材

前 言

随着我国经济的发展和人民生活水平的日益提高,人们对营养越来越重视,对营养在生活中重要作用的认识程度越来越高,对营养知识普及的渴望度也越来越高。认识的提高必将带来行动的改善。专业营养工作者的工作范畴也将随着社会认可程度的提高而不断扩大,面向基层、面向老百姓的基础工作以及工作岗位也将越来越多。中等职业医药卫生类专业教育的营养与保健专业正是培养能够运用专业知识与技能,在医院、社区卫生服务机构、养老机构、学校、幼儿园以及餐饮机构、食品与保健品等行业,服务于健康人群、亚健康人群和疾病患者的高素质劳动者和专业人才。

国家卫生和计划生育委员会"十二五"规划教材《基础营养与食品安全》,紧密围绕专业培养目标,坚持"以服务为宗旨,以就业为导向"的职业教育理念,遵循"三基、五性、三特定"原则,突出技能培养,突出专业特色,融传授知识、培养能力、提高素质为一体。在内容选取上,注重与职业岗位能力相对接,注重与职业资格证书考试内容相对接,注重激发学生的学习兴趣,注重培养学生的创新能力、获取信息和终身学习的能力。在编写队伍建设上,选取优秀中等职业专业教师的同时,吸纳了部分高职院校的优秀专业教师,实现了与高职高专层次的有机衔接,为中高衔接与贯通的人才培养通道奠定了一定的基础。

《基础营养与食品安全》是中等职业医药卫生类专业教育营养与保健专业核心课程之一,本教材共包括七章,分别为绪论、食物的消化与吸收、营养素与能量、各类食物的营养价值、平衡膳食、食品的腐败变质与食品污染、食品安全。为方便学生学习和掌握重点内容,及时巩固知识和加强记忆,增设了"学习目标"、"考点提示"、"本章小结"和"目标测试",为激发学生学习兴趣,更好地理论联系实际,重点章节还增设了"案例",帮助学生对重点知识内容的理解和记忆,使学生能够全面地掌握营养学基础知识、各类食品的营养价值,以及合理营养、食品卫生相关知识,能够对食物营养成分进行初步分析,能够对公共卫生事件现场进行初步处理。目的是培养学生发现和解决基础营养与食品安全相关问题的能力和技能,为进一步学习其他营养学专业课程以及今后从事营养相关工作奠定良好的基础。为实现中等职业医药卫生类专业培养目标,即服务于各层次医疗保健机构的实践能力较强的技能型卫生专业人才奠定基础。

全体编者秉承严谨求实的精神和对教学高度负责的态度,高质量完成了编写任务。本教材在编写过程中参考了大量专业相关著作和文献,得到了相关院校领导及专家的关心与支持,谨在此致以诚挚的谢意!

　　鉴于团队的编写经验和学识水平有限,尽管对教材内容进行了反复审核,不妥之处难免,敬请广大师生和同仁不吝赐教,以便及时修改与完善。

陆　淼　袁　媛

2015 年 10 月

目 录

第一章 绪 论

学习目标

1. 掌握:营养、营养素、营养学和食品安全的定义。
2. 熟悉:膳食营养素参考摄入量的概念及应用。
3. 了解:营养与健康的关系。

食物是人类生存、繁衍的物质基础。在人类社会长期的发展过程中,人们逐步认识到合理饮食是机体健康的重要保证,而食品安全是合理饮食的前提条件。

第一节 概 述

一、营养学

(一) 定义

1. 营养 "营"的含义是"谋求","养"的含义是"养生","营养"就是"谋求养生"。用现代科学语言描述,营养是人体摄取、消化、吸收、利用食物中的有效成分,以满足机体生理需要的生物学过程。

机体摄取食物后,需要经过消化、吸收、代谢和排泄等复杂过程,才能够利用食物中的有效成分,用以构建组织器官,调节各种生理功能,维持正常生长、发育和防病保健。因此,营养是一个综合的生物学过程,也是人体最基本的生理过程。

2. 营养素 将食物中具有一定生理功能的成分称为营养素。一般来说,机体营养素分为七大类,即蛋白质、脂类、碳水化合物、矿物质、维生素、水和膳食纤维。营养素在体内的主要功能是提供能量、促进生长、组织修复以及调节生理功能。

其中,蛋白质、脂类、碳水化合物和水因为需要量大,在膳食中所占比重大,称为宏量营养素;矿物质和维生素因为需要量小,在膳食中所占比重也小,称为微量营养素。从能量来源角度讲,蛋白质、脂类和碳水化合物能够为机体提供能量,又称产能营养素;相反,矿物质、维生素、水和膳食纤维为非产能营养素。

3. 营养学 营养学是研究膳食、营养素及其他食物成分对健康影响的一门科学。

营养学属于自然科学范畴,具有很强的实践性,可以指导群体或个体合理安排饮食,防病保健,促进健康,有助于制定国家的食物生产、分配及食品加工政策,改善居民体质,促进社会发展。营养学主要研究内容包括营养学基础、食物营养学、人群营养、疾病营养和公共营养等。

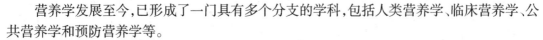

营养学发展至今,已形成了一门具有多个分支的学科,包括人类营养学、临床营养学、公共营养学和预防营养学等。

(二)营养学发展简史

1. 古代营养学 营养学是一门古老的应用科学。我国的饮食文化源远流长,是最早提出膳食指导的国家。大约 3000 年前西周时期,官方医政制度中就设有食医的职位,即专门从事饮食营养的医师,并享有很高的待遇和威望。晋朝葛洪《肘后方》中就有用羊肝治疗夜盲症、海带治疗甲状腺肿大的记载。我国最早的医书《黄帝内经·素问》中明确提出"五谷为养,五果为助,五畜为益,五菜为充",被认为是世界上最早的膳食指南。唐代药王孙思邈在《备急千金要方》中列有"食治"专篇,记载了果实、菜蔬、谷米、鸟兽四类食物,共计 154 种,并在饮食营养方面强调顺应自然,特别要避免"太过"和"不足"的危害。元朝忽思慧的《饮膳正要》,是中国第一部营养学专著。明代李时珍在《本草纲目》中记载了 350 多种药食两用的动植物,对指导人们营养与食疗具有重要的价值。

2000 年前的西方医学之父希·波克拉底提出了饮食的法则:"把你的食物当药物,而不是把你的药物当食物",提出了多吃食物少吃药、提前预防疾病为主的医学思想。

2. 现代营养学 欧洲文艺复兴和工业革命使欧洲的营养学有了突破性发展。现代营养学起源从 1910 年发现碳水化合物开始,并逐渐成为一门专业学科。随着蛋白质、脂肪、碳水化合物、矿物质和维生素的相继发现,营养学进入到一个崭新的历史阶段。20 世纪中叶以后,生物化学和分子生物学逐渐渗入到营养学科,并使之在微观研究方面得到发展。与此同时,针对人群的膳食调查、公共营养,食品的强化等方面取得了显著成就。近年来,对膳食纤维和其他营养素生理功能的重新认识,以及对不饱和脂肪酸的研究越来越受到重视,许多营养学概念得到更新。对基因的调控研究,以及食物中多种非营养物质的作用研究已成为营养学研究的热点。

1992 年 12 月,联合国粮农组织与世界卫生组织在意大利罗马联合召开了世界营养会议。会议讨论和通过了《世界营养宣言》和《营养改善行动计划》,对当前全球营养状况进行了分析,并指出人民营养状况不仅是社会经济发展的结果,而更应是国家社会经济发展的重要动力。

我国在 20 世纪初开始建立现代营养学,其发展历程可分为四个阶段。

第一阶段:1913—1923 年,萌芽期。我国营养学研究最早开始于医学院及医院,这一时期,虽然实验设备简陋,成就不大,但开创了我国现代营养学研究的先河。

第二阶段:1924—1937 年,成长期。在此期间,北京协和医院在营养研究方面起了带头作用。1927 年,《中国生理学杂志》问世,开始刊载营养论文,同时,《中华医学杂志》、《中国化学会会志》、《北平农学院营养专报》等也间或有营养论文发表。我国营养研究在此期间有了长足的进步。

第三阶段:1938—1949 年,动荡期。在抗日战争期间,营养科学工作者克服重重困难,仍努力致力于食物营养研究工作。1939 年,中华医学会提出了我国第一个营养素供给量。1941 年和 1945 年,先后召开了全国第一次、第二次营养学会议,并于 1945 年正式成立中国营养学会,《中国营养学杂志》也于第二年正式出刊。由于战争原因,仅出版两卷就被迫停刊。

第四阶段:1949 年至今,发展期。我国营养学进入了一个空前发展时期,在建立专业队伍,进行科学研究,防治营养缺乏病等方面做了大量工作。建国初期,结合国家建设和人民健康需要,先后开展了"粮食适宜碾磨度"、"军粮标准化"、"5410 豆制代乳粉"以及"野菜营养"等研究。1952 年出版第一版《食物成分表》,1956 年创刊《营养学报》。分别在 1958 年、1982 年、1992 年和 2002 年进行了全国性营养调查。1963 年提出了新中国成立后第一个营养素供给量建议。1981 年、1991 年和 2002 年先后修订了食物成分表。1989 年首次发布《中国居民膳食指南》,之后历经四版修订,已成为中国营养科技工作发展进程的重要标志。1997 年 12 月国务院批准了《中国营养改善行动计划》,其核心问题是向群众宣传均衡营养的观点。2014 年,中国营养学会再次启动了对《中国居民膳食指南》科学论证和修订工作,2015 年将发布新版《中国居民膳食指南》,之后还将陆续发布儿童、老年、素食、零食等一系列针对特殊人群、特殊食物的膳食指南。2000 年公布了我国第一部《膳食营养素参考摄入量(DRIs)》,2013 年进行了第一次修订。

二、食品安全

(一) 定义

1996 年,世界卫生组织(WHO)公布的《加强国家级食品安全性计划指南》中将食品安全定义为"对食品按其原定用途进行制作和食用时不会使消费者健康受到损害的一种担保"。它是指在食品的生产和消费过程中,没有达到危害程度的一定剂量的有害、有毒物质或因素的加入,从而保证人体按正常剂量和以正确的方式摄入这样的食品时不会受到急性或慢性的危害,这种危害包括对摄入者本身及其后代的不良影响。

在对食品安全概念的理解上,国际社会已经形成了基本共识,即食品安全是一个综合概念,包括了食品卫生、食品质量、食品营养等相关方面的内容,以及食物种植、养殖、加工、包装、贮藏、运输、销售和消费等环节。食品安全是一个社会概念,不同国家或一个国家在不同时期,食品安全所面临的突出问题和治理要求有所不同;食品安全是一个政治概念,无论发达国家,还是发展中国家,食品安全都是企业和政府对社会最基本的责任和必须做出的承诺;食品安全也是一个法律概念,食品安全立法反映了时代发展的要求。总之,食品安全既包括了生产安全、经营安全,也包括结果、过程安全,以及现实安全和未来安全。

(二) 食品安全发展简史

人类在远古时期学会了使用火对食物进行加热和制备,发明了食物干燥和酿造等,除了有利于改善食物风味、延长食品储存期以外,还有效地保障了食品安全。孔子的"五不食"原则:"鱼馁而肉败,不食。色恶,不食。臭恶,不食。失饪,不食。不时,不食"。这是文献中有关饮食安全的最早记载。《唐律》对处理腐败食品制定了明确的法律准则,包括"脯肉有毒曾经病人,有余者速焚之,违者杖九十;若放与人食,并出卖令人病者徒一年;以故致死者,绞"。孙思邈在《千金翼方》中对鱼类引起的组胺中毒进行了深刻而准确的描述。古代关于食品安全的认识仅停留在感性认识和对个别现象的总结阶段,未能构成一门系统学科。直到 19 世纪初,自然科学的迅速发展,为学科的建立奠定了基础。英、美、法、日等国家是最早建立有关食品安全与卫生法律、法规的国家。

食品安全事件自古就一直威胁着人类健康和生命安全。公元 943 年,法国发生麦角中毒,造成 40 000 人死亡;20 世纪四五十年代,日本因为工业废弃物造成食品污染,发生了震惊世界的"痛痛病"和"水俣病";20 世纪 80 年代,我国上海发生了全世界最大的食源性甲型肝炎暴发流行,导致 30 多万人感染;2005 年的"苏丹红"事件,为我国食品添加剂问题敲响了警钟;2008 年发生的"三聚氰胺"奶粉事件,导致婴儿被发现患有肾结石,致使人们对国产乳制品安全担忧,并重创中国制造商品信誉,多个国家禁止了中国乳制品进口。其后发生的"染色馒头"、"回炉面包"、"瘦肉精"猪肉、"牛肉膏"事件和"假葡萄酒"事件等,暴露了我国目前食品安全方面存在的问题。近年来,世界范围内的食品工业发展速度空前,直接应用于食品的各种化学物质以及间接与食品接触的化学物质日益增多,随之而来的食品安全问题也越来越多。现在,发展中国家每年约有 210 万人死于食源性或水源性疾病,在工业化国家里,每年有 30% 的人遭受着食源性疾病的威胁。目前,食品安全问题已经成为继人口、资源、环境后的第四大全球问题。为保证食品安全,保障公众身体健康和生命安全,我国于 2009 年颁布了《中华人民共和国食品安全法》,2015 年 4 月经中华人民共和国第十二届全国人民代表大会常务委员会第十四次会议修订通过,并于同年 10 月 1 日正式施行。

(三) 食品安全的特性与作用

要求食品绝对安全是不可能的,即食品安全具有相对性的特点。

在自然界里,物质的有毒有害特性和有益特性之间的决定因素,取决于剂量的多与少。离开剂量,便无法讨论其是有毒有害性或是有益性。例如,成人每日摄入硒元素的量在 $50\mu g$ 时,有利于健康,如果每日摄入量低于 $50\mu g$,就会发生克山病、大骨节病等,进而诱发机体免疫功能低下。但是,如果每日摄入量超过 $400\mu g$,则会出现中毒症状,表现为头发和指甲变脆、易脱落,皮肤容易发生损伤和神经系统异常等,严重者可导致死亡。因此,食品安全中所描述的不含有毒有害物质,实际上是指不得检出某些有毒有害物质或者检出值不得超过某一阈值。

食品安全的相对性还与食品的制作与摄入方式有关。目前,转基因食品备受争议,究其主要原因,实际上就是食品的制作方式问题。转基因食品改变了传统食品的生产制作方式,尽管目前尚未发现对人体健康构成危害,但却无法预料其潜在危害。同样,就食品摄入量而言,假如摄入足够大剂量的话,任何物质都是有毒的。

食品安全不仅关乎人类的身体健康和生命安全,避免带来医疗费用的增加和劳动力损失,也关乎一个国家的社会安定与政治稳定,因为食品安全问题引发的食品恐慌事件将直接引起所在国家或地区的动荡不安。1999 年二噁英事件导致当时比利时政府集体辞职,是食品安全事件对政治产生深刻影响的典型例子。食品安全问题对经济的影响,除了直接经济损失,间接经济损失更为严重,包括对一个企业、一个国家形象的损害,消费者群体的大幅度削减,以及贸易机会的减少等。

我国目前也同样面临着食品安全问题。

第二节 营养与健康的关系

合理的营养是人类的智力、身体潜能和社会活动能力充分发挥的先决条件。营养均衡、身体健康,既是社会进步的结果,也是促进社会发展的原动力。

一、合理营养与健康

合理营养是指通过合理的膳食和科学的烹调加工,向机体提供足够的能量和各种营养素,并保持各种营养素之间的平衡,以满足人体的正常生理需要,并维持健康。世界卫生组织提出健康的定义:健康乃是一种在身体上、精神上的完满状态,以及良好的适应力,而不仅仅是没有疾病和衰弱的状态。

机体的生长发育、新陈代谢与营养状况密切相关。儿童时期生长发育迅速,代谢旺盛,是机体各器官组织、肌肉骨骼增长和功能逐渐成熟的动态过程,这个过程的物质基础就是不断摄入大量的营养物质。因此与成年人相比,儿童需要更多的能量和营养素以保证快速生长发育的需要。例如,初生男婴体重在2~3kg,到6个月时体重达到7~8kg,增长了4~6kg,到3岁时能够增长4倍多,达到13~14kg。因此,营养是少年儿童生长发育的物质基础。

大脑发育和智力发展与营养状况密切相关。有研究证实,大脑皮质的发育是在妊娠后期和婴儿出生后第一年,因此,胎龄10~18周和婴儿出生后第一年是大脑发育的关键时刻,也是智力发育的关键时刻。而且,脑组织发育的特点是"一次性完成",错过了这个时期,细胞增殖是无法补偿的。大脑组织和智力发育都需要充足的营养,包括优质蛋白质、充足的能量和其他营养素。如果妊娠时母体营养不良或婴儿时期营养素供给不足,会影响脑细胞增殖,使脑细胞数量减少,造成永久性、不可逆的中枢神经系统损伤,影响儿童智力发育和心理健康。

各器官正常功能的维持与营养状况密切相关。人体的各种器官都有赖于营养素通过神经系统、酶、激素等的调节,以维持其正常功能的发挥,尤其是脑功能、心血管功能、肝肾功能和免疫功能等。其中营养状况对机体免疫功能的影响主要表现在:蛋白质是免疫防御功能的物质基础;维生素A能增强动物对感染的抵抗力和对抗原刺激的反应,加速对皮肤移植物的排斥反应;维生素C与白细胞功能密切相关,特别是中性粒细胞,还可以改善细胞的杀菌能力;维生素E是体内重要的抗氧化剂,又是一种有效的免疫调节剂。

此外,研究结果表明,20%~50%的肿瘤与饮食密切相关,尤其是摄入过量的脂肪、酒和高能量食物。同时,多食用蔬菜、水果和五谷杂粮等富含膳食纤维的食物,能够降低一些肿瘤的发病率。据估计,如果每个人都采用健康的饮食习惯,那么,结肠癌、前列腺癌、胰腺癌、乳腺癌的死亡率将减少50%。

总之,合理营养的意义在于促进生长发育、提高智力、促进优生优育、增强免疫力、防病治病,从而达到健康长寿的目的。

二、营养失调与健康

儿童期发生营养失调,一方面,直接导致生长发育迟缓,进而机体抵抗力下降,易感染疾病,病后恢复缓慢。另一方面,可能导致儿童体内脂肪细胞堆积,发生难治性儿童肥胖,以及因肥胖而产生的一系列后果。儿童脂肪堆积不同于成人的最大特点是,脂肪细胞数量增加远远大于体积的增大。营养失调还会影响儿童的智力发育和行为能力的改变。1980年联合国粮农组织报告显示,有1.5亿非洲人面临饥饿,这些地方的妇女由于营养不良,其子女的智力和学习能力明显受到影响。营养缺乏还容易造成胎儿畸形、流产和早产。如孕妇缺乏叶酸会引起胎儿神经管畸形。所以,营养失调对于儿童的生长发育,无论在形态功能、智力上,还是健康方面都会产生暂时的或永久的影响。

成人营养失衡的主要表现形式是单纯性肥胖。严格意义上讲,肥胖也是一种营养不良,而非营养过剩,对健康百害无一利。肥胖能够导致糖尿病、高血压、高血脂、心脏病、脂肪肝、胆石症、痛风、月经不调、肿瘤以及心理障碍等多种疾病的发生。因此,减肥已经成为当今社会上比较时髦的话题。但是,切记不要矫枉过正,过分追求所谓的"骨感美",尤其是青少年,体重过低的危害并不亚与肥胖对健康的危害。因此,应该追求正常体重的健康美。

免疫功能是人体一项重要的生理功能,在人的一生中始终与传染性疾病、非传染性疾病、肿瘤和衰老过程相抗衡,扮演着健康卫士的角色。机体营养不良将导致免疫系统功能受损,包括免疫器官发育不全、萎缩,功能降低,对细胞免疫、体液免疫、免疫因子都会产生重大影响,使机体对疾病的抵抗能力下降,导致感染的发生和发展。多种营养素缺乏可导致免疫功能损害,单种营养素缺乏或过多亦可引起获得性免疫系统功能障碍。例如,脂类摄入或代谢的异常可引起免疫功能的改变,B 族维生素缺乏导致机体对感染的抵抗力下降,维生素 C 缺乏时,机体粒细胞的吞噬能力和机体对感染的抵抗力均下降等。

三、营养与疾病的辅助治疗

在人们不断追求健康生活的今天,营养在防病治病、促进健康中发挥着越来越重要的作用。

1. 预防营养缺乏症 某些营养素缺乏可以直接引起营养缺乏症。例如蛋白质、热能缺乏可引起蛋白质 - 热能营养不良,维生素 A 缺乏导致夜盲症,维生素 C 缺乏导致维生素 C 缺乏症(坏血病),维生素 D 缺乏导致佝偻病,铁缺乏导致缺铁性贫血等。因此,适当的营养素补充可以预防相应营养缺乏症的发生。2004 年发生在安徽阜阳等地的伪劣婴幼儿奶粉事件,不法商人以廉价的食品原料如淀粉、蔗糖等全部或部分替代乳粉,用奶香精等添加剂进行调香调味,导致食用这种代乳粉的婴儿出现头大、水肿、生长发育迟缓、抵抗力下降等症状和体征,是婴儿蛋白质营养不良的典型案例。

2. 预防某些常见病的发生 流行病学资料表明,补充某些抗氧化营养素能够降低一些常见病的发病率和死亡率。例如,补充微量元素硒可以降低肝癌的发病率,补充维生素 E 可以降低脑卒中和冠心病的发病率等。

3. 提高临床治疗效果 合理营养,能够调整患者生化代谢,有利于患者抗感染,减少并发症的发生,加速康复。肿瘤患者放疗、化疗过程中,给予合理营养,能够使患者坚持疗程,达到治疗目的。

4. 手术治疗的支持与康复 术前营养支持能够有效改善患者的手术条件,术后合理营养有利于组织再生和修复,促进术后伤口愈合、骨折融合。

5. 延缓并发症的发生与发展 如糖尿病一类的营养相关性疾病,药物治疗的同时,配合饮食营养治疗能够最大限度地延缓并发症的发生与发展。

6. 临床胃肠内、外营养支持 现代临床营养技术发展迅速,胃肠内、外支持技术也是日新月异,为不能够进食的患者开展营养支持提供了更多的手段和途径。

四、食品安全与健康

食品安全关乎人类健康和生命安全。

我国于 1995 年颁布了《中华人民共和国食品卫生法》,对食品安全的基本要求规定为:"食品应无毒、无害"和"防止食品污染和有害因素对人体健康的危害,保障人民身体健康,增强人民体质"。在此基础上,2009 年 2 月 28 日,第十一届全国人大常委会第七次会议通过了《中华人民共和国食品安全法》。食品安全法是适应新形势发展的需要,目的是从制度上解决现实生活中存在的食品安全问题。法律确定了以食品安全风险监测和评估为基础的科学管理制度,明确了食品安全风险评估结果将作为制定、修订食品安全标准和对食品安全实施监督管理的科学依据。

2015 年 4 月 24 日,第十二届全国人大常委会第十四次会议表决通过了新修订的《中华人民共和国食品安全法》。新修订的食品安全法被称为"史上最严"的《中华人民共和国食品安全法》，共十章，154条，将于2015年10月1日起正式施行，包括十大亮点：食品安全可全程追溯、添加剂不许可不得生产、只要有危险食品就得召回、剧毒和高毒农药有禁区、批发市场须抽查农产品、网上卖食品必须"实名制"、保健品不得宣称能当药吃、婴儿乳粉配方必须注册、举报食品违法将受保护、监管不到位责任人将"被辞职"。

第三节　膳食营养素参考摄入量的应用

一、概念

膳食营养素参考摄入量（DRIs）是一组每日平均膳食营养素摄入量的参考值，主要包括四项内容，即平均需要量（EAR）、推荐摄入量（RNI）、适宜摄入量（AI）和可耐受最高摄入量（UL）。

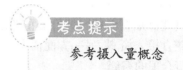

考点提示

参考摄入量概念

（一）平均需要量（EAR）

平均需要量（EAR）是指某一特定性别、年龄及生理状况群体对某营养素需要量的平均值。摄入量达到EAR水平时可以满足群体中半数个体的营养需要，而不能满足另外半数个体对该营养素的需要。

（二）推荐摄入量（RNI）

推荐摄入量（RNI）指满足某一特定性别、年龄及生理状况群体中97%~98%的个体需要量的摄入水平。

长期摄入RNI水平，可以满足身体对该营养素的需要，保持健康和维持组织中有适当的储备。一个群体的平均摄入量达到RNI水平时，绝大多数个体没有发生缺乏症的危险，有缺乏可能的个体仅占2%~3%。所以，也把RNI称为"安全摄入量"。当超过"安全摄入量"时，并不表示有什么危险。

RNI的主要用途是作为个体和群体每日摄入该营养素的目标值。

（三）适宜摄入量（AI）

适宜摄入量（AI）指通过观察或实验获得的健康人群对某种营养素的摄入量。

当某种营养素个体需要量的研究资料不足，没有办法计算出EAR，进而也不能求得RNI时，可以设定适宜摄入量来代替RNI。

AI与RNI之间，相同之处是都可以用作个体摄入量的目标，能够满足目标人群中绝大多数个体的需要。区别在于AI的准确性不如RNI，可能明显高于RNI，因此，使用时要更加小心。

（四）可耐受最高摄入量（UL）

可耐受最高摄入量（UL）是指平均每天可以摄入某营养素的最高量。

UL对通常人群中的几乎所有个体都不至于损害健康，但并不表示可能是有益的。当摄入量超过UL或进一步增加时，损害健康的危险性随之增大。

UL的主要用途是针对营养素强化食品和膳食补充剂，指导安全消费。

以蛋白质为例，如果一个人不摄入蛋白质，在一定时间内会发生蛋白质缺乏病；如果一个人群长期不摄入蛋白质，将全部发生蛋白质缺乏病。随着蛋白质摄入量的增加，摄入不足的概率相应降低，发生缺乏病的危险性也逐渐减少。当一个随机个体的蛋白质摄入量达到平均需要量(EAR)水平时,这个随机个体发生蛋白质缺乏病的概率为 0.5,即发生蛋白质缺乏病的机会为 50%;随着摄入量的增加,当摄入量达到推荐摄入量(RNI)水平时,摄入不足的概率变得很小,发生蛋白质缺乏病的机会在 3% 以下;如果继续增加摄入量到某一个点时,开始出现摄入过多的表现,那么,这一点就是蛋白质的可耐受最高摄入量(UL)。在 RNI 与 UL 之间是蛋白质的安全摄入范围,如果日常摄入量保持在这个范围内,发生缺乏和中毒的危险性都很小。如果日常摄入量超过这个范围,并继续增加,则产生毒副作用的概率也随之增加。

二、应用 DRIs 评价个体营养素摄入量

膳食评价是营养状况评价的重要组成部分。为了获得可靠的评价结果,一方面需要准确收集膳食摄入资料,另一方面需要选择正确的评价参考值,才能得出正确结果,并对所得结果进行合理的解释。

(一) 用 EAR 评价个体营养素摄入量

如果一个个体在调查期间营养素摄入量均值低于 EAR,可以认为该营养素摄入不足,必须进行改善,因为摄入不足的概率高达 50%;如果摄入量均值高于 EAR 但低于 RNI,认为摄入不充分,为了安全起见,需要改善;如果摄入量均值达到或超过 RNI,可以认为摄入量是充足的。

(二) 用 AI 评价个体营养素摄入量

AI 主要用作个体的营养素摄入目标。在评价个体营养素摄入量时,如果健康个体的日常摄入量等于或大于 AI,几乎可以肯定其摄入量是充足的;如果摄入量低于 AI,不能对其摄入量是否适宜进行定量或定性估测,此时需要专家参考其他指标判断。

(三) 用 UL 评价个体营养素摄入量

用 UL 评价个体营养素摄入量的主要目的是用以检查个体发生某种营养素摄入量过高的可能性,从而避免发生中毒现象。当摄入量低于 UL 时,可以肯定不会产生毒副作用;当摄入量超过 UL 时,发生毒副作用的危险性增加。有些营养素过量摄入的后果是比较严重的,有的后果甚至是不可逆的,所以摄入量一旦超过了 UL,必须认真对待。

总之,在任何情况下一个人的真正需要量和日常摄入量只能是一个估算结果,因此,对个体膳食适宜性评价都是不精确的。而且,膳食评价只是营养状况评价的组成部分之一,单纯依据膳食评价结果不足以确定一个人的营养状况,需要结合临床、生化和体格测量资料进行综合评价。

三、应用 DRIs 评价群体营养素摄入量

评价群体摄入量与评价个体摄入量不同,由于不可能获得群体中所有个体的日常营养素摄入量和需要量,也就无法得出摄入量低于需要量人数的百分比。所以,要想确定群体中有多少个体摄入不足,只能采取适当方法来估测摄入不足的概率。

(一) 用 EAR 评价群体营养素摄入量

在观测人群中计数有多少个体的日常摄入量低于 EAR,这些个体在人群中的比例就等于该人群摄入不足的比例。该方法又叫 EAR 切点法。

应用该方法的前提条件是:观察营养素的摄入量和需要量之间没有相关性;需要量可以认为呈正态分布;摄入量的变异要大于需要量的变异。根据现有的知识,可以假定凡是已经

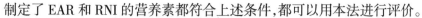

制定了 EAR 和 RNI 的营养素都符合上述条件,都可以用本法进行评价。

(二)用 AI 评价群体营养素摄入量

当人群的平均摄入量等于或大于该人群的营养素 AI 时,可以认为人群中发生摄入不足的概率很低。当平均摄入量在 AI 以下时,不可能判断群体摄入不足的程度。营养素的 AI 和 EAR 之间没有肯定的关系,所以,不可能从 AI 推算出 EAR。

(三)用 UL 评价群体营养素摄入量

将 UL 作为安全摄入量的切点来使用。根据日常摄入量的分布来确定摄入量超过 UL 者所占的比例,这一部分人可能面临摄入过高风险。

第四节 学习基础营养与食品安全的意义

随着我国医疗卫生事业的发展和国家对基础医疗卫生事业重视程度的不断提高,人们已经开始明确意识到合理营养不仅能够提高健康水平,更重要的是关系到民族素质的提高,关系到社会的进步和经济的发展。

2014 年,国家颁布《中国食物与营养发展纲要(2014—2020 年)》,立足保障食物有效供给、优化食物结构、强化居民营养改善,绘制出至 2020 年我国食物与营养发展的新蓝图。《纲要》提出了未来七年我国食物与营养发展工作的指导思想:顺应各族人民过上更好生活的新期待,把保障食物有效供给、促进营养均衡发展、统筹协调生产与消费作为主要任务,把重点产品、重点区域、重点人群作为突破口,着力推动食物与营养发展方式转变,着力营造厉行节约、反对浪费的良好社会风尚,着力提升人民健康水平,为全面建成小康社会提供重要支撑。针对目前存在的问题,《纲要》提出,要建立健全居民食物与营养监测管理制度,加强监测和信息分析。对重点区域、重点人群实施营养干预,重视解决微量营养素缺乏、部分人群油脂摄入过多等问题。《纲要》还明确了 2014 年到 2020 年的食物与营养发展目标,从食物生产、食品加工业发展、食物消费、营养素摄入、营养性疾病控制等 5 个方面,细化了 21 个具体的、可考核的指标。

所有蓝图与目标的描绘,需要专业人员进行大量的、具体的工作,才能得以实现与落实。作为一名营养专业的学生,肩负着这样的职责与重任。面对我国居民营养知识还普遍比较匮乏的现状,有责任与义务向大众传播正确的营养知识、科学饮食知识和食品安全知识。为此,通过基础营养与食品安全的学习,可以掌握一定的专业基础知识和基本技能,包括营养基础知识、各类食物营养价值、合理营养和食品卫生安全基础知识,掌握对食物营养成分做初步分析、通过食物感官性状辨别食材的新鲜程度、正确消毒餐具炊具、对食品进行采样和留样以及对公共卫生事件现场做初步处理等基本技能,从而有利于其他专业课程的深入学习,更有利于将来更好地从事专业岗位工作,并在实际工作中不断实践与提高。

本章小结

营养是维持生长发育和机体正常功能的基本生理过程。食品安全是营养发挥作用的基础和前提条件。两者在促进健康、防病治病和促进康复等方面发挥着重要作用。只有掌握了营养学与食品安全的基本概念,才能更好地理解营养与健康、食品安全与健康的关系。掌握膳食营养素参考摄入量的相关概念及其应用,是营养专业从业人员基本理论和基本岗位技能之一,也是学习后续专业知识和专业技能的基础,在营养宣教、营养评价、营养配餐与指导等工作中也应用广泛。

（陆 焱）

 目标测试

A1 型题

1. "五谷为养,五果为助,五畜为益,五菜为充"是当今营养学家仍然公认的合理营养的经典原则,是在哪本著作中提出的
    A.《内经》   B.《本草纲目》   C.《伤寒论》
    D.《黄帝内经》   E.《饮膳正要》

2. EAR 指的是
    A. 推荐摄入量   B. 平均需要量   C. 生理需要量
    D. 适宜摄入量   E. 可耐受最高摄入量

3. 以下对可耐受最高摄入量(UL)的解释,错误的是
    A. 是平均每日可以摄入某种营养素的最高量
    B. 这个量对一般人群几乎所有个体都不至于损害健康
    C. 主要用途是检查个体摄入量过高的可能,以避免发生中毒
    D. 是健康个体的营养素摄入目标
    E. 包括饮食、强化剂、添加剂等各种营养素来源之和

4. 我国被称为"史上最严"的《中华人民共和国食品安全法》实施于
    A. 1995 年   B. 1998 年   C. 2009 年
    D. 2014 年   E. 2015 年

第二章　食物的消化与吸收

学习目标

1. 掌握:碳水化合物、蛋白质、脂类的消化吸收;维生素、无机盐、水的吸收。
2. 熟悉:各种消化液的作用;营养物质的吸收部位。
3. 了解:消化吸收的定义;消化系统的组成;营养物质的吸收途径。

人体为了维持生命和健康,每天必须摄取足够的营养物质。这些营养物质主要来自食物,包括蛋白质、脂类、碳水化合物、维生素、水和无机盐等。其中水、无机盐和维生素可以直接被吸收利用,而蛋白质、脂类、碳水化合物属于大分子物质,必须经过消化管的加工、分解后变成小分子物质,才能被机体吸收利用。

第一节　消化系统概述

一、消化与吸收的定义

食物在消化管内被分解成可吸收的小分子物质的过程称为消化。食物的消化有两种方式,一是机械性消化,即通过消化管的运动将食物磨碎并使之与消化液充分混合,同时将食糜不断向消化管的远端推进的过程;二是化学性消化,即通过消化腺分泌的消化液中各种消化酶的化学作用,将食物中的大分子物质分解成可吸收的小分子物质的过程。上述两种消化方式相互配合、共同作用,为机体的新陈代谢提供养料和能量。

食物经消化后的小分子物质透过消化管黏膜的上皮细胞进入血液和淋巴液的过程称为吸收。消化和吸收是两个相辅相成、紧密联系的过程。

消化系统的基本功能就是将摄入的食物进行机械性消化和化学性消化,再经消化管黏膜上皮细胞吸收食物中的营养物质,最终将食物残渣以粪便的形式排出体外。

二、消化系统的组成

消化系统包括消化管和消化腺两部分(图 2-1)。消化管是指从口腔到肛门的管道,其各部的功能不同,形态各异,包括口腔、咽、食管、胃、小肠(十二指肠、空肠和回肠)、大肠(盲肠、阑尾、结肠直肠和肛管)。消化腺分为大、小两种:大消化腺位于消化管壁以外,成为一个独立的器官,所分泌的消化液经导管流入消化管道内,如大唾液腺、胰和肝等。小消化腺分布于消化管各段的管壁内,位于黏膜层或黏膜下层,如唇腺、颊腺、舌腺、食管腺、胃腺和肠腺等。

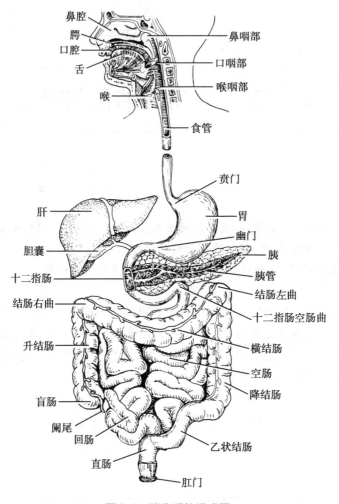

图 2-1　消化系统模式图

(一) 消化管

消化管是一段迂曲的连续性管道,是传输、储藏、消化吸收和形成并排泄粪便的场所。消化管可分为上消化道和下消化道,口腔到十二指肠为上消化道,包括口、咽、食管、胃和十二指肠;空肠以下为下消化道,包括空肠、回肠、盲肠、结肠和直肠。

1. 口腔　口腔是消化管的起始部位。在进化过程中口腔内形成一些高度分化的器官,适应于吸吮、咀嚼、泌涎、感受味觉及语言等复杂功能。口腔向前经口裂通向体外,向后以咽峡与咽分界。口腔前壁为口唇,两侧壁为颊,下壁为软组织和舌,上壁为腭,其中前 2/3 为硬腭,后 1/3 为软腭,软腭后缘正中有乳头状突起称为腭垂(悬雍垂),其两侧各有两条弓形黏膜皱襞,前者称为腭舌弓,后者称为腭咽弓,前后两皱襞间的凹陷内有卵圆形的腭扁桃体。口腔内有上、下颌牙,是人体最坚硬的器官,镶嵌于上、下颌骨的牙槽内。在人的一生中,先后会生长出两套牙,分别为乳牙和恒牙。乳牙共有 20 颗,恒牙共有 28~32 颗。乳牙一般在出生后 6 个月左右开始萌出,6 岁左右开始逐渐脱落,并换上永久性的恒牙。牙是对食物进行机械加工的器官,对语言、发音也有辅助的作用。

2. 舌　位于口腔底,具有协助咀嚼和吞咽食物、感受味觉及辅助发音等功能。舌的背面和侧缘有许多不同形状的黏膜突起,称为舌乳头。舌乳头内有味蕾,是味觉感受器,具有感受各种味觉的功能。有些药物,如硝酸甘油可在舌下含化后被快速吸收。口腔腺又称唾液腺,可分泌唾液,具有湿润口腔黏膜、清洁口腔、混合食物形成食团和促进食物消化的作用。

3. 咽 是消化管上端扩大的部分,呈上宽下窄、前后略扁的漏斗形肌性管道,位于鼻腔、口腔的后方,颈椎的前方,上端起于颅底,下端约在第6颈椎与食管相连,咽的前方分别与鼻腔、口腔、喉腔相通,因此可分为鼻咽、口咽和喉咽。鼻咽上部的侧壁上,左右各有一个咽鼓管口,咽通过咽鼓管和中耳鼓室相通。

4. 食管 是前后略扁的肌性管道,是消化管最狭窄的部分。食管上端续于咽,下端穿过膈的食管裂孔进入腹腔连于胃的贲门。食管全长约25cm,共有3处生理性狭窄,距离切牙的长度分别是15cm、25cm、40cm。这些狭窄是异物容易滞留的部位,也是肿瘤好发的部位。

5. 胃 是消化管的膨大部分,上接食管,下连十二指肠。胃中度充盈时,其大部分位于左季肋区,小部分位于腹上区。胃的入口称贲门,与食管相连;胃的出口称幽门,与十二指肠相接。胃上缘短而凹称胃小弯,下缘长而凸称胃大弯。

6. 小肠 是消化管最长的部分,成人全长为5~7m,是食物消化与吸收的主要场所,上续于幽门,下接于盲肠,自上而下分为十二指肠、空肠和回肠三部分。十二指肠介于胃与空肠之间,长约25cm,呈C形包绕胰头。空肠和回肠迂曲盘旋于腹腔中,借肠系膜固定于腹后壁,空肠约占空回肠全长的2/5,位于腹腔的左上部,回肠约占3/5,位于腹腔的右下部,空肠和回肠之间并无明显分界。

7. 大肠 是消化管的末段,起自盲肠,终于肛门,全长约1.5m,分为盲肠、阑尾、结肠、直肠和肛管五部分。

(二) 消化腺

消化腺是分泌消化液的器官,属于外分泌腺,主要有唾液腺、胃腺、胰、肝和肠腺等。

1. 肝 是人体最大的腺体,也是最大的消化腺,位于右上腹部,大部分被肋弓覆盖。参与蛋白质、脂类、糖类和维生素等营养物质的合成、转化与分解,还参与激素、药物等物质的转化与解毒,具有分泌胆汁及胚胎时期造血等功能。肝由50万~100万个结构相同的肝小叶组成。肝小叶是肝的基本结构和功能单位。肝细胞不断的分泌胆汁,经左右肝管和肝总管入胆总管,后流入十二指肠,或由肝总管转经胆囊管于胆囊储存。胆囊可吸收水分使胆汁浓缩。在食物消化时,胆囊收缩,储存于胆囊的浓缩胆汁排入十二指肠,以此来帮助对食物进行的消化吸收。

2. 胰 是人体第二大消化腺,呈长棱柱形,位于胃的后方,横贴于腹后壁。胰由外分泌部和内分泌部组成。外分泌部占腺体的绝大部分,能够分泌胰液,经胰管排入十二指肠;胰液内含有多种消化酶,有分解消化蛋白质、脂肪和糖类的作用。内分泌部即胰岛,散在于胰实质内,可分泌胰岛素和高血糖素。

第二节 食物的消化

一、消化过程

食物的消化是一个连续性过程。从口腔开始,食物在口腔内经过咀嚼被粉碎,并与唾液

13

混合,形成食团,经吞咽后由食管到达胃内。食物在胃内经过机械性和化学性消化后,成为半流体状食糜,由幽门输送入小肠。

小肠内的消化是最重要的消化阶段,因为食物经过口腔和胃以后,其物理性质虽有较大改变,但化学性质则无较大变化,此时的食糜仍不能被机体吸收利用。在小肠内,食糜经过胰液、胆汁和小肠液的化学性消化以及小肠运动的机械性消化后,消化过程基本完成。食糜在小肠内停留的时间通常为3~8小时。绝大部分消化产物被吸收入血,剩余的食物残渣由小肠进入大肠。大肠没有重要的消化功能。

二、消化液

(一)唾液

人的口腔内有3对大唾液腺:即腮腺、颌下腺和舌下腺,此外还有无数散在分布的小唾液腺。唾液就是由这些大小唾液腺分泌的混合液。

唾液的主要作用有:①可湿润和溶解食物,使之便于吞咽,并有助于引起味觉;②可清洁和保护口腔,清除口腔内食物残渣,稀释、中和有毒物质,其中溶菌酶和免疫球蛋白具有杀菌和杀病毒作用;③某些进入体内的重金属(如铅、汞)、氰化物和狂犬病毒可通过唾液分泌而被排泄;④唾液淀粉酶可水解淀粉为麦芽糖,该酶的最适合 pH 环境为中性,当进入胃后,pH下降,该酶迅速失去活性,故唾液淀粉酶仅在口腔中起作用。

(二)胃液

胃液是胃腺分泌的一种无色、酸性液体,pH 为 0.9~1.5。正常成人每日胃液分泌量为1.5~2.5L。胃液的主要成分有盐酸、胃蛋白酶原、黏液和内因子等。

1. 盐酸 也称胃酸,由胃底腺壁细胞分泌,其主要作用有:①可激活胃蛋白酶原,并提供胃蛋白酶发挥作用所需的适宜酸性环境;②可使食物中的蛋白质变性易于消化;③可抑制和杀灭进入胃内的细菌;④盐酸进入小肠,可促进胰液、小肠液和胆汁的分泌;⑤盐酸造成的酸性环境有利于小肠对铁和钙的吸收。

2. 胃蛋白酶原 由胃底腺主细胞合成并分泌,本身不具有活性,要在盐酸的作用下才能转变为有活性的胃蛋白酶,其主要作用是初步消化蛋白质,主要产物为多肽和氨基酸。胃蛋白酶作用的适宜 pH 为 2。

3. 内因子 是由胃底腺壁细胞分泌的一种糖蛋白。该因子能与食物中的维生素 B_{12} 结合形成复合物,可避免维生素 B_{12} 被肠内水解酶破坏,并能促进维生素 B_{12} 在回肠末端被主动吸收。若机体缺乏内因子,会导致维生素 B_{12} 吸收障碍,影响红细胞的生成,从而引起巨幼红细胞性贫血。

(三)胰液

胰液是由胰的外分泌部分泌的一种无色、透明的碱性液体,pH 为 7.8~8.4,正常成人每日分泌量为 1.0~2.0L。胰液中含有碳酸氢盐及多种消化酶,具有很强的消化作用。

1. 碳酸氢盐 由胰腺的小导管管壁细胞分泌,其主要作用有:①中和进入十二指肠的胃酸,避免肠黏膜受到胃酸的侵蚀;②为小肠内多种消化酶提供适宜的 pH 环境。

2. 胰蛋白酶和糜蛋白酶 两者均以酶原的形式存在,小肠液中的肠激酶可激活胰蛋白酶原。胰蛋白酶一旦被激活形成,便可通过正反馈形式进行自我激活,同时还可将糜蛋白酶原激活成为糜蛋白酶。胰蛋白酶和糜蛋白酶都能分解蛋白质,两者共同作用可使蛋白质分解为更小分子的多肽和氨基酸。

3. 胰淀粉酶　可将淀粉水解为麦芽糖和葡萄糖,其适宜 pH 为 6.7~7.0。

4. 胰脂肪酶　可将脂肪分解为甘油、脂肪酸、甘油一酯等。其适宜 pH 为 7.5~8.5。若缺乏该酶,将影响脂肪的消化,可导致脂肪性腹泻。

胰液中还含有一定量的胆固醇酯酶和磷脂酶 A_2,可分别水解胆固醇酯和卵磷脂。

(四) 胆汁

胆汁是肝细胞分泌的一种有色、味苦、浓稠的液体。正常成人每日分泌量为 0.8~1.0L。其中直接从肝细胞分泌的胆汁成为肝胆汁,储存在胆囊内并由胆囊排出的胆汁称为胆囊胆汁。肝胆汁呈金黄色,pH 为 7.4,而在胆囊储存过的胆囊胆汁因被浓缩而颜色变深,pH 为 6.8。

胆汁的成分比较复杂,除了水和无机盐以外,主要还有胆盐、胆色素、胆固醇等有机成分。胆汁中没有消化酶,与消化有关的物质主要是胆盐,但胆汁对脂肪的消化和吸收具有重要作用。胆汁的主要作用有:①可降低脂肪的表面张力,从而使脂肪乳化成微滴,增加胰脂肪酶的作用面积,加速脂肪分解速度;②可促进脂肪分解产物的吸收,同时有助于脂溶性维生素 A、D、E、K 的吸收;③排入十二指肠的胆汁可中和一部分胃酸;④通过胆盐的肠 - 肝循环,还可刺激肝胆汁的分泌,起到利胆作用。

(五) 小肠液

小肠液是一种弱碱性液体,pH 约为 7.6,分泌量变动范围较大,正常成人每日分泌量为 1.0~3.0L。

小肠液的主要作用有:①保护十二指肠黏膜免受胃酸的侵蚀;②大量的小肠液可以稀释消化产物,使其渗透压下降,有利于吸收的进行;③小肠液中的肠激酶可激活胰蛋白酶原。

(六) 大肠液

大肠液是由大肠黏膜表面的柱状上皮细胞及杯状细胞分泌的,pH 为 8.3~8.4,正常成人每日分泌量为 0.6~0.8L。大肠的分泌物富含黏液和碳酸氢盐,还可能含有少量的二肽酶和淀粉酶,但它们对物质的分解作用不大。大肠液的主要作用在于其中的黏液蛋白,可以保护肠黏膜,还可以润滑粪便有利于粪便的排出。

第三节　食物的吸收

一、吸收的部位

吸收可为多细胞机体提供所需的营养物质,所以其具有重要的生理意义。但消化管不同部位的吸收能力和速度存在一定差异,这主要取决于各部分消化管的组织结构,以及食物在各部位被消化的程度和停留的时间。

营养物质在口腔和食管几乎不被吸收。在胃内,食物的吸收也很少,胃黏膜只能吸收酒精和少量的水分。小肠是营养物质吸收的主要部位,蛋白质、糖类和脂肪的消化产物大部分在十二指肠和空肠被吸收的,回肠有其独特的功能,即主动吸收胆盐和维生素 B_{12}(图 2-2)。食物中的大部分营养物质在到达回肠时,基本已被吸收完毕,因此回肠只是吸收功能的储备部位。小肠内容物在进入大肠后,其可被吸收的物质已经很少。大肠主要吸收食物残渣中的水分和盐类,一般可吸收大肠内容物 80% 的水分和 90% 的 Na^+ 和 Cl^-。

小肠之所以成为营养物质吸收的主要部位,是由以下特性决定的:①吸收面积巨大,正常成年人的小肠长 4~5m,其黏膜具有环形皱襞,皱襞上有大量绒毛,绒毛长 0.5~1.5mm,每条绒毛的外面有一层柱状上皮细胞,每一柱状上皮细胞的顶端约有 1700 条微绒毛;由于环形皱襞、绒毛和微绒毛的存在,最终使小肠的吸收面积比同样长短的简单圆筒的面积增加约 600 倍,可达 200~250m²(图 2-3);②小肠黏膜绒毛内有丰富的毛细血管和毛细淋巴管,有利于食物的吸收;③食物在小肠内已被消化成适于吸收的小分子物质;④食物在小肠内停留的时间较长(3~8 小时),有利于营养物质被充分吸收。

二、吸收的途径

营养物质和水进入血液或淋巴的途径有两条,一是跨细胞途径,即通过小肠绒毛柱状上皮细胞的腔面膜进入细胞,再通过细胞基底侧膜进入血液或淋巴;二是细胞旁途径,即通过相邻的上皮细胞之间的紧密连接进入细胞间隙,然后转入血液或淋巴(图 2-4)。

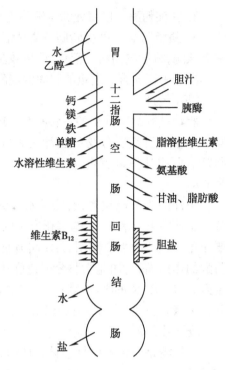

图 2-2 各种物质在小肠的吸收部位示意图

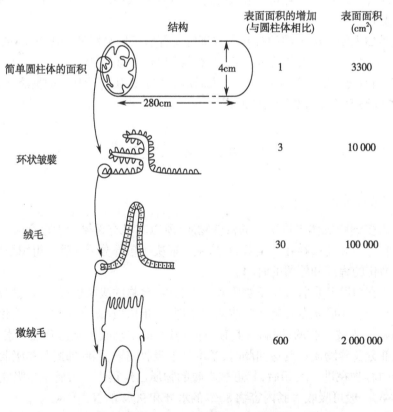

图 2-3 增加小肠表面积的机制示意图

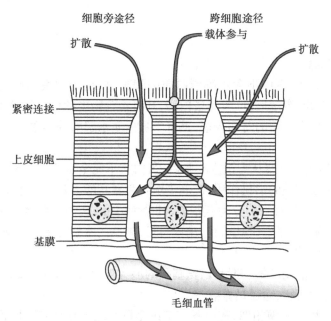

图 2-4　小肠黏膜吸收水和小溶质途径示意图

第四节　主要营养物质的消化与吸收

一、碳水化合物的消化与吸收

(一) 碳水化合物的消化

　　碳水化合物又称为糖,是构成动物体和植物体的主要成分。碳水化合物的消化从口腔开始,唾液中的淀粉酶可水解淀粉分子,从而形成葡萄糖、麦芽糖、糊精等淀粉水解产物。食物在口腔内停留时间很短,当食糜进入胃后,胃酸逐渐渗入食糜,pH迅速下降,使唾液淀粉酶失去活性,故唾液淀粉酶对碳水化合物的消化作用无太大意义。食糜由胃进入十二指肠后,酸度被胰液及胆汁中和,这时胰液中的胰淀粉酶开始发挥作用,将淀粉水解为糊精、麦芽三糖、麦芽糖及少量葡萄糖。小肠黏膜细胞刷状缘上存在着淀粉酶、麦芽糖酶、乳糖酶和蔗糖酶,可水解碳水化合物为葡萄糖和半乳糖。由此可见,食物中人体可利用的碳水化合物进入小肠后绝大部分被水解为单糖,有利于吸收。

(二) 碳水化合物的吸收

　　一般来说,食物中的碳水化合物须分解为单糖后才能被小肠上皮细胞吸收,吸收的途径是血液。肠腔中的单糖主要是葡萄糖,约占单糖总量的80%。各种单糖的吸收速率有较大差别,以半乳糖和葡萄糖的吸收为最快,果糖次之,甘露糖最慢。

　　单糖的吸收是逆浓度差进行的继发性主动过程。转运过程如下:在肠黏膜上皮细胞膜上的钠泵作用下,形成了细胞膜外即肠腔液中 Na^+ 的高势能。而在肠黏膜上皮细胞腔膜面上有可与 Na^+ 和葡萄糖结合的转运体,当 Na^+ 通过与转运体结合顺浓度差进入细胞时,由此释放的能量可用于葡萄糖分子逆浓度差进入细胞。之后,葡萄糖再以易化扩散的方式扩散到细胞外,然后进入血液。由此可见,钠和钠泵对单糖的吸收是必不可缺的。

二、蛋白质的消化与吸收

(一) 蛋白质的消化

1. **胃中的消化** 唾液中不含水解蛋白质的酶类,故食物中蛋白质的消化是从胃开始的。胃蛋白酶原被盐酸激活后,形成胃蛋白酶,其可将食物中的蛋白质分解为多肽及少量氨基酸。由于食物在胃中停留的时间较短,且胃中蛋白质水解酶种类单一,因此蛋白质在胃中消化不够完全。

2. **小肠中的消化** 食糜从胃进入小肠后,蛋白质不完全水解产物经胰液及小肠液中的蛋白酶以及小肠黏膜细胞的消化作用,进一步水解为氨基酸。蛋白质经胃液、胰液中各种蛋白酶的水解,所得产物仅有一部分为氨基酸,其余为寡肽,这些寡肽需经小肠黏膜细胞的作用进一步被消化水解,最终生成氨基酸。由此可见,寡肽的水解主要在小肠黏膜细胞内进行。

(二) 蛋白质的吸收

食物中的蛋白质消化产物一般是以氨基酸的形式被吸收,部位主要在小肠上段,吸收形式为继发性主动转运,吸收途径是血液。

氨基酸吸收过程与单糖相似,在小肠上皮细胞刷状缘上存在着不同种类的氨基酸转运系统,分别选择性的转运中性、酸性和碱性氨基酸。一般来说,小肠对中性氨基酸的吸收能力要强于对酸性或碱性氨基酸的吸收能力。小肠刷状缘上还存在着二肽和三肽转运系统,这类转运系统也是继发性主动转运,许多二肽和三肽可被小肠上皮细胞吸收,且其转运效率可能比氨基酸更高。进入细胞内的二肽和三肽可被细胞内的二肽酶和三肽酶进一步分解为氨基酸,再进入血液。

三、脂类的消化与吸收

(一) 脂类的消化

膳食中的脂类主要为脂肪,此外还有少量磷脂和胆固醇等。脂类的消化从口腔开始,舌背面可分泌舌脂肪酶,其可水解部分食物脂肪,但对于成人来说,这种消化能力很弱,而婴儿口腔中的脂肪酶则可有效地分解奶中短链和中链脂肪酸。与舌脂肪酶混合的食糜在胃中停留 2~4 小时后,经舌脂肪酶和胃脂肪酶共同作用,大约有 30% 的甘油三酯可被消化。脂类进入小肠后经胆盐的作用,乳化并分解为细小的微团后才能被消化酶消化。胰液中的胰脂肪酶原、磷脂酶原、胆固醇酯酶原等在小肠内被激活后,分别作用于各自的底物,对其进行消化。

(二) 脂类的吸收

在小肠内,脂类消化产物主要有脂肪酸、甘油一酯和胆固醇等,它们很快与胆汁中胆盐形成混合微胶粒。具有亲水性的胆盐能携带脂肪的消化产物通过覆盖在小肠绒毛表面的静水层达到微绒毛,其中甘油一酯、脂肪酸和胆固醇等从混合微胶粒中释放出来,并透过微绒毛的膜而进入黏膜细胞中,而胆盐则被遗留于肠腔内,运送至回肠后被重吸收。

长链脂肪酸和甘油一酯被吸收后,在肠上皮细胞的内质网中大部分被重新合成为甘油三酯,并与细胞中生成的载脂蛋白合成乳糜微粒,然后以出胞的方式释放至细胞外,再扩散入淋巴,中、短链甘油三酯水解产生的脂肪酸和甘油一酯是水溶性的,可直接吸收入血。由于膳食中的动、植物油中含有 15 个以上碳原子的长链脂肪酸较多,故脂肪的吸收途径主要以淋巴为主。

进入肠道中的胆固醇主要来自膳食及由肝脏分泌的胆汁。胆汁中的胆固醇以游离的形式存在,而膳食中的胆固醇部分是酯化的。酯化的胆固醇须经消化液中的胆固醇酯酶水解,变成游离胆固醇后才能被吸收。游离胆固醇通过形成混合微胶粒在小肠上段被吸收。被吸收的胆固醇大部分在小肠黏膜上皮细胞内重新酯化,生成胆固醇酯,然后与载脂蛋白一起组成乳糜微粒,经淋巴系统进入血液。

胆固醇的吸收可受到多种因素的影响。膳食中胆固醇含量越高,其吸收就越多。膳食中脂肪和脂肪酸也可促进胆固醇的吸收,而植物固醇则可抑制其吸收。胆盐可与胆固醇形成混合微胶粒,有助于胆固醇的吸收,膳食中不能被人体吸收的纤维素、果胶等物质,可与胆盐结合形成复合物,以此来阻止微胶粒的形成,从而降低胆固醇的吸收。

四、维生素的吸收

维生素分为脂溶性维生素和水溶性维生素两类。水溶性维生素主要以扩散的方式在小肠上段被吸收,但维生素 B_{12} 必须与内因子结合形成水溶性复合物才能在回肠被吸收。脂溶性维生素 A、D、E、K 的吸收机制与脂肪吸收相似,它们先与胆盐结合形成水溶性复合物,进入细胞后再透过细胞膜进入血液或淋巴。

五、矿物质的吸收

各种矿物质吸收的情况不同,单价碱性盐类如 Na^+、K^+、NH_4^+ 的吸收最快,多价碱性盐吸收较慢。凡与 Ca^{2+} 结合形成沉淀的盐,如硫酸钙、磷酸钙、草酸钙等,均不能被吸收。

(一) 钠的吸收

Na^+ 的吸收属于主动转运,每日摄入的和消化腺分泌的 Na^+ 有95%~99%都被吸收。小肠和结肠均可吸收 Na^+,但吸收量不同,单位面积吸收的 Na^+ 量以空肠为最多,回肠次之,结肠最少。Na^+ 的主动吸收为单糖和氨基酸的吸收提供动力,而单糖和氨基酸的存在又促进了 Na^+ 的吸收。

(二) 铁的吸收

铁吸收的部位主要是十二指肠和空肠上段。铁的吸收是个主动过程,正常成年人每日吸收铁的量约1mg,铁的吸收能力与机体对铁的需要量有关,缺铁性贫血患者、急性失血患者、孕妇、儿童等人群,其铁的吸收能力相对增强。食物中的铁绝大部分属于高价铁(Fe^{3+}),不易被吸收,当被还原为亚铁(Fe^{2+})时,其吸收率增加。维生素C能将 Fe^{3+} 还原成 Fe^{2+} 而促进铁的吸收。铁在酸性环境中易溶解而便于被吸收,所以胃液中的盐酸能促进铁的吸收。

(三) 钙的吸收

小肠各部位都有吸收 Ca^{2+} 的能力,但主要在小肠上段,特别是十二指肠吸收能力最强。Ca^{2+} 的吸收是个主动过程,但通常食物中的 Ca^{2+} 只有一小部分被吸收,大部分则随粪便排出。Ca^{2+} 只有离子状态才能被吸收,任何使 Ca^{2+} 沉淀的因素均可阻止其被吸收。机体吸收 Ca^{2+} 的多少受多种因素影响:①酸性环境有利于 Ca^{2+} 的吸收,肠腔内 pH 约为3时,Ca^{2+} 呈离子状态,最易被吸收;②维生素 D 能促进 Ca^{2+} 进入肠黏膜细胞,并能协助 Ca^{2+} 从细胞进入血液;③脂肪酸与 Ca^{2+} 结合成钙皂,并与胆汁结合成水溶性复合物而被吸收;④儿童、孕妇和乳母由于对 Ca^{2+} 的需求量增加,其吸收量也增加。

(四) 负离子的吸收

在小肠内吸收的负离子主要有 Cl^- 和 HCO_3^-。肠腔内 Na^+ 被吸收所造成的电位变化可促进负离子向细胞内移动。但也有证据表明,负离子可独立地跨膜移动。

六、水的吸收

正常成人每日由胃肠吸收的水约 8L,其中摄入的水 1.0~2.0L,消化腺分泌的液体 6.0~8.0L,随粪便排出的水 0.1~0.2L。水的吸收都是被动的,各种溶质尤其是 NaCl 主动吸收后所产生的渗透压梯度是水吸收的主要动力。在十二指肠和空肠上段,水的吸收量很大,但消化液的分泌量也很大,因此肠腔内液体的减少并不明显。在回肠,离开肠腔的液体比吸收的多,因此肠内容量大为减少。结肠吸收水的能力很强。

本章小结

消化系统由消化管和消化腺组成。消化腺分泌的消化液主要包括唾液、胃液、胰液、胆汁、小肠液和大肠液。胃液主要包括盐酸、胃蛋白酶原、黏液和内因子;胰液含有多种消化酶和碳酸氢盐,它是最重要的消化液;胆汁不含消化酶,但对脂肪的消化和吸收有重要作用。小肠是营养物质吸收的主要部位。糖和蛋白质分别以单糖和氨基酸的形式,通过继发性主动转运被吸收。脂类吸收的途径以淋巴为主。肝是人体最大的腺体,在糖、脂类、蛋白质、维生素等物质代谢中起着重要作用。

(杜 光)

目标测试

A1 型题

1. 下列不属于消化管的一部分的是
   A. 口腔　　　　　　　　B. 食管　　　　　　　　C. 喉
   D. 胃　　　　　　　　　E. 舌

2. 消化腺不包括
   A. 肝　　　　　　　　　B. 肠腺　　　　　　　　C. 口腔腺
   D. 唾液腺　　　　　　　E. 胃腺

3. 下列不属于唾液腺的是
   A. 腮腺　　　　　　　　B. 颌下腺　　　　　　　C. 小唾液腺
   D. 口腔腺　　　　　　　E. 舌下腺

4. 巨幼红细胞贫血与下列哪种物质缺乏有关
   A. 内因子　　　　　　　B. 黏液　　　　　　　　C. 无机盐
   D. 胃蛋白酶　　　　　　E. 盐酸

5. 消化能力最强的消化液是
   A. 唾液　　　　　　　　B. 胆汁　　　　　　　　C. 胰液
   D. 胃液　　　　　　　　E. 小肠液

6. 下列吸收最快的糖是
   A. 果糖　　　　　　　　B. 葡萄糖　　　　　　　C. 蔗糖
   D. 麦芽糖　　　　　　　E. 甘露糖

7. 下列不属于唾液腺的是
   A. 腮腺　　　　　　　　B. 颌下腺　　　　　　　C. 小唾液腺

D. 口腔腺　　　　　　　　E. 舌下腺

8. 唾液的主要作用中描述错误的是
　A. 湿润和溶解食物
　B. 稀释、中和有毒物质
　C. 排泄进入体内的重金属、氰化物和狂犬病毒
　D. 初步水解蛋白质
　E. 水解淀粉为麦芽糖

9. 胰液不包括
　A. 胰脂肪酶　　　　　B. 碳酸盐　　　　　C. 胰蛋白酶
　D. 胰淀粉酶　　　　　E. 糜蛋白酶

10. 食物消化吸收的主要部位是
　A. 小肠　　　　　B. 大肠　　　　　C. 胃
　D. 肝　　　　　　E. 胰

11. 胆汁的生理作用不包括
　A. 促进脂肪酸的吸收　　　　　B. 乳化脂肪
　C. 中和胃酸,有利于肠内消化　　D. 促进脂溶性维生素的吸收
　E. 重吸收后促进胆汁分泌

12. 关于蛋白质吸收描述错误的是
　A. 蛋白质吸收的形式是氨基酸　　B. 吸收部位主要在小肠上段
　C. 吸收过程为继发性主动转运　　D. 吸收途径为淋巴和血液
　E. 小肠对中性氨基酸的吸收能力最强

13. 大肠主要吸收
　A. 蛋白质　　　　　B. 脂肪　　　　　C. 水和盐类
　D. 碳水化合物　　　E. 维生素

14. 关于脂类吸收描述错误的是
　A. 主要吸收的部位为小肠
　B. 脂肪的吸收途径主要以淋巴为主
　C. 脂类消化产物可与胆盐形成混合微胶粒,后者透过微绒毛膜进入黏膜细胞中
　D. 食物中的胆固醇含量越低,其吸收就越多
　E. 纤维素、果胶可阻止胆固醇的吸收

第三章 营养素与能量

学习目标

1. 掌握:人体所需七大营养素;能量消耗的组成部分;评价膳食蛋白质营养价值的主要指标;影响钙、铁吸收的主要因素;蛋白质互补作用、必需氨基酸概念种类。
2. 熟悉:各类营养素的生理功能、其缺乏症及食物来源。
3. 了解:各类营养素消化吸收过程及其参考摄入量;维生素的共同特点、分类与命名。

人类为了维持生命和健康,保证正常的生长发育和从事各种劳动,每日必须摄入一定数量的食物。食物中含有人体所需的营养素,营养素包括七大类:蛋白质、脂肪、碳水化合物、维生素、矿物质、水和膳食纤维。由于蛋白质、脂肪、碳水化合物的摄入量较大,所以,称为宏量营养素。维生素、矿物质需要量较小,称为微量营养素。碳水化合物、脂肪、蛋白质在体内经氧化分解,产生一定的能量,以满足人体对能量的需要,被称为产能营养素。

案例

从 2003 年开始,在安徽阜阳农村,有 100 多名婴儿陆续患上了一种怪病。本来出生时健康的孩子,在喂养期间,开始变得四肢短小,身体瘦弱,尤其是婴儿的脑袋明显偏大。当地人称这些孩子为大头娃娃(图 3-1)。据数据统计,阜阳已经有 10 名婴儿因为这种怪病而夭折。最令人意外的是,导致这些婴儿身患这种怪病甚至夭折的竟然是他们每天都必需食用的奶粉。

请问:1. 这些婴儿到底得了什么病?
2. 病因可能是什么?

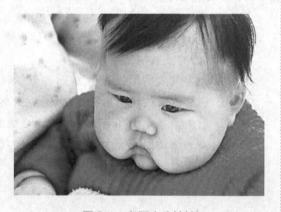
图 3-1 阜阳大头娃娃

第一节 蛋 白 质

蛋白质是化学结构复杂的一类有机化合物,是人体的必需营养素之一。生命的产生、存在和消亡都与蛋白质有关,蛋白质是生物细胞组分中含量最丰富、功能最重要的高分子物

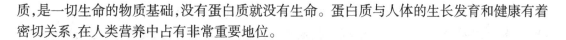

质,是一切生命的物质基础,没有蛋白质就没有生命。蛋白质与人体的生长发育和健康有着密切关系,在人类营养中占有非常重要地位。

一、蛋白质的生理功能

(一) 构成人体组织

蛋白质是构成人体组织、器官的重要成分,人体各组织、器官无一不含蛋白质。人体的瘦组织如肌肉组织含有大量蛋白质;骨骼、牙齿乃至手指、脚趾也含有大量蛋白质;组织细胞中除水分外,蛋白质约占细胞内物质的 80%,人体的蛋白质占成人体重的 16%~19%。因此,构成机体组织、器官的成分是蛋白质最重要的生理功能。身体的生长发育可视为蛋白质的不断积累过程,儿童生长发育就是如此。

体内的各种蛋白质始终处于不断分解、重建及修复的动态平衡中。每天约有 3% 的蛋白质参与更新。例如,人血浆蛋白质的半衰期约为 10 天。即使机体完全不摄入蛋白质,体内的蛋白质仍然进行着分解和合成。身体受伤后也需要蛋白质作为修复材料。

(二) 调节生理功能

机体生命活动有条不紊地进行,有赖于多种生理活性物质的调节,而蛋白质是构成体内多种具有重要生理活性物质的成分,具有调节功能。如调节各种代谢过程的激素,在新陈代谢过程中起催化作用的酶,均是由蛋白质作为主要原料构成的。输送各种小分子、离子、电子的运输蛋白;调节肌肉收缩的肌球蛋白;具有免疫作用的免疫球蛋白;构成机体支架的胶原蛋白等。血红蛋白和血浆蛋白是血液中缓冲系统的重要组成成分,能够调节机体的酸碱平衡。正常人血浆和组织液之间的水不停地进行交换,能保持相对平衡,这是由于人体血浆中蛋白质的胶体渗透压的作用,当血浆蛋白浓度降低,血浆渗透压也下降,血浆中的水分就进入组织引起水肿。血浆中的"蛋白质钠盐 / 蛋白质"为一缓冲对,维持血液 pH 恒定在弱碱性(pH 7.35~7.45)。

(三) 供给能量

蛋白质在体内分解成氨基酸后,经脱氨基作用生成的酮酸,可以直接或间接经三羧酸循环氧化分解,释放能量,这是人体能量来源之一;人体每天所需能量有 10%~15% 来自蛋白质。在一般情况下,供给能量不是蛋白质的主要功能,但在特殊情况下,如碳水化合物和脂肪摄入不足时,蛋白质供给能量增加。

机体储存蛋白质的量很少,在营养充足时,储存量只有体蛋白总量的 1% 左右,这种蛋白质称为易动蛋白,主要储于肝脏、肠黏膜和胰腺,耗尽后对器官功能没有改变。当膳食蛋白缺乏时,组织蛋白的分解比合成快,导致一系列生化、病理改变和临床表现:消化吸收不良、腹泻;肝脏不能维持正常结构与功能,出现脂肪浸润;血浆蛋白合成发生障碍;酶的活性降低,主要是黄嘌呤氧化酶和谷氨酸脱氢酶降低;由于肌肉蛋白合成不足而逐渐出现肌肉萎缩;因抗体合成减少,对传染病的抵抗力下降;由于肾上腺皮质功能减退,很难克服应激状态;胶原合成发生障碍,使伤口不易愈合;儿童时期可见骨骼生长缓慢、智力发育障碍。蛋白质长期摄入不足,可逐渐形成营养性水肿,严重时导致死亡。

二、氨基酸

氨基酸是指含有碱性氨基和酸性羧基的一类有机化合物的通称,氨基酸是蛋白质的基本组成单位。氨基酸结构简式:$R-CH(NH_2)-COOH$。构成人体蛋白质有 20 种氨基酸,包括丙氨酸、精氨酸、天冬酰胺、天冬氨酸、半胱氨酸、谷氨酰胺、谷氨酸、甘氨酸、组氨酸、异亮氨酸、亮氨酸、赖氨酸、蛋氨酸、苯丙氨酸、脯氨酸、丝氨酸、苏氨酸、色氨酸、酪氨酸和缬氨酸。

(一) 氨基酸分类

营养学上，根据氨基酸的必需性分为必需氨基酸、非必需氨基酸和条件必需氨基酸。

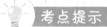

考点提示

必需氨基酸概念、种类

1. **必需氨基酸** 必需氨基酸是指人体不能合成或合成速度太慢，不能满足机体的需要，必需由食物蛋白供给的氨基酸称为必需氨基酸。它们是异亮氨酸、亮氨酸、赖氨酸、蛋氨酸、苯丙氨酸、苏氨酸、色氨酸、缬氨酸，另外，婴幼儿的生长发育还需要组氨酸。成人必需氨基酸的需要量为蛋白质需要量的 20%~37%，其生理作用见表 3-1。

表 3-1 必需氨基酸的生理作用

必需氨基酸名称	生理作用
异亮氨酸	参与胸腺、甲状腺、性腺及脾脏的调节以及代谢
亮氨酸	平衡异亮氨酸
赖氨酸	促进大脑发育，是肝及胆的组成成分，能促进脂肪代谢，调节松果腺、乳腺、黄体及卵巢，防止细胞退化
蛋氨酸	参与组成血红蛋白、组织与血清，有促进脾脏、胰脏及淋巴的功能
苯丙氨酸	参与消除肾及膀胱功能的损耗
苏氨酸	有转变某些氨基酸达到平衡的功能
色氨酸	促进胃液及胰液的产生
缬氨酸	作用于黄体、乳腺及卵巢

2. **非必需氨基酸** 非必需氨基酸指人体不从食物中直接摄取，也能满足机体需要的氨基酸。"非必需"并非人体不需要这些氨基酸，而是人体可以通过自身合成或从其他氨基酸转化来得到它们，不一定要从食物中摄取不可。这类氨基酸包括谷氨酸、丙氨酸、甘氨酸、天门冬氨酸、精氨酸、脯氨酸和丝氨酸等。非必需氨基酸都是蛋白质的构成材料，它的供给对于必需氨基酸的需要量有影响。

3. **条件必需氨基酸** 又称半必需氨基酸，主要指半胱氨酸和酪氨酸，它们在体内分别由蛋氨酸和苯丙氨酸转变而成，如果膳食中能够直接提供这两种氨基酸，则人体对蛋氨酸和苯丙氨酸的需要可分别减少 30%、50%，在计算食物必需氨基酸组成时，需要将半胱氨酸和蛋氨酸、苯丙氨酸和酪氨酸合并计算。半胱氨酸属于含硫氨基酸，具有细腻肌肤的作用。酪氨酸最早由奶酪中发现，可以预防皮肤癌，并能增加皮肤弹性和光泽。

(二) 氨基酸模式

为保证人体合理营养的需要，一方面要充分满足人体对必需氨基酸所需要的数量，另一方面还必需注意各种必需氨基酸之间的比例。某种蛋白质中各种必需氨基酸相互构成比例称为氨基酸模式。即

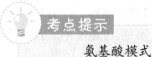

考点提示

氨基酸模式

根据蛋白质中必需氨基酸含量，以含量最少的色氨酸为 1，计算出的其他氨基酸的相应比值（表 3-2）。

表 3-2　几种食物蛋白质和人体蛋白质氨基酸模式

氨基酸	全鸡蛋	牛奶	牛肉	大豆	面粉	大米	人体
异亮氨酸	3.2	3.4	4.4	4.3	3.8	4.0	4.0
亮氨酸	5.1	6.8	6.8	5.7	6.4	6.3	7.0
赖氨酸	4.1	5.6	7.2	4.9	1.8	2.3	5.5
蛋氨酸	3.4	2.4	3.2	1.2	2.8	2.8	2.3
苯丙氨酸	5.5	7.3	6.2	3.2	7.2	7.2	3.8
苏氨酸	2.8	3.1	3.6	2.8	2.5	2.5	2.9
缬氨酸	3.9	4.6	4.6	3.2	3.8	3.8	4.8
色氨酸	1.0	1.0	1.0	1.0	1.0	1.0	1.0

　　每日膳食中蛋白质的氨基酸模式与人体蛋白质的氨基酸模式越接近,就越能被机体充分利用,其营养价值也相对越高。当食物中任何一种必需氨基酸缺乏或过量,可造成体内氨基酸的不平衡,使其他氨基酸不能被利用,影响蛋白质的合成。

(三) 限制氨基酸

　　有些食物蛋白质中虽然含有种类齐全的必需氨基酸,但是氨基酸模式和人体蛋白质氨基酸模式差异较大,影响食物蛋白质的吸收和利用。食物蛋白质中一种或几种必需氨基酸含量相对较低,导致其他的必需氨基酸在体内不能被充分利用而浪费,造成其蛋白质营养价值较低,这种含量相对较低的必需氨基酸称限制氨基酸。其中相对含量最低的氨基酸为第一限制氨基酸,余者以此类推。植物蛋白质中,赖氨酸、蛋氨酸、苏氨酸和色氨酸含量相对较低,为植物蛋白质的限制氨基酸。谷类食物的赖氨酸含量最低,为谷类食物的第一限制氨基酸,小麦、大麦、燕麦和大米中苏氨酸为第二限制氨基酸,而玉米中色氨酸为第二限制氨基酸;大豆、花生、牛奶、肉类相对不足的限制氨基酸为蛋氨酸,其次为苯丙氨酸。

三、蛋白质的互补作用

　　两种或两种以上食物蛋白质混合食用时,其中所含的必需氨基酸间取长补短,相互补充,达到较好的比例,从而提高蛋白质生物价(BV)作用,称为蛋白质互补作用。

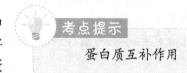

考点提示

蛋白质互补作用

　　例如,玉米、小米和大豆混合食用,蛋白质的生物价将会提高。这是因为玉米、小米蛋白质中赖氨酸含量较低,蛋氨酸相对较高;而大豆中的蛋白质恰恰相反,混合食用时赖氨酸和蛋氨酸两者可相互补充;若在植物性食物的基础上再添加少量动物性食物,蛋白质的生物价还会提高,如面粉、小米、大豆、牛肉单独食用时,其蛋白质的生物价分别为67、57、64、76,若按39%、13%、22%、26% 的比例混合食用,其蛋白质的生物价可提高到89,可见动、植物性混合食用比单纯植物混合还要好(表 3-3)。

表 3-3　几种食物混合前后蛋白质的生物价(BV)比较

食物名称	单独食用 BV		混合食用所占比例(%)	
小麦	67	37	—	39
大米	57	32	40	13

续表

食物名称	单独食用BV	混合食用所占比例(%)		
大豆	64	16	20	22
豌豆	48	15	—	—
玉米	60	—	40	—
牛肉干	76	—	—	26
混合食用BV	—	74	73	89

为充分发挥食物蛋白质的互补作用,在调配膳食时,应遵循三个原则:①食物的生物学种属愈远愈好,如动物性和植物性食物之间的混合比单纯植物性食物之间混合要好;②搭配种类愈多愈好;③食用时间愈近愈好,同时食用最好,因为单个氨基酸在血液中的停留时间约4小时,然后到达组织器官,再合成组织器官的蛋白质,而合成组织器官蛋白质的氨基酸必须同时到达才能发挥互补作用。

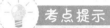

考点提示

蛋白质互补作用应遵循的原则

四、氮平衡

氮平衡是指氮的摄入量与排出量之间的平衡状态。氮的摄入量和排出量的关系可用下式表示:

$$B=I-(U+F+S)$$

式中B:氮平衡;I:摄入氮;U:尿氮;F:粪氮;S:皮肤等氮损失。

体内氮代谢的最终产物主要随尿排出,汗液和脱落的皮屑中含有少量含氮化合物,还有微量的氮随毛发、鼻涕、月经、精液等丢失。肠道中未被吸收的含氮化合物从粪排出。尿中主要的含氮化合物有尿素、氨、尿酸和肌酸酐,其量随蛋白质的摄入而异。普通膳食时,尿素氮占总氮量80%以上;低蛋白膳时,尿素氮降低;饥饿时,氨氮增高。尿肌酸酐的排出量似乎与膳食蛋白的含量无关。

氮平衡包括零氮平衡、正氮平衡和负氮平衡三种情况。

考点提示

氮平衡种类

1. 零氮平衡 摄入氮等于排出氮叫做零氮平衡。表明体内蛋白质的合成量和分解量处于动态平衡。一般营养正常的健康成年人应维持零氮平衡并富余5%。

2. 正氮平衡 摄入氮大于排出氮叫做正氮平衡。表明体内蛋白质的合成量大于分解量。生长期的儿童少年,孕妇和恢复期的伤病员等均应保持适当的正氮平衡,所以在这些人的饮食中,应该尽量多摄入一些含蛋白质丰富的食物。

3. 负氮平衡 摄入氮小于排出氮叫做负氮平衡,即摄入食物的氮量少于排泄物中的氮量。表明体内蛋白质的合成量小于分解量。慢性消耗性疾病,组织创伤和饥饿等属于这种情况。蛋白质摄入不足会导致身体消瘦,对疾病的抵抗力降低,患者的伤口难以愈合。当摄入的氨基酸少于消耗的氨基酸时,机体将会出现如营养不良、腰酸背痛、头昏目眩、体弱多病、代谢功能衰退等症状。负氮平衡应尽量避免。

氮平衡受能量摄入量的影响,能量有节省蛋白质的作用。当能量供给量充裕时,出现正氮平衡;而当能量供给量不充裕时,出现负氮平衡。氮平衡还受生长激素、睾酮、皮质类固醇和甲状腺素等激素的影响。这些激素有促进蛋白质合成的作用,也有促进蛋白质分解、抑制合成的作用。

五、膳食蛋白质营养价值评价

膳食蛋白质的营养价值在很大程度上取决于为机体合成含氮化合物所能提供必需氨基酸的量和模式。所有评定蛋白质质量的方法都是以此作为基础的。

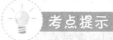

考点提示
膳食蛋白质营养价值评价

评价的方法有许多种,但任何一种方法都以一种现象作为评定指标,因而具有一定的局限性,所表示的营养价值也是相对的,因此具体评价一种食物或混合食物蛋白时,应该根据不同的方法综合考虑。

(一) 蛋白质含量

蛋白质含量是食物蛋白质营养价值的基础。食物中蛋白质含量测定一般用凯氏定氮法。多数蛋白质的平均含氮量为 16%,用所测得的氮含量乘以系数 6.25(100/16)来表示蛋白质含量。不同的食物的蛋白质换算系数不同,准确计算时,应按各类食物的含氮量分别采用不同的蛋白质换算系数(表 3-4)。

表 3-4　常用食物蛋白质换算系数

食物	蛋白质换算系数	食物	蛋白质换算系数
全小麦	5.83	花生	5.46
大豆	5.71	蛋	6.25
玉米	6.25	肉	6.25
大米	5.95	奶	6.38

(二) 蛋白质消化率

食物的蛋白质消化率是指食物蛋白受消化酶水解后吸收的程度。用吸收氮量和摄入氮量的比值表示:

$$蛋白质消化率(\%) = \frac{吸收氮量}{摄入氮量} \times 100\% = \frac{摄入氮量 - (粪氮 - 粪代谢氮)}{摄入氮量} \times 100\%$$

粪氮绝大部分是未消化吸收的食物氮,但其中有一部分来自脱落肠黏膜细胞、消化酶和肠道微生物。这部分氮称为粪代谢氮,可在受试者摄食无蛋白膳时,测得粪氮而知。蛋白质消化率又称为真消化率,如果粪代谢氮忽略不计,即为表观消化率。

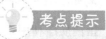

考点提示
表观消化率与真消化率的比较

表观消化率比真消化率低,对蛋白质营养价值的估计偏低,因此有较大的安全系数。此外,由于表观消化率的测定方法较为简便,故一般多采用。

用一般烹调方法加工的食物蛋白的消化率为:奶类 97%~98%、肉类 92%~94%、蛋类 98%、大米 82%、土豆 74%。植物性食物蛋白由于有纤维素包围,比动物性食物蛋白的消化率要低,但纤维素经加工软化破坏或除去后,植物蛋白的消化率可以提高。如大豆蛋白消化率为 60%,加工成豆腐后,可提高到 90% 以上,豆浆为 85%。

蛋白质的消化率除受食物蛋白质本身的性质及加工烹调的影响外,还受摄食者全身状态、消化功能、精神情绪、饮食习惯和心理因素等影响。

(三) 蛋白质的生物学价值

蛋白质的生物学价值(BV)是评价蛋白质在体内利用程度的一种常用方法。生物学价值越高,该蛋白质利用率越高。它是以食物蛋白质在体内吸收后被储留利用的氮量与被吸收氮量的比值表示,用以反映蛋白质在体内的利用程度,简称生物价。生物价值越高,表明其吸收后被机休利用的程度越高,最大值为 100。计算公式如下:

$$生物价 = \frac{氮储留量}{氮吸收量} \times 100 = \frac{氮吸收量-(尿量-尿内源性氮)}{摄入氮量-(粪氮-粪代谢氮)} \times 100$$

各种食物的蛋白质生物学价值均不一样,一般动物性食物比植物性食物要高。常用食物蛋白质的生物学价值见表 3-5。

表 3-5 常用食物蛋白质生物学价值

食物名称	生物学价值	食物名称	生物学价值
鸡蛋黄	96	芝麻	71
全鸡蛋	94	小麦	67
牛奶	90	土豆	67
鸡蛋白	83	豆腐	65
鱼	83	熟黄豆	64
虾	77	玉米	60
大米	77	花生	59
牛肉	76	绿豆	58
白菜	76	小米	57
猪肉	74	生黄豆	57
红薯	72	高粱	56

(四) 蛋白质净利用率

蛋白质净利用率指膳食蛋白质摄入后被机体利用的程度,它包括被消化和利用两个方面,因此更全面、更准确。计算公式如下:

$$蛋白质净利用率 = 生物价 \times 消化率 = \frac{储留氮}{食物氮} \times 100$$

(五) 蛋白质功效比值

蛋白质功效比值是用测定在生长发育期中的幼年动物在实验期间内,其体重增加和摄入蛋白质量的比值,即摄入单位重量蛋白质的体重增加数,可用来反映蛋白质的营养价值。计算公式如下:

$$蛋白质功效比值 = \frac{动物增加体重(g)}{摄入蛋白质(g)}$$

一般用雄性初断奶的大白鼠为实验对象,用含 10% 蛋白质的标准饲料喂养 28 天,然后计算相当于 1g 蛋白质所增加体重的克数来作为该种蛋白质功效比值。

(六) 氨基酸评分

氨基酸评分(AAS)又称蛋白质化学分,是食物蛋白质中某种必需氨基酸含量与等量参考蛋白质中该氨基酸含量的比值,计算公式如下:

$$氨基酸评分 = \frac{被测蛋白质每克氮(或蛋白质)中某种必需氨基酸量(mg)}{参考模式蛋白质每克氮(或蛋白质)中该氨基酸量(mg)} \times 100$$

参考蛋白质可采用 WHO 人体必需氨基酸模式。首先将被测食物蛋白质中必需氨基酸与参考蛋白质中的必需氨基酸进行比较,比值最低者,为限制氨基酸。由于限制氨基酸的存在,使食物蛋白质的利用受到限制。被测食物蛋白质的第一限制氨基酸与参考蛋白质中同种必需氨基酸的比值即为该蛋白质的氨基酸分。

例如,1g 某谷类蛋白质中赖氨酸、苏氨酸含量分别为 23mg、25mg,而 1g 参考蛋白质中赖氨酸、苏氨酸含量分别为 58mg、34mg,按上述公式则可计算出赖氨酸和苏氨酸的评分,得出赖氨酸得分最低为 0.4,故赖氨酸为第一限制氨基酸,该谷类的氨基酸评分为 40。

综上,确定某一食物蛋白质氨基酸评分分为两步:第一步计算被测蛋白质每种必需氨基酸的评分值;第二步是在上述计算结果中,找出最低的必需氨基酸(第一限制氨基酸)评分值,即为该蛋白质的氨基酸评分。

氨基酸评分的方法比较简单,但没有考虑食物蛋白质的消化率,若考虑其消化率则氨基酸评分更为客观合理;即经消化率修正的氨基酸评分。其计算公式如下:

$$经消化率修正的氨基酸评分(PCDAAS) = 氨基酸评分 \times 真消化率$$

六、蛋白质的参考摄入量和食物来源

(一) 蛋白质的参考摄入量

理论上成人每天摄入 30g 蛋白质即可满足零氮平衡,但从安全性和消化吸收等因素考虑,成人按 0.8g/(kg·d)摄入蛋白质为宜。我国由于以植物性食物为主,所以成人蛋白质参考摄入量为 1.16g/(kg·d)。若按能量摄入量计算,蛋白质摄入量应占总能量摄入量的 10%~15%,儿童和青少年为 12%~15%。按每日蛋白质摄入量计算,男女分别为 65g/d、55g/d。

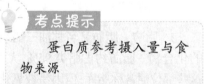

考点提示

蛋白质参考摄入量与食物来源

(二) 蛋白质的膳食来源

蛋白质广泛存在于动植物食物中。动物性食物,如肉、鱼、蛋、奶,蛋白质含量一般在 10%~20%,均属于优质蛋白质。植物性蛋白质中,豆类的蛋白质含量较高,干豆类为 20%~40%,且含有各种必需氨基酸,属于优质蛋白质,但含硫氨基酸含量略低;谷类蛋白质 7.5%~15%,赖氨酸和色氨酸含量低,而含硫氨基酸含量较高,可与豆类互补。薯类 1.1%~2.1%。蔬菜水果类极低。坚果类,如花生、核桃、葵花子等含蛋白质 15%~25%,可作为蛋白质来源的一个很好补充。由此可见,黄豆、花生、鱼、瘦猪肉都是很好的食物蛋白的来源;而选择大米作为膳食唯一的食物来源,其蛋白质显然不能满足人体蛋白质的需要量。我国的膳食以谷类为主食,植物性蛋白质是人们膳食蛋白质的主要来源。为改善膳食蛋白质质量,在膳食中应保证有一定数量的优质蛋白质。一般要求动物性蛋白质和大豆蛋白质应占膳食总蛋白质量的 30%~50%。

常见食物蛋白质含量见表 3-6。

表 3-6　常见食物蛋白质含量(g/100g)

食物名称	蛋白质	食物名称	蛋白质	食物名称	蛋白质
黑豆	36	鲫鱼	17.1	豆腐	8.1
黄豆	35	草鱼	16.6	馒头	7.8
酱牛肉	31.4	鸡腿	16.4	煎饼	7.6
花生	21.9	鸭肉	15.0	稻米(粳)	7.3
猪肉	19.3	核桃	14.9	黄豆芽	4.5
芝麻	19.1	火腿肠	14.0	巧克力	4.1
牛奶粉	19.0	毛豆	13.1	牛奶	3.0
鳊鱼	18.3	鸡蛋	12.7	米饭	2.5
牛肉	18.1	玉米	8.8	韭菜	2.4
香肠	18.0	饼干	8.5	大白菜	1.7

第二节　脂　类

脂类是人体重要的营养物质,包括脂肪和类脂两大类,是一大类具有重要生物学作用的化合物。其共同特点是溶于有机溶剂而不溶于水。正常人体内按重量计算,脂类占14%~19%,肥胖者可高达 30% 以上。

一、脂类的分类

1. 脂肪　脂肪又名甘油三酯或中性脂肪,是由一个分子的甘油和三个分子的脂肪酸组成的化合物。脂肪约占脂类95%,大部分分布在皮下、大网膜、肠系膜及肾周围等脂肪组织中,这些部位通常称脂库;但因易被氧化消耗掉,含量很不恒定,故有"可变脂"或"动脂"之称。

脂肪酸的羧基中的—OH 与甘油羟基中的—H 结合而失去一分子水,于是甘油与脂肪酸之间形成酯键,变成脂肪分子。脂肪中的三个酰基(无机或有机含氧酸除去羟基后所余下的原子团)一般是不同的,来源于碳十六、碳十八或其他脂肪酸。有双键的脂肪酸称为不饱和脂肪酸,没有双键的则称为饱和脂肪酸。动物的脂肪中,不饱和脂肪酸很少,植物油中则比较多。膳食中饱和脂肪太多会引起动脉粥样硬化,因为脂肪和胆固醇均会在血管内壁上沉积而形成斑块,妨碍血流,引发心脑血管疾病。也由于此,血管壁上有沉淀物,血管变窄,使肥胖症患者容易患上高血压等疾病。

2. 类脂　类脂包括磷脂、糖脂和胆固醇及其甾类化合物三大类。①磷脂是含有磷酸的脂类,在动物的脑和卵子中,大豆的种子中,磷脂的含量较多;②糖脂是含有糖基的脂类,动物脑子、小麦、大米等食物中含量相对较多;③胆固醇及甾类化合物(类固醇)等物质主要包括胆固醇、胆酸、性激素及维生素 D 等。这些物质对于生物体维持正常的新陈代谢和生殖过程起着重要的调节作用。另外,胆固醇还是脂肪酸盐和维生素 D_3 以及类固醇激素等的合成原料,对于调节机体脂类物质的吸收,尤其是脂溶性维生素(A、D、E、K)的吸收以及钙、磷代谢等均起着重要作用。动物脑、蟹黄、蛋黄等食物中含量较多。这三大类类脂还是生物膜的重要组成成分,维持细胞正常结构与功能等。

二、脂肪

(一)脂肪的生理功能

1. 构成人体组织的重要成分 脂肪主要分布在皮下结缔组织、腹腔大网膜及肠系膜等处,常以大块脂肪组织的形式存在,一般可达体重的10%~20%。

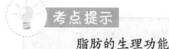

考点提示

脂肪的生理功能

2. 提供能量、储存能量 脂肪的主要功用是氧化释放能量,供给机体利用。1g脂肪在体内完全氧化所产生的能量约为37.7kJ,比碳水化合物和蛋白质产生的能量多1倍以上。人在饥饿时首先动用体脂供能,避免体内蛋白质的消耗。当机体摄入的能量过多或不能被及时利用时,则以脂肪形式贮存在体内。体内储存脂肪作为能源比储存碳水化合物要经济。

3. 提供脂溶性维生素,并促进其吸收 脂肪不仅是脂溶性维生素的重要来源,还能作为脂溶性维生素的溶剂,促进其吸收。

4. 提供必需脂肪酸 为机体提供生长发育所需的必需脂肪酸,提高免疫功能,也是合成前列腺素不可缺少的前体物质。必需脂肪酸缺乏可引起生长迟缓、生殖障碍、皮肤受损(出现皮疹)等;另外,还可引起肝脏、肾脏、神经和视觉等多种疾病。

5. 改善食品的感观性状,增加饱腹感 脂肪在胃中停留时间较长,因此,富含脂肪的食物具有较高的饱腹感。脂肪还可增加膳食的色、香、味,促进食欲。

6. 其他 脂肪组织较为柔软,存在于器官组织间,使器官与器官间减少摩擦,保护机体免受损伤。臀部皮下脂肪亦很多,可以久坐而不觉局部劳累。足底也有较多的皮下脂肪,使步行、站立而不致伤及筋骨。脂肪不易传热,故能防止散热,可维持体温恒定,还有抵御寒冷的作用。

(二)脂肪酸

脂肪酸是构成脂肪、磷脂及糖脂的基本物质,多数脂肪酸在人体内均能合成。脂肪酸在有充足氧供给的情况下,可氧化分解为 CO_2 和 H_2O,释放大量能量,因此脂肪酸是机体主要能量来源之一。

1. 脂肪酸分类 根据碳链的长短、饱和程度和空间结构的不同,脂肪酸有不同的分类方法。

(1)根据碳链的长短分类:①长链脂肪酸(含14~24个碳);②中链脂肪酸(含8~12个碳);③短链脂肪酸(含2~6个碳)。食物中主要以18碳脂肪酸为主;组成人体的脂肪酸主要以16~18个碳的脂肪酸最多,如软脂酸(即棕榈酸)、软油酸、硬脂酸、油酸、亚油酸、α-亚麻酸,另外人体还含有20个碳的花生四烯酸等。

(2)根据碳链的饱和程度分类:①饱和脂肪酸(SFA),即没有不饱和双键的脂肪酸,通常4~12个碳的脂肪酸都是饱和脂肪酸,动物脂肪中含量较多;②单不饱和脂肪酸(MUFA),含1个不饱和双键,最多见的单不饱和脂肪酸是油酸,茶油和菜籽油含量较多;③多不饱和脂肪酸(PUFA),含2个以上不饱和双键,膳食中最主要的多不饱和脂肪酸为亚油酸和α-亚麻酸,均为必需脂肪酸,主要存在于葵花子油、豆油等植物油中。

(3)根据脂肪酸的空间结构分类:在不饱和脂肪酸中,由于双键的存在可出现顺式及反式的立体异构体,因此脂肪酸又可分为顺式脂肪酸和反式脂肪酸。在自然状态下,大多数的不饱和脂肪酸为顺式脂肪酸,只有少数是反式脂肪酸,主要存在于天然食物牛奶和奶油中。

(4) 按 n 或 ω 编号系统分类:①n-7(ω-7),母体脂肪酸为软油酸;②n-9(ω-9),母体脂肪酸为油酸;③n-6(ω-3),母体脂肪酸为亚油酸;④n-3(ω-3),母体脂肪酸为 α- 亚麻酸。这四类中每一类都由一系列脂肪酸组成,在生物体内,同一系列的各个脂肪酸均能从母体脂肪酸合成,如花生四烯酸属于 n-6 系列,可以由母体脂肪酸亚油酸合成,但生物体不能将某一类脂肪酸转化为另一类脂肪酸。

2. **必需脂肪酸** 必需脂肪酸是指机体内不能合成,但又是生命活动所必需,一定要由膳食供给的一些多不饱和脂肪酸,包括 n-6 系列中的亚油酸和 n-3 系列中的 α- 亚麻酸。

必需脂肪酸在体内有多种生理功能,主要有如下几项。

(1) 组织细胞的组成成分:对线粒体和细胞膜的结构特别重要。在体内参与磷脂合成,并以磷脂形式出现在线粒体和细胞膜中。缺乏时可致线粒体肿胀,细胞膜结构和功能改变,膜通透性和脆性增加,易于破裂造成溶血。

(2) 参与脂质代谢:胆固醇与必需脂肪酸结合后,才能在体内转运进行正常代谢。如果缺乏必需脂肪酸,胆固醇就和一些饱和脂肪酸结合,不能在体内进行正常转运与代谢,并可能在血管壁沉积,发展成动脉粥样硬化。

(3) 对于 X 射线引起的一些皮肤损伤有保护作用:有充足的必需脂肪酸存在时,受损组织才能迅速修复。

(4) 是合成前列腺素的前体:前列腺素是一组比较复杂的化合物,广泛存在于各组织中,具有广泛的生理作用。如能刺激子宫平滑肌收缩,帮助催娩和促使流产。它能抑制输卵管的蠕动,溶解黄体,使血黄体酮水平下降,具有抗生育作用。但它又能促使射精,延长精子的生命力和转移,促进精子和卵子的会合,帮助受孕。有的前列腺素使支气管平滑肌松弛,降低空气通路阻力,并能对抗支气管痉挛药如组胺和乙酰胆碱的刺激作用。

(5) α- 亚麻酸与视力、脑发育和行为有关:α- 亚麻酸是眼睛的主要营养物质之一,眼底视网膜由感受弱光的视杆细胞和感受强光和色彩的视锥细胞组成,这两种细胞磷脂中的 α- 亚麻酸含量高达 50% 以上,α- 亚麻酸充足会使视网膜细胞柔软,视网膜的反射功能提高,眼睛明亮。α- 亚麻酸能有效促进大脑细胞及组织的正常发育、增加脑细胞代谢、促使脑细胞数目明显增多,直接修复受损脑细胞和促进其再生,防止脑细胞的衰老,能预防和辅助治疗老年性痴呆、脑卒中后遗症、帕金森、脑瘫、智障、脑萎缩等脑病。

3. **反式脂肪酸** 反式脂肪酸又名反式脂肪。人工合成的反式脂肪酸被誉为“餐桌上的定时炸弹”,主要来源于部分氢化处理的植物油,如人造黄油中可能含有 25%~35% 的反式脂肪酸。部分氢化油具有耐高温、不易变质、存放久等优点,在蛋糕、饼干、速冻比萨饼、薯条、爆米花等食品中使用比较普遍。过多摄入反式脂肪酸可使血液胆固醇增高,从而增加心血管疾病发生的风险。

三、类脂

类脂的主要功能是构成身体组织和一些重要的生理活性物质。类脂的种类很多,主要分为 5 大类:①磷脂:含有磷酸、脂肪酸和氮的化合物;与蛋白质结合形成的脂蛋白是细胞膜和亚细胞器膜的重要成分,对维持膜的通透性有重要作用;②鞘脂类:含有磷酸、脂肪酸、胆碱和氨基醇的化合物,是神经鞘的重要成分,可保持神经鞘的绝缘性;③糖脂:含有碳水化合物、脂肪酸和氨基醇的化合物,是许多胞外生理活性物质的受体,参与细胞识别、信息传递;④类固醇及固醇:类固醇都是相对分子质量很大的化合物,如动植物组织中的胆固醇和植物组织中谷固醇;胆固醇存在于人和动物体中,尤以动物脑、蛋黄及油脂中含量最高;这些物质对于生物体维持正常的新陈代谢和生殖过程,起着重要的调节作用;另外,胆固醇还是脂肪酸盐和维生素 D_3 以及类固醇激素等的合成原料,对于调节机体脂类物质的吸收,尤其是脂溶性维生素(A、D、E、K)的吸收以及钙、磷代谢等均起着重要作用;⑤脂蛋白类:是脂类与蛋白质的结合物,参与甘油三酯及胆固醇代谢。

四、脂类的参考摄入量和食物来源

(一)膳食脂肪的参考摄入量

根据目前的研究资料,尚难确定人体脂肪的最低摄入量。原因是脂肪的需要量易受饮食习惯、季节和气候的影响,变动范围较大,特别是脂肪在体内供能,也可由碳水化合物部分代替。一般成人每日

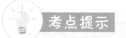

考点提示

脂肪的参考摄入量

膳食中有 50g 脂肪即能满足需要,亚油酸摄入量占总能量的 2.4%,α- 亚麻酸摄入量占总能量的 0.5%~1%,即可预防必需脂肪酸缺乏症。中国营养学会推荐摄入量(RNI)成年人脂肪的摄入量占总能量比为 20%~30%。其中饱和脂肪酸、单不饱和脂肪酸、多不饱和脂肪酸之比以 1:1:1 为宜,胆固醇的摄入量不超过 300mg/d(表 3-7)。

表 3-7　中国成人膳食脂肪适宜摄入量(AI)
(脂肪能量占总能量的百分比,%)

年龄	脂肪	SFA	MUFA	PUFA	n-6 : n-3	胆固醇(mg)
成人	20~30	<10	10	10	(4~6):1	<300

(二)脂类的膳食来源

无论是动物性或是植物性食物都含有脂肪,但含量多少不尽相同。谷类食物脂肪含量比较少,含 0.3%~3.2%。但玉米和小米可达 4%,而且大部分的脂肪是集中在谷胚中。例如,小麦粒的脂肪含量约为 1.5%,而小麦的谷胚中则含 14%。一些油料植物种子、坚果及黄豆中的脂肪含量很丰富(表 3-8),所以在脂肪的供应中,要求植物来源的脂肪不低于总量的50%。通常所用的食用植物油有豆油、花生油、菜籽油、芝麻油、棉籽油、茶籽油、葵花子油、米糠油及玉米油等。除椰子油外,其他植物油中饱和脂肪酸含量少,多不饱和脂肪酸含量高。

表 3-8　植物种子和坚果中的脂肪含量

食物名称	脂肪含量(%)	食物名称	脂肪含量(%)
核桃仁	63~69	亚麻	29~45
松子	63	可可	55
杏仁	47~52	芝麻	47
葵花子	44~54	榛子	45
花生仁	43~55	香榧子	44
芥末	28~37	黄豆	16

胆固醇只存在于动物性食物中,畜肉中胆固醇含量大致相近,肥肉比瘦肉高,内脏又比肥肉高,脑中含量最高,一般鱼类的胆固醇和瘦肉相近。常见食物胆固醇含量见表3-9。胆固醇除来自食物外,还可由人体组织合成。机体血浆中胆固醇浓度取决于食物和机体的合成。

表3-9 常见食物胆固醇含量(mg/100g)

食物名称	胆固醇	食物名称	胆固醇
猪脑	3100	猪肺	314
牛脑	2670	河蟹(全)	235
羊脑	2099	牛肉(肥)	194
鸡蛋黄	1705	猪大肠	180
鹌鹑蛋黄	1674	猪肚	159
鸭蛋黄	1522	鸡肉	117
鸡蛋(全)	680	带鱼	97
鸡肝	429	猪肉(瘦)	77
猪肾(腰子)	405	羊肉(瘦)	65
猪肝	368	牛奶	13

动物性食物中含脂肪最多的是肥肉和骨髓,高达90%,其次是肾脏和心脏周围的脂肪组织、肠系膜等。一些海产鱼油中含有大量的甘碳五烯酸(EPA)和廿二碳六烯酸(DHA)。这两种脂肪酸具有扩张血管、降低血脂、抑制血小板聚集、降血压等作用,可以防止脑血栓、心肌梗死、高血压等老年病。所有的动物均含有卵磷脂,但富含于脑、心、肾、骨髓、肝、卵黄、大豆中。脑磷脂和卵磷脂并存于各组织中,而神经组织内含量比较高。脑和神经组织含神经磷脂特别多。

第三节 碳水化合物

碳水化合物是一类由碳、氢、氧三种元素构成的有机物,其化学本质为多羟醛或多羟酮及其一些衍生物。分子中含碳原子,且氢、氧比例为2∶1,与水相同,故称为碳水化合物。因其大多有甜味,又称为糖类。但这一名称并不准确,因为有些碳水化合物(如核糖 $C_5H_{10}O_5$)并不符合这种比例,有些具有这种结构的物质并不是碳水化合物,故其名称仅仅是因为习惯而沿用至今。

一、碳水化合物的分类

在营养学中,碳水化合物一般被分为四类:单糖、双糖、寡糖和多糖。

(一) 单糖

单糖是所有碳水化合物的基本结构单位,其碳原子数为3~6个。食物中的单糖主要是葡萄糖、果糖和半乳糖。单糖有甜味,易溶于水,具结晶性和旋光性。

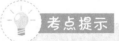

考点提示

碳水化合物分类

1. 葡萄糖 葡萄糖是构成食物中各种糖类的最基本的单位,一般以游离状态存在于葡萄、柿子、香蕉等水果中,是机体吸收利用最好的糖。有些糖类完全由葡萄糖构成,如淀粉。葡萄糖有 D 型和 L 型,人体只能利用 D 型而不能利用 L 型,故可将 L 型葡萄糖做成甜味剂,既可增加甜味又不增加能量摄取。葡萄糖可直接食用,也可通过静脉注射进入体内,满足迅速产能的需要。

2. 果糖 果糖主要存在于蜂蜜中(37%~40%),人工制作的玉米糖浆中含量可高达40%~90%,葡萄(6%~7%)、苹果(5%~6%)等水果中含量也较丰富,它在天然单糖中最甜,冷时更甜。由于口味好,有特殊香味,吸湿性强,果糖是饮料、蜜饯类食品、冷冻食品和一些需保湿的糕点糖果等加工的重要原料。

果糖在体内的代谢过程不受胰岛素控制,故适用于糖尿病患者使用。果糖一次食用不宜过多,否则容易导致肠内渗透压升高而引起腹泻。因而有人认为果糖有防治便秘的作用。轻度便秘者可采用口服蜂蜜法进行食疗。

3. 半乳糖 半乳糖是乳糖的重要组成成分,在食品中很少以单糖形式存在,在人体中也是先转化成葡萄糖后才能利用,母乳中的半乳糖是在人体内重新合成的,并非由食物中直接获得。

4. 其他单糖 除上述 3 种重要的单糖外,食物中还存在少量的戊糖,如核糖和脱氧核糖、木糖和阿拉伯糖,前者人体可以合成,后者主要存在于根茎类蔬菜和水果中,另外在水果和蔬菜中,还存在一些糖醇类物质,这些糖醇类物质常用于食品工业中,临床上也有应用,主要有山梨醇、甘露醇、木糖醇和麦芽醇等。

(二) 双糖

双糖是由两分子单糖聚合而成。天然食物中的双糖主要有蔗糖、麦芽糖和乳糖等。另外在真菌、细菌和食用蕈中,存在一种双糖称为海藻糖。

1. 蔗糖 蔗糖俗称食糖,由一分子葡萄糖和一分子果糖以 α-1,2 糖苷键连接而成,有白糖、红糖和冰糖 3 种形式,广泛分布于植物界,在蜂蜜、甜菜、甘蔗中含量丰富。蔗糖是食品工业中重要的甜味剂,但多食会转化成脂肪造成肥胖,夜间多食者,尤其不注意口腔卫生会引发龋齿。

2. 麦芽糖 麦芽糖是由两分子葡萄糖以 α-1,4 糖苷键连接而成,仅存在于植物中。粮谷类发芽的种子中含量多,尤以大麦芽含量高。

3. 乳糖 乳糖是由一分子的葡萄糖和一分子的半乳糖以 β-1,4 糖苷键连接而成,主要存在于乳汁及乳制品中。乳糖占鲜奶的 5%~8%。乳糖不被酵母分解,但可被乳酸菌发酵成乳酸。乳糖是婴儿食用的主要糖类,但随年龄增长,肠道内分解乳糖的酶活性急剧降低,甚至缺乏,因此成年人食用牛奶容易引起乳糖不耐症,出现恶心、腹胀、腹泻及其他消化不良症状。我国成人中乳糖酶缺失比例高达 60% 以上,故更适合饮用酸奶。

(三) 寡糖

寡糖是指由 3~10 个单糖构成的一类小分子多糖。常见的寡糖是存在于豆类食品中的水苏糖和棉籽糖。这两种糖均不能被消化酶分解,但可在大肠中被细菌分解,造成胀气,故在食用豆制品时应进行适当加工,以减少其不良影响。寡糖可被肠道有益菌,如双歧杆菌所利用,促进这类菌群的增加,但不可过多食用。

(四) 多糖

多糖是由 10 个以上单糖分子脱水缩合而成的大分子化合物。多糖在理化性质上与前三类不同,一般不溶于水,无甜味,无还原性,有旋光性,可在酶或酸的作用下水解成单糖。

营养学上具有重要意义的有 3 种,即糖原、淀粉和纤维。糖原、淀粉可被消化,而纤维则不被人体消化吸收,故又被分别称为可消化多糖和不可被消化多糖。

1. 糖原 糖原又称为动物淀粉,是动物体内葡萄糖的储存形式,由肝脏和肌肉合成并储存。肝脏中的糖原称为肝糖原,主要发挥平衡血糖和解毒的作用;肌肉中的糖原称为肌糖原,主要提供人体运动时所需能量,特别是高强度和持久运动时的能量需要。食物中糖原含量很少。

2. 淀粉 淀粉是由大量葡萄糖聚合而成,广泛存在于植物中,粮谷类(如稻米、麦子、玉米、小米、高粱等)种子,植物的块状根茎(如马铃薯、红薯等)以及豆类(如红小豆、豌豆等)和坚果类(如板栗等)的果实中含量丰富。据其结构可分为直链淀粉和支链淀粉,前者易溶于水,后者不溶于水。不同食物中两种淀粉的含量不同,一般食物中支链淀粉含量高,但糯米除外。食物中直链淀粉含量越高,其黏性越大,口感越好。

3. 膳食纤维 膳食纤维是指存在于食物中不能被人体消化吸收的多糖。由于其生理意义与其他糖类物质有较大的区别,随着人们对其认识的不断深入,近年来,膳食纤维越来越受到人们的关注。本章第八节专门介绍,此处不再赘述。

二、碳水化合物的生理功能

碳水化合物是人体必需的营养素之一,也是三大产能有机化合物之一,主要通过绿色植物的光合作用而形成,占植物干重的 50%~80%,在植物组织中以能源物质(如淀粉)和支持结构(如纤维素)的形式存在;在动物体内也有碳水化合物存在,约占动物干重的 2%,在动物组织中主要以糖原、乳糖、核糖的形式存在。

(一) 食物中碳水化合物的功能

1. 碳水化合物是人类主要的供能营养素 食物中的碳水化合物是世界上大部分人群取得能量的最经济和最主要的来源,含碳水化合物的食物一般价格便宜,容易获得,而且这种物质在人体内氧化较快,能及时供应能量满足机体需要。每克碳水化合物可提供 16.7kJ(4kcal)的能量。在我国,人们能量的 60% 来自碳水化合物。

2. 碳水化合物可以改变食物的感观性状 人们利用碳水化合物的各种性质,加工出形式各异、色香味不同的多种食物,而食糖的甜味更是食物烹调加工中不可缺少的重要原料。

3. 碳水化合物可以提供膳食纤维 膳食纤维在天然食物中含量较丰富,如粮谷类、豆类、蔬菜、水果等,它具有促进肠蠕动、防止便秘、排除有害物质;降低血糖和血胆固醇;减肥和抗肠癌等作用。

(二) 人体内碳水化合物的功能

人体内碳水化合物的功能与其在体内的存在形式有关。碳水化合物在体内存在形式主要有 3 种:葡萄糖、糖原和含糖复合物。

1. 储存和提供能量 体内碳水化合物主要用于供应能量,葡萄糖是体内的直接供能物。体内碳水化合物是以糖原的形式储存的,主要在肌肉和肝脏内,但这种储存只能维持几个小时,必须从食物中不断补充。肌肉中的糖原只供本身的能量需要;肝脏中的肝糖原在机体需要时,会迅速分解成葡萄糖进入血液,为红细胞、神经组织、大脑等供能。

2. 机体的重要组成物质 如同蛋白质和脂类一样,体内碳水化合物也是机体的重要组成物质。它往往与蛋白质或脂类形成复合结构,参与机体构成。如构成细胞膜的糖蛋白、构成结缔组织的黏蛋白、构成神经组织的糖脂以及构成 DNA 的脱氧核糖和 RNA 的核糖。

3. 参与机体某些营养素的正常代谢 膳食中的蛋白质被摄取后以氨基酸的形式吸收,这一过程需要能量,如果碳水化合物供应不足,能量不能满足机体需要,会有部分氨基酸分解来供能,这对机体来说不合理也是有害的,如果碳水化合物供应充足,则可以节约这部分蛋白质的消耗,这种作用被称为碳水化合物对蛋白质的节约作用。因此,通过节食来减肥的危害与此有关。

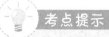

考点提示

节约蛋白质作用

脂肪在体内代谢也需要碳水化合物的参与。脂肪在体内代谢产生的乙酰辅酶A必须与草酰乙酸结合进入三羧酸循环中才能被彻底氧化产生能量,而草酰乙酸是由葡萄糖代谢产生,如果碳水化合物摄取不足,脂肪氧化不全而产生过量酮体,引起酮血症。因而足量碳水化合物具有抗生酮作用。

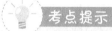

考点提示

抗生酮作用

4. 解毒及保护肝脏作用 进入肝脏的有毒物质,如细菌毒素可与肝内的葡萄糖醛酸结合,降毒后排出,故碳水化合物具有解毒和保护肝脏的作用。

三、血糖生成指数

(一)食物血糖生成指数概念

食物血糖生成指数(GI),简称血糖指数,指餐后不同食物血糖耐量曲线在基线内面积与标准糖(葡萄糖)耐量面积之比,以百分比表示。

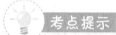

考点提示

血糖生成指数

$$GI = \frac{某食物在食后2小时血糖曲线下面积}{相当含量葡萄糖在食后2小时血糖曲线下面积} \times 100\%$$

GI被用来衡量食物中碳水化合物对血糖浓度的影响,是衡量食物引起餐后血糖反应的一项有效指标。它反映了食物与葡萄糖相比升高血糖的速度和能力,通常把葡萄糖的血糖生成指数定为100,当血糖生成指数在55以下时,可认为该食物为低GI食物;当血糖生成指数在55~70时,该食物为中等GI食物;当血糖生成指数在70以上时,该食物为高GI食物。

一般而言,高GI的食物,进入胃肠后消化快、吸收率高,葡萄糖释放快,葡萄糖进入血液后峰值高,也就是血糖升得高;低GI食物,在胃肠中停留时间长,吸收率低,葡萄糖释放缓慢,葡萄糖进入血液后的峰值低、下降速度也慢,也就是血糖升得比较低。因此,用食物血糖生成指数,合理安排膳食,对于调节和控制人体血糖大有好处。一般来说,只要把一半的食物从高血糖生成指数替换成低血糖生成指数,就能获得显著改善血糖的效果。常见食物的GI见表3-10。

(二)血糖生成指数应用

1. GI的影响因素 影响GI的因素非常多,主要有以下几方面:①食物中碳水化合物的类型:单糖可直接吸收,GI值高于多糖;支链淀粉比直链淀粉消化快,GI值较高;②食物中其他成分含量的影响:如脂肪和蛋白质含量能延缓食物的吸收速率,从而降低GI;但需注意的是,脂肪比例的增高可增加热量摄入,增加动脉粥样硬化风险;蛋白质比例的增高则增加肾脏负担,因此应按比例进行限制;增加食物中膳食纤维的含量则不仅有利于降低GI,还有改善肠道菌群等作用;③食物的形状和特征:较大颗粒的食物需经咀嚼和胃的机械磨碎过程,延长了消化和吸收的时间,血糖反应缓慢、温和;④食物的加工烹饪方法:不同的加工烹饪流

表 3-10 常见食物的 GI

食品名称	GI	食品名称	GI	食品名称	GI
葡萄糖	100	蔗糖	65.0 ± 6.3	蜂蜜	73.5 ± 13.3
麦芽糖	105.0 ± 5.7	果糖	23.0 ± 4.6	乳糖	46.0 ± 3.2
白米饭	84	低筋面粉	60	稀饭(白米)	57
红豆饭	77	荞麦面	59	糙米饭	56
麦片	64	黑麦面包	58	燕麦	55
烤猪肉	51	牛肉	46	火腿	46
腊肠	48	猪肉	45	羊肉	45
鸡肉	45	干贝	42	豆腐	42
炸豆腐	46	毛豆	43	花生	22
黄豆	20	炼乳(有糖)	82	冰激凌	65
鲜奶油	39	脱脂牛奶	30	低脂牛奶	26
全脂鲜奶	25	马铃薯	90	红萝卜	80
山药	75	山芋	75	玉米	70
南瓜	65	芋头	64	栗子	60
韭菜	52	豌豆	45	香菇	28
莲藕	38	洋葱	30	四季豆	26
番茄	30	竹笋	26	白萝卜	26
木耳	26	青椒	26	苦瓜	24
花椰菜	25	茄子	25	莴苣	23
黄豆	20	海带	17	菠菜	15
西瓜	80	菠萝	65	葡萄干	57
香蕉	61	葡萄	50	芒果	49
桃	41	樱桃	37	柿子	37
苹果	36	柠檬	34	梨	32
橙子	31	橘子	31	草莓	29
可乐	43	橙汁	42	啤酒	34

程、方法会影响食物的消化率。一般来说,加工越细的食物越容易被吸收,升糖作用也越大。另外,烹调的方法也很重要,同样的原料烹调时间越长,食物的 GI 也越高。GI 可以指导糖尿病患者选择食物;可适当控制体重;可控制慢性病发病率。长期摄入低 GI 的食物,对心血管疾病、体重控制、调节血脂等诸多方面都有积极意义。

2. 血糖负荷(GL) 血糖指数只能告诉人们这种食物中碳水化合物转变成葡萄糖的速度和能力,而不能够准确地显示在摄入一定数量的某种食物以后,所引起的血糖应答的真实情况。为弥补血糖指数的不足,引入 GL 使糖尿病患者在合理选择及搭配饮食上,更加直观、简便易行。

GL 将碳水化合物的数量和质量结合起来,表示一定重量的食物对人体血糖影响程度的大小。

每份食物的 GL= 食物 GI × 摄入该食物的实际可利用碳水化合物的含量

GL 综合考虑了食物的"质"与"量"对血糖的影响,是糖尿病饮食比较好的计算方法。GL 大于 20 为高 GL 食物,表示食用的相应重量的食物对血糖的影响明显;GL 在 11~19 为中 GL 食物,表示食用相应重量的食物对血糖的影响一般;GL 小于 10 为低 GL 食物,表示食用相应重量的食物对血糖的影响不大。

四、碳水化合物的参考摄入量和食物来源

膳食中的蛋白质、脂肪和碳水化合物三者都是提供能量的营养素,但以蛋白质作为供能物质对机体而言极不经济,而且还会增加肝脏和肾脏的负担。故机体能量来源主要依靠脂肪和碳水化合物,但由于脂肪摄取过量会因氧化不全而产生过量酮体,不利于机体,因而膳食中碳水化合物供能比例远大于其他两种供能营养素。

1. 参考摄入量　碳水化合物是人类最容易获得的能源物质。但参考摄入量并无具体数值,其摄入量应根据人体的能量需要,结合经济水平和饮食习惯来确定。中国营养学会推荐,我国成人每日碳水化合物摄入量应满足其产能量占人体每日能量总需求的 55%~65%。对碳水化合物的来源也作出要求,即应包括复合碳水化合物淀粉、不消化的抗性淀粉、非淀粉多糖和低聚糖等碳水化合物;限制纯能量食物如单糖、双糖的摄入,以保障人体能量和营养素的需要及改善胃肠道环境和预防龋齿的需要。碳水化合物摄入量过多或过少均不利于健康。过多则容易引起肥胖,过少则会造成能量不足,甚至造成疾病发生。

2. 食物来源　碳水化合物的食物来源较为丰富,主要来源于植物性食物,如粮谷类(60%~80%)、根茎类蔬菜、薯类(15%~29%)、豆类(40%~60%);单糖和双糖的来源主要是蔗糖、糖果、甜食、糕点、甜味水果、含糖饮料和蜂蜜等。

第四节　能　　量

人体的一切活动都与能量代谢分不开。自然界中的能量代谢既不能创造也不能凭空消失,但可以遵循能量守恒定律从一种形式转变成另一种形式。人体所需的能量主要来自食物中的宏量营养素,包括碳水化合物、脂类和蛋白质,它们是植物吸收太阳能并转变为化学能储存的物质。

食物在体内经过消化吸收后,在代谢过程中有各种形式的能量转换,以便对外做功,对内维持各种生理功能及其相互协调。研究人体能量代谢的目的在于研究能量平衡。一旦失衡,将有碍机体的正常生活。食物摄取过多,能量的摄取量大于消耗量,剩余的能量以脂肪的形式储存于体内,人体肥胖,带来一系列生理功能改变,甚至发生疾病。反之,食物摄取不足,能量的摄取量小于消耗量,人体逐渐消瘦,也会带来一系列不良后果。能量不仅是维持机体正常生活的基础,也影响其他营养素的正常代谢,因此,能量代谢是营养学中应首先考虑的问题。

一、能量单位

在人体能量代谢研究中,传统应用的能量单位为大卡也称千卡(kcal)。把 1L 水加热,其温度从 15℃上升到 16℃所需要的能(热)量称为 1kcal。目前,

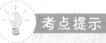

考点提示

能量单位转换

国际上通用的能量单位是焦耳(J)、千焦耳(kJ)和兆焦耳(MJ)。两种能量单位的换算如下：

1kcal=4.184kJ　　　　　　1kJ=0.239kcal

1000kcal =4.184MJ　　　　1MJ=239kcal

二、能量系数

每克产能营养素在体内氧化所产生的能量值称为能量系数。19世纪,学者们用弹式热量计分别测定了碳水化合物、脂肪和蛋白质燃烧时所释放热量,并与这三类物质在动物体内氧化到最后产物二氧化碳和水时所产热量相比较,结果为:碳水化合物和脂肪在体外燃烧与在体内氧化所产生热量是相等的,即碳水化合物平均产热4.1kcal/g,脂肪平均产热9.45kcal/g。蛋白质在体外燃烧时产热为5.6kcal/g,但在体内只产热4.35kcal/g。

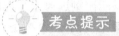

考点提示

三大营养素的能量系数

另外,食物中的营养素在消化道内并非100%吸收。一般混合膳食中碳水化合物的吸收率为98%、脂肪为95%、蛋白质为92%。所以三种产能营养素在体内氧化实际产生能量,即"生理卡价"为:

1g 碳水化合物:17.15kJ×98%=16.81kJ(4.0kcal)

1g 脂肪:39.54kJ×95%=37.56kJ(9.0kcal)

1g 蛋白质:18.2kJ×92%=16.74kJ(4.0kcal)

另外,1g乙醇(酒精)可提供29kJ(7kcal)的能量,1g有机酸可提供13kJ(3kcal)的能量。

三、人体能量消耗途径

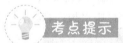

考点提示

能量消耗去向

一般情况下,健康成人摄入的能量与消耗的能量保持着动态平衡。人体每日的能量消耗主要是由基础代谢、机体活动及食物特殊动力作用三方面构成;另外,处于生长期的婴幼儿、青少年需要额外的能量用于机体生长发育,孕妇要摄入更多的能量供胎儿和自身的生长发育,哺乳期妇女要储存能量以供泌乳。

(一) 维持基础代谢

指人在恒温(一般18~25℃)条件下,处于空腹(禁食12小时)、静卧、放松及清醒状态下测定的维持体温、心跳、呼吸等机体最基本生命活动所需要的能量消耗。单位时间内人体每平方米表面所消耗的基础代谢能即基础代谢率(BMR)。同年龄、同性别的人在同一生理条件下基础代谢基本接近,故测定基础代谢率可以了解一个人代谢状态是否正常。

基础代谢率随着性别、年龄等不同而有生理变动(表3-11)。男性的基础代谢率平均比女性高,幼年比成年高。一般来说,基础代谢率的实际数值与正常的平均值相差10%~15%都属于正常,超过正常值20%时才能算病理状态。如甲状腺功能减退时,基础代谢率比正常标准低20%~40%;甲状腺功能亢进时,基础代谢率比正常标准高出25%~80%。其他如肾上腺皮质和垂体功能低下时,基础代谢率也要降低。

表3-11　中国人正常基础代谢率平均值[kJ/(m²·h)]

年龄(岁)	11~15	16~17	18~19	20~30	31~40	41~50	>51
男	195.5	193.4	166.2	157.8	158.7	154.1	149.1

年龄(岁)	11~15	16~17	18~19	20~30	31~40	41~50	>51
男	(46.7)	(46.2)	(39.7)	(37.7)	(37.9)	(36.8)	(35.6)
女	172.5	181.7	154.1	146.5	146.4	142.4	138.6
	(41.2)	(43.4)	(36.8)	(35.0)	(35.0)	(34.0)	(33.1)

注:括号内数值为 $kcal/(m^2 \cdot h)$

基础代谢可用体表面积计算。

$$基础代谢 = 体表面积(m^2) \times 基础代谢率[kJ/(h \cdot m^2)] \times 24$$

人体的体表面积(S),可从下列公式求得:

男性:$S(m^2) = 0.00607 \times 身高(cm) + 0.0127 \times 体重(kg) - 0.0698$

女性:$S(m^2) = 0.00568 \times 身高(cm) + 0.0126 \times 体重(kg) - 0.0461$

人体基础代谢受许多因素的影响,概括起来主要有以下几个方面:

1. 年龄 在人的一生中,婴幼儿阶段是生命活动最活跃的时期,因此,基础代谢率也最高;进入幼儿、学龄期基础代谢率有所下降,到青春期又出现一次高峰;成年后,随着年龄的增长,代谢缓慢地降低,基础代谢率也下降。进入老年,由于体内激素变化和更年期的影响,去脂组织减少,代谢的活性组织也减少,基础代谢率下降。但不同的老年个体,其衰老的程度不一,个体差异比较大,因此,基础代谢率的差异也比较大。孕期和哺乳期的母亲也是基础代谢率高的人群。

2. 性别 测定结果表明,在同一年龄、同一体表面积的情况下,女性基础代谢率低于男性。造成这一现象的因素是,女性体内的脂肪组织比例高于男性,脂肪组织占体重的比例越大,基础代谢率就越低。但对于孕妇和乳母来说,由于处于特殊的生理状态下,基础代谢率比较高;而生育期妇女排卵期带来的基础体温的波动,也会给基础代谢率带来一些影响。

3. 体表面积(身高和体重) 试验表明,身高和体重是影响基础代谢率的重要因素,身高和体重与体表面积之间存在线性回归关系,根据身高和体重可以计算体表面积,从而计算出基础代谢率。由于脂肪组织的代谢活性很低,是相对惰性的组织,而去脂组织或瘦体质是代谢活性比较高的组织,因此,矮胖体形与瘦高体形相比,基础代谢率明显降低。

4. 内分泌 体内许多腺体所分泌的激素对细胞代谢的调节具有重要的影响。如甲状腺激素,它对人体的生理调节主要是增加细胞内的氧化代谢过程。因此,当甲状腺的功能增加时,机体的基础代谢率明显增高;而甲状腺功能低下时,基础代谢率低于正常人。其他的一些内分泌激素也能影响到人体的基础代谢率,如去甲肾上腺素、垂体激素等都可以通过直接或间接的作用增加或降低人体基础代谢率。

5. 气候 气候对人体基础代谢率的影响可表现在不同季节时基础代谢率的差异,主要表现为高温和低温的情况下,基础代谢率高于处于适宜温度状态下的基础代谢率。

其他因素也能影响基础代谢率,如人的情绪、是否处于应激状态、营养状况、疾病等。体温增高时基础代谢率也会增加。

(二) 体力活动

除基础代谢外,体力活动是影响人体能量消耗的主要因素,同时也是个体耗能差别最大的影响因素。体力活动所消耗的能量与劳动强度、持续工作性质、劳动持续时间及工作熟练程度有关。中国营养学会建议的我国成人活动水平分级见表3-12。肌肉发达,体重越重者,做相同活动所消耗的能量越多;劳动强度越大,持续时间越长,其所消耗的能量越多。这是人体能量消耗变动最大的一部分,占人体总能量消耗的 15%~30%。

表 3-12　中国营养学会建议的我国成人活动水平分级

活动水平	职业工作时间分类	工作内容举例	PAL(男)	PAL(女)
轻	75% 时间坐或站立 25% 时间站着活动	办公室工作、修理电器钟表、售货员、酒店服务员、讲课等	1.55	1.56
中	40% 时间坐或站立 60% 时间特殊职业活动	学生日常活动、驾驶员、电工安装、车床操作、金工切割等	1.78	1.64
重	25% 时间坐或站立 75% 时间站着活动	非机械化农业劳动、炼钢、舞蹈、体育运动、装卸、采矿等	2.10	1.82

注:PAL 指体力活动水平系数

影响体力活动能量消耗的因素包括:①肌肉越发达者,活动能量消耗越多;②体重越重者,能量消耗越多;③劳动强度越大、持续时间越长,能量消耗越多;④与工作的熟练程度有关。其中劳动强度和持续时间是主要影响因素,而劳动强度主要涉及劳动时牵动的肌肉多少和负荷的大小。

(三) 食物特殊动力作用

又称为食物的热效应,是指机体因摄取食物引起的额外能量消耗。即机体在消化、吸收、转运和储存所摄取的食物过程中消耗的能量。食物特殊动力作用在餐后 1 小时达最高,4 小时后消失。食物特殊动力作用因食物而异,其中以蛋白质的食物特殊动力作用最大,相当于本身产生能量的 30%,糖类为 5%~6%,脂肪为 4%~5%,混合性膳食时的食物特殊动力作用所消耗的能量相当于基础代谢的 10%。

(四) 生长发育和新组织增加

生长发育期的儿童及青少年每增加 1g 体重约需 20kJ(4.78kcal)能量。孕妇除供给胎儿的生长发育外,自身器官和生殖系统的进一步发育也需要消耗能量。

四、能量的参考摄入量和食物来源

人体除了总的能量需要以外,对蛋白质、脂肪、碳水化合物三大营养素都各有一定的需要量,尤其对于婴儿、少年、孕妇、乳母、卧床患者及病后恢复者更为重要,否则将会有不同的生理功能紊乱,甚至引起疾病。能量代谢状况的好坏会影响健康和劳动能力,对临床患者则不仅影响疾病的痊愈和康复,严重的可以危及生命。

中国营养学会建议中国居民膳食能量参考摄入量,成年男性轻、中体力劳动者每日需要能量为 2250~2600kcal,女性轻、中体力劳动者每日需要能量为 1800~2100kcal。婴儿、儿童和青少年、孕妇和乳母、老年人各自的生理特点不同,能量需要也不尽相同。三大供能营养素占总能量的百分比分别为:碳水化合物 55%~65%;脂肪 20%~30%;蛋白质 10%~15%。每日需要的能量也可通过计算得出,近年来多以基础代谢率(BMR)乘以体力活动水平(PAL),即:

$$能量需要量 = BMR \times PAL$$

式中 BMR 可由表 3-11 查得,也可根据表 3-13 的公式计算得知,PAL 可由表 3-12 查知,代入上式即可得出能量需要量的估计值。

表 3-13　按体重计算 BMR 的公式

年龄(岁)	男		女	
	kcal/d	MJ/d	kcal/d	MJ/d
0~	60.9ω−54	0.2550ω−0.226	61.0ω−51	0.2550ω−0.214
3~	22.7ω+495	0.0949ω+2.07	22.5ω+499	0.9410ω+2.09
10~	17.5ω+651	0.0732ω+2.72	12.2ω+746	0.0510ω+3.12
18~	15.3ω+679	0.0640ω+2.84	14.7ω+496	0.0615ω+2.08
30~	11.6ω+879	0.0485ω+3.67	8.7ω+820	0.0364ω+3.47

注:ω= 体重(kg)

人体能量的供给主要来源于碳水化合物、脂肪和蛋白质。这三种蕴藏能量的物质普遍存在于各类食物中。动物性食物含有较多的脂肪和蛋白质。植物性食物中的油料作物的子仁含有丰富的脂肪;谷类中则以碳水化合物为主,大豆含有丰富的蛋白质和脂肪;坚果(如花生、核桃等)与大豆近似,蔬菜水果中含能量很少。

第五节　矿　物　质

 案例

患者,女,66 岁。10 年前开始双膝、踝关节疼痛,以活动开始时明显,稍活动后缓解,持续长时间活动又加重,需要休息一段时间后才能再行走,不伴发热、晨僵和皮疹,用"止痛药物"后症状稍有缓解。7 年前先后出现右膝和左膝关节肿胀,无局部发热和发红,持续 2 周后经"小针刀疗法"肿胀消失。5 年前发现有"全身骨质疏松",出现双下肢活动后乏力,上下楼、下蹲和蹲位站立困难,3 年前开始出现双手颤抖,以紧张时明显,症状逐渐加重。近 1 年体重下降 8kg。5 天前因"双膝关节痛伴双下肢抽筋 1 年"入院检查:血钾降低(3.16mmol/L),血氯偏高(115.9mmol/L),碱性磷酸酶升高(367IU/L),尿 pH 为 7.0,查颅骨、腰椎及骨盆、手等诸骨 X 线片:骨密度降低,广泛骨小梁模糊,呈毛玻璃样改变,骨皮质变薄,边缘模糊,膝关节有间隙变窄,髁间棘变尖,边缘有骨刺形成。骨密度扫描提示有骨质密度降低。

请问:1. 该患者最有可能缺乏哪些营养素?

2. 如何从饮食上给予患者膳食指导?

一、概述

矿物质又称无机盐,是人体必需的七大营养素之一。矿物质是构成人体组织和维持正常生理功能必需的各种元素的总称。人体中几乎含有自然界的各种元素,除了碳、氧、氢、氮等主要以有机物形式存在,其余 60 多种元素统称为矿物质。人体内矿物质的总重量虽然只占人体总体重的 4%,但却是人体必需的一类重要营养素。矿物质不能在人体内合成,在人体新陈代谢过程中,各种矿物质每天都会通过粪、尿、汗、头发、指甲、皮屑等途径排出一部分,因此必须通过膳食补充。

（一）分类

按照化学元素在机体内的含量多少，可将矿物质分为常量元素和微量元素两大类。钙、镁、钾、钠、磷、硫、氯7种元素含量较多，占矿物质总量的60%~80%，被称之为常量元素；其他元素如铁、铜、碘、锌、硒、锰、钼、钴、铬、氟、硼、钒、硅、镍共14种，在机体内含量少于0.01%，被称之为微量元素。

根据我国居民的饮食习惯，比较容易缺乏的元素是钙、铁和锌。在某些局部地区，由于土壤和饮水中严重缺乏碘或硒，也会造成诸如碘缺乏病、克山病等地方病。

（二）特点

无机盐虽然不能提供给机体能量，却是构成机体组织和维持正常生理功能不可缺少的营养素之一。

（1）矿物质在人体内不能合成：每日新陈代谢都有一定损失，必须从食物和饮用水中进行补充。

（2）矿物质在体内组织器官中分布不均匀：如钙主要分布在骨骼和牙齿中，碘主要分布在甲状腺中。

（3）矿物质元素相互之间存在协同或拮抗效应：例如摄入过多的锌可以抑制铁的吸收和利用，而摄入过多的铁又可以抑制锌的吸收和利用。

（4）有些矿物质的生理需要量与中毒剂量范围较近，过量摄入易引起中毒：如硒很容易因为摄入过多引起中毒，因此用硒作为营养强化剂时一定要注意用量不宜过大。

二、常量元素

（一）钙

钙是构成人体牙齿和骨骼的主要成分。成年人体内含钙总量为1000g~1200g，其中99%的钙集中在牙齿和骨骼中，以矿物质形式存在；其他1%的钙存在于混溶钙池（细胞外液、软组织和血液）中，以游离或结合形式存在，混溶钙池与骨骼中的钙维持着动态平衡。

1. 生理功能

（1）钙是构成骨骼和牙齿的主要成分：钙是构成骨骼的重要成分，起支持和保护作用。混合钙池的钙与体内骨骼的钙保持着相对的动态平衡，骨骼中的钙不断地从破骨细胞中释放进入混溶钙池，混溶

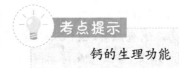

考点提示

钙的生理功能

钙池中的钙又不断地沉积于成骨细胞中，由此使得骨骼不断更新。幼儿的骨骼每1~2年更新一次，以后其更新速度随年龄的增长而减慢，成年人10~12年更新一次。妇女停经后因雌激素水平下降，骨组织中钙量明显降低，易引起更年期骨质疏松症。

（2）多种酶的激活剂：参与细胞代谢与大分子合成和转变的酶，如腺苷酸环化酶、鸟苷酸环化酶、磷酸二酯酶、酪氨酸羧化酶等，都受钙离子的调节。

（3）参与神经肌肉的应激性：神经递质释放、神经肌肉兴奋、神经冲动传导、心脏的搏动等活动都需要钙的参与。当血浆钙离子浓度明显下降时，可引起手足抽搐和惊厥；当血浆钙离子浓度过高时，则可引起心脏和呼吸衰竭。

（4）降低毛细血管和细胞膜的通透性：钙离子通过影响细胞膜的通透性而调节液体通过细胞膜。

（5）参与凝血过程：钙离子还是维持人体正常血液凝固的必需凝血因子。如果在血浆

中,钙离子含量太少,人体出血后将不易凝结而大量失血,会引起一系列不良后果,甚至危及生命。

(6) 参与细胞内信息的传递:钙离子作为细胞内的第二信使,其浓度的变化可以激活细胞内的钙调蛋白,从而引起细胞内的生理效应,实现细胞内的信息传递。

2. **钙缺乏** 我国居民膳食结构营养调查显示,钙的摄入量普遍偏低,仅仅达到推荐摄入量的 50% 左右。钙缺乏症是我国居民较为常见的营养性疾病,主要表现为儿童期的佝偻病(常见方颅、串珠肋、鸡胸、罗圈腿、生长迟缓、多梦、手足抽搐等)、成年人的骨质增生症(常见骨质软化、颈椎病、膝关节变形、腿部、指关节抽筋等)、老年人的骨质疏松症(常见腰背部疼痛、驼背、易骨折、活动受限等)。

3. **影响吸收因素** 我国居民膳食以粮食和蔬菜为主,较容易缺钙。从营养学角度分析,造成人体缺钙的原因如下:一是日常膳食摄入含钙的食物不足;二是在不同生命周期,机体对钙需求量增加而膳食供给不足;三是存在某些影响钙吸收的不利因素。

多种因素影响钙在消化道内的吸收,如年龄、机体需要量、某些药物、膳食成分等。

(1) 机体对钙的需要量:生命周期不同阶段对钙的需求量和吸收情况不同,如婴幼儿期、孕妇和哺乳期妇女对钙的需求量大,此时钙在机体的吸收率较高。

(2) 膳食中的钙磷比例:膳食中的钙磷比例对比研究发现,钙磷比例为 1:1~2:1,即钙略高于磷时,对钙的吸收有利;膳食中钙磷比值超过 1:3 即高磷膳食,钙的吸收率会下降。例如:母乳中的钙磷比例为 2:1,钙容易被吸收;牛奶中的钙磷比值为 1.27:1~1.36:1,钙的吸收稍差,但相对于其他食物要高。

(3) 食物的成分:食物中乳糖经肠道菌发酵产酸,降低肠内 pH,与钙形成乳酸钙复合物可增强钙的吸收;蛋白质消化过程中产生的某些氨基酸,如赖氨酸、色氨酸等可与钙形成可溶性钙盐,促进钙的吸收;一些抗生素,如青霉素、氯霉素、新霉素有利于钙的吸收。与此同时,膳食中还含有很多不利于钙吸收的因素,如植酸盐、草酸盐、纤维素等能和钙形成不溶解的化合物,减少钙的吸收;脂肪中的脂肪酸与钙可形成不溶性钙皂,降低钙吸收。

(4) 维生素 D:维生素 D 是影响钙吸收最重要的因素之一,维生素 D 可诱导钙结合蛋白的合成,促进小肠对钙的吸收,在促进钙吸收同时,也促进磷的吸收。

(5) 年龄因素:钙的吸收率随着年龄增加而减少。婴幼儿时期钙吸收率高达 60%,年轻人吸收约 25%,成年人约 20%,老年人钙吸收率仅有 15%,更应多补充钙。

(6) 不同生活方式和运动:不良生活方式,如酗酒、抽烟均可降低机体对钙的吸收。加强体育锻炼则有利于钙的吸收,可促进骨骼中钙质储备。

4. **食物来源和参考摄入量**

(1) 钙的食物来源:以奶和奶制品为最佳,因为奶及其制品中富含钙,而且人体对其吸收率高。另外,芝麻酱中含钙 1170mg/100g、虾皮中含钙 991mg/100g,是钙较为经济的来源。常见食物含钙量见表 3-14。

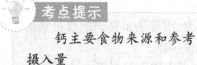

考点提示

钙主要食物来源和参考摄入量

(2) 钙的参考摄入量:人体处于不同的生理条件下,对钙的需求量会出现较大的变化,如婴幼儿、儿童、青春期、孕妇、乳母的需要量要增加;长期矿井下作业人员由于光照不足造成皮肤内转化的维生素 D 较少,钙的吸收差;高温作业人员钙的排出量增加,要增加钙的摄入量。《中国居民膳食营养素参考摄入量》(2013)提出,成人推荐摄入量(RNI)为每日 800mg,

表 3-14 常见食物含钙量(mg/100g)

食物名称	钙含量	食物名称	钙含量	食物名称	钙含量
石螺	2458	小黄鱼	385	海蟹	208
田螺	1030	海带(干)	348	麸皮	206
芝麻酱	1170	黄花菜	301	黄豆	191
虾皮	991	芥菜	294	豆腐	164
奶酪	799	雪里蕻	230	酸奶	118
虾米	555	黑豆	224	鸡蛋黄	112

可耐受最高摄入量(UL)为每日 2000mg。

(二) 磷

磷是人体含量较多的元素之一,成年人体内磷的含量 600~700g。磷是机体重要的元素,它是细胞膜和核酸的组成成分,也是骨骼的必需构成物质。

1. 生理功能

(1) 构成骨骼和牙齿的重要成分:磷在骨及牙齿中的存在形式是无机磷酸盐,有构成机体支架和承担负重作用,其重要性与钙盐在骨骼和牙齿中作用相同。

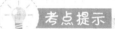

考点提示

磷的生理功能

(2) 参与能量代谢:磷可参与葡萄糖、脂肪和蛋白质的代谢,为机体提供能量。

(3) 构成细胞成分:磷是构成核酸、磷脂、磷蛋白等遗传物质,生物膜结构,重要蛋白质等基本组分的主要成分。

(4) 参与体内酸碱平衡调节:磷酸盐能组成体内酸碱缓冲体系,可维持体内酸碱平衡。

(5) 组成细胞内第二信使 cAMP、cGMP 和三磷酸肌醇等的成分。

2. 缺乏与过量 几乎所有的食物都含有磷,所以磷缺乏较少见。临床上所见磷缺乏患者多是因为长期使用抗酸药或禁食者。过量的磷酸盐可引起低钙血症,导致神经兴奋性增强,手足抽搐和惊厥。

3. 食物来源和参考摄入量

(1) 磷的食物来源:磷在食物中分布较广,食物中一般不易缺磷,但磷是膳食供给不可缺少的营养素。通常,膳食中若钙和蛋白质丰富,磷含量也可满足机体需求。富含磷食品有动物食品,如鱼、虾、奶、豆类、南瓜子也是磷的良好来源。常见食物含磷量见表 3-15。

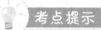

考点提示

磷主要食物来源和参考摄入量

(2) 磷的参考摄入量:《中国居民膳食营养素参考摄入量》(2013)提出,成人磷的推荐摄入量(RNI)为每日 720mg,可耐受最高摄入量(UL)为每日 3500mg。

(三) 钾

钾占人体无机盐的 5%,是人体必需的营养素。正常成人体内钾的总量约为 50mmol/kg,成年男性略高于女性。体内的钾 98% 存在于细胞内,其他存在于细胞外。体内钾有 70% 存在于肌肉,10% 存在于皮肤,其余存在于红细胞、骨骼、脑、肝等。

表 3-15 常见食物含磷量(mg/100g)

食物名称	磷含量	食物名称	磷含量	食物名称	磷含量
南瓜子仁	1159	黑芝麻	516	鲈鱼	242
全奶酪	799	大凤尾鱼	498	鸡蛋黄	240
虾米	666	黄豆	465	鳜鱼	217
芝麻酱	626	豇豆	344	黄鳝	206
虾皮	582	红小豆	305	草鱼	203
全脂牛奶	469	干核桃	294	瘦猪肉	189

1. 生理功能

(1) 参与糖类、蛋白质代谢:氨基酸和葡萄糖经过细胞膜进入细胞合成蛋白质和糖原时,必须有适量的钾离子的参与。如果钾缺乏,糖、蛋白质的代谢将受到影响。

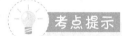

考点提示

钾的生理功能

(2) 维持细胞内正常的渗透压:钾是生长必需的元素,是细胞内的主要阳离子,对维持细胞内渗透压起着重要作用。

(3) 维持心肌正常功能:心肌细胞内外的钾离子浓度与心肌自律性、传导性密切相关。机体缺钾时,心肌兴奋性增高;钾过高时,心肌自律性、传导性和兴奋性受抑制;两者均可引发心律失常。

(4) 维持细胞内外液酸碱平衡:钾代谢紊乱,可影响细胞内液酸碱平衡。当细胞失去钾时,钠与氢离子进入细胞内,引起细胞内酸中毒和细胞外碱中毒;反之,钾离子内移,氢离子外移,可引发细胞内碱中毒和细胞外酸中毒。

(5) 维持神经肌肉应激性和正常功能:当血钾降低时,应激性下降,发生松弛性瘫痪;当血钾过高,应激性丧失,引发肌肉麻痹。

2. 缺乏与过量

(1) 钾缺乏:缺钾的常见原因是摄入不足或损失过多。正常进食不易发生钾摄入不足,多是由于疾病或其他原因长期禁食或少食造成钾摄入不足。另外,高温作业或重体力劳动时大量出汗,也可使体内的钾大量流失。

当体内缺钾时,会造成神经肌肉、消化、心血管、泌尿、中枢神经等系统发生功能性或者病理性改变。人体缺钾具体症状如下:全身无力、疲乏、心律不齐、头昏眼花,严重缺钾还会导致呼吸肌麻痹死亡。此外,低钾会使胃肠蠕动减慢,导致肠麻痹,加重厌食,出现恶心、呕吐、腹胀等症状。缺钾对心脏造成的伤害最严重,缺乏钾可能是人类因心脏疾病致死的最主要原因之一。

(2) 钾过量:常见于大量输入含钾药物、口服钾制剂或者排出困难。钾过多使细胞外钾含量上升,使心肌自律性、传导性和兴奋性受抑制,临床表现为:患者起初全身软弱无力,躯干和四肢感觉异常,面色苍白,肌肉酸痛,肢体寒冷,动作迟钝,嗜睡,神志模糊,肌张力减低,肌腱反射消失,进而弛缓性瘫痪,呼吸肌麻痹,窒息,房室传导阻滞,心音减低,心率缓慢,缺氧,心律失常,严重时心室颤动,最后心脏停搏。

3. 食物来源和参考摄入量

（1）钾的食物来源：钾在食物中分布广泛，蔬菜和水果是钾的最好食物来源。高血压患者可多食用大米、蔬菜和水果，有助于降低血压。常见食物含钾量见表3-16。

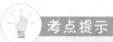

考点提示

钾主要食物来源和参考摄入量

表3-16　常见食物含钾量（mg/100g）

食物名称	钾含量	食物名称	钾含量	食物名称	钾含量
紫菜（干）	1796	马铃薯粉	1075	虾米	550
小麦胚芽	1523	麸皮	862	洋姜	458
黄豆	1503	豌豆	823	大蒜（紫皮）	437
黑豆	1377	艾蒿	677	红心萝卜	385
芸豆（红）	1215	江虾	683	芋头	378
蚕豆	1117	鳄梨	599	菠萝蜜	330

（2）钾的参考摄入量：《中国居民膳食营养素参考摄入量》（2013）提出，成人钾的适宜摄入量（AI）为2000mg/d。

（四）钠

钠是人体不可缺少的常量元素，一般情况下，成人体内钠含量为77~100g，约占体重的0.15%。44%~50%的体内钠存在于细胞外液，40%~47%存在于骨骼中，细胞内液含量较低，只有9%~10%。

1. 生理功能

（1）调节体内水分与渗透压：钠存在于细胞外液，是细胞外液的主要阳离子，与对应的阴离子形成渗透压，钠对细胞外液渗透压的调节和维持体内水分恒定起着重要的作用。当细胞内钠含量增高时，水进

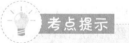

考点提示

钠的生理功能

入细胞内，造成细胞肿胀，组织水肿；反之，人体失钠过多时，会导致机体缺水，水平衡改变。

（2）维持酸碱平衡：钠在肾小管中重吸收，与 H^+ 交换，清除体内的二氧化碳，保持体液的酸碱度恒定，维持 pH 及碳酸氢盐浓度正常。

（3）钠泵：钠钾离子的主动转运，使钠离子主动从细胞内排出，以维持细胞内外液渗透压平衡。钠对 ATP 的生成和利用，对肌肉运动、心血管功能及能量代谢都有影响。

（4）维持血压正常：人群调查与干预研究证实，膳食钠的摄入与血压有关。血压随年龄增高，这种增高中有 20% 的可能归因于膳食中食盐的摄入。

（5）增强神经肌肉兴奋性：钠、钾、钙、镁等离子的浓度平衡，有利于维持神经肌肉兴奋性，满足需要的钠可增强神经肌肉的兴奋性。

2. 缺乏与过量

（1）钠缺乏：膳食中的钠很充足，一般不会引起缺乏病。钠缺乏多由疾病引起，某些情况，如禁食、少食时会导致钠摄入不足。高温、重体力劳动、过量出汗、反复呕吐、腹泻会导致体内钠排量过多。

钠缺乏早期症状不明显，血钠过低时，渗透压降低、细胞肿胀；当失钠达 0.5g/kg 体重以

上时,患者疲倦、眩晕、直立时可发生昏厥,尿中 NaCl 很少或消失;当失钠达 0.75~1.2g/kg 体重时,出现恶心、呕吐、视物模糊、心率加速、脉搏细弱、血压下降、肌肉痉挛痛,反射消失;当失钠达 1.25g/kg 体重以上时,出现淡漠无表情、木僵、昏迷、周围循环衰竭,严重时休克及急性肾衰竭而死亡。

(2) 钠过量:正常人摄入钠过多并不蓄积,但某些疾病会影响肾功能,容易发生体内钠过多。当血浆钠 >150mmol/L 时称为高钠血症。心源性水肿、肝硬化腹水期、肾上腺皮质功能亢进、某些脑部病变如蛛网膜下腔出血等都能出现高钠血症。临床症状除原有症状外,以水肿为主,体重增加、血容量增大、血压偏高、脉搏增快、心音增强。

3. 食物来源和参考摄入量

(1) 钠的食物来源:钠普遍存在于各种食物,动物性食物含量高于植物性食物。人体钠的主要来源是食盐,在食物加工过程中放入的钠及其复合物(如小苏打),以及盐渍、腌制食品、酱咸菜、咸味食品等也是人体钠的重要来源。常见食物含钠量见表 3-17。

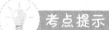

考点提示

钠主要食物来源和参考摄入量

表 3-17 常见食物含钠量(mg/100g)

食物名称	钠含量	食物名称	钠含量	食物名称	钠含量
精盐	39311	郫县辣酱	5658	桂林腐乳	3000
味精	8160	虾皮	5057	咸鸭蛋	2706
辣椒酱	8027	酱油	4861	花生酱	2340
酱萝卜	6880	芥菜干	3333	方便面	1144

(2) 钠的参考摄入量:人体内钠在一般情况下不易缺乏,每天摄入的钠只有小部分是身体所需的,大部分钠会通过肾脏随尿排出,钠还可以随着汗液排出体外。《中国居民膳食营养素参考摄入量》(2013)提出,成人钠的适宜摄入量(AI)为每日 1500mg。

(五) 镁

正常人体内镁含量约为 25g,60%~65% 存在骨骼和牙齿中,其余分布在肌肉、肝、心、胰等软组织中。镁是人体细胞内的主要阳离子,浓集于线粒体中,仅次于钾和磷。

1. 生理功能

(1) 镁是酶的激活剂:镁是多种酶的激活剂,参与 300 余种酶促反应;同时参与体内许多重要代谢过程,包括蛋白质、脂肪和碳水化合物的代谢;B 族维生素、维生素 C 和维生素 E 的利用依赖于镁的作用。

(2) 镁对骨骼作用:镁是骨细胞结构和功能所必需的元素,对促进骨骼生长和维持骨骼正常功能有重要作用。镁可影响骨的吸收,在极度低镁时,甲状旁腺功能低下可引起低钙血症。

(3) 镁对神经肌肉作用:镁和钙使神经肌肉兴奋和抑制作用相同,血中镁或钙过低,神经肌肉兴奋性均高;反之,则有镇静作用。镁和钙又有拮抗作用,有与某些酶的结合竞争作用,在神经肌肉功能方面表现出相反作用。

2. 缺乏与过量

(1) 镁缺乏:镁缺乏的原因有:①摄入不足,长期禁食、厌食、恶心、呕吐、腹泻、接受输注无镁的肠外营养液等;②吸收不良,广泛小肠切除、吸收不良综合征等;③排泄过多,肾积水和硬化、肾小管性酸中毒和坏死、促肾上腺皮质激素等使镁大量从尿排出;④透析,尿毒症等疾病时,使用大量无镁透析液进行各种透析疗法,容易发生低镁血症;⑤其他原因:酒精中毒、肝硬化、心肌梗死等。

镁缺乏的临床表现以神经系统和心血管为主。神经系统常见肌肉震颤、手足搐搦、反射亢进、共济失调,有时听觉过敏、幻觉,严重时出现谵妄、精神错乱、定向力失常,甚至惊厥、昏迷等;心血管系统常见心动过速、有时出现房性期前收缩、室性期前收缩、阵发性室上性心动过速、室性心动过速、心室颤动等心律失常,半数有血压升高,在手足搐搦发作时更为明显。镁对骨矿物质的内稳态有重要作用,可能是妇女绝经后骨质疏松症的危险因素。

(2) 镁过量:正常情况下,肠、肾及甲状旁腺等脏器能够调节镁代谢,一般不易发生镁过多症。但肾功能不全者和接受镁剂治疗者,常因体内镁过量而易引起镁中毒。腹泻是评价镁毒性的敏感指标。摄入过量镁可发生恶心、呕吐、胃肠痉挛等胃肠道症状,严重可出现嗜睡、肌无力、膝腱反射减弱、肌麻痹等临床症状。

3. 食物来源和参考摄入量

(1) 镁的食物来源:镁在食物中分布广泛,但在食物中的含量差别较大。富含镁的食物主要有绿叶蔬菜、糙粮、坚果。常见食物含镁量见表3-18。

表3-18 常见食物含镁量(mg/100g)

食物名称	镁含量	食物名称	镁含量	食物名称	镁含量
苔菜	1257	榛子(炒)	420	荞麦	258
海参(干)	1047	桑葚(干)	332	菊花(怀菊花)	256
松子	567	麸皮	382	黄豆	199
西瓜子(炒)	448	山核桃(干)	306	黑米	147

(2) 镁的参考摄入量:《中国居民膳食营养素参考摄入量》(2013)建议,成人镁的推荐摄入量(RNI)为每日330mg。

(六) 氯

氯是人体所需的常量元素之一,是维持体液和电解质平衡必需的元素,也是形成胃液的必要成分。氯在成人体内的总量为82~100g,占体重的0.15%。氯广泛分布于全身,主要以氯离子形式与钠、钾化合存在。其中氯化钾主要在细胞内液,氯化钠主要在细胞外液中。

1. 生理功能

(1) 维持细胞外液的容量和渗透压:氯离子与钠离子是细胞外中维持渗透压的主要离子,两者占总离子数的80%左右,能调节细胞外液容量和维持渗透压。

(2) 参与血液 CO_2 运输:当 CO_2 进入红细胞,在红细胞内碳酸酐酶参与下,与水结合成碳酸,再离解为 H^+ 和 HCO_3^-,被移出红细胞进入血浆,但正离子不能同样扩散出红细胞,血浆中的氯离子会等量进入红细胞内,以保持正负离子平衡。反之,当红细胞内的 HCO_3^- 浓度低于血浆时,氯离子由红细胞进入血浆,HCO_3^- 进入红细胞,而使血液中大量的 CO_2 得以输送至肺部排出体外。

(3) 维持体液的酸碱平衡:氯是细胞外液的主要阴离子。细胞外液中 Cl^- 和 HCO_3^- 的浓度随代谢情况而变化。当 Cl^- 浓度变化时,增减 HCO_3^- 浓度来维持阴阳离子的平衡;当 HCO_3^- 增多,Cl^- 相随变化,所以氯可维持细胞外液酸碱平衡。

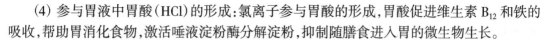

(4) 参与胃液中胃酸（HCl）的形成：氯离子参与胃酸的形成，胃酸促进维生素 B_{12} 和铁的吸收，帮助胃消化食物，激活唾液淀粉酶分解淀粉，抑制随膳食进入胃的微生物生长。

在神经细胞中，氯离子可稳定膜电位。氯可刺激肝功能，促使肝中的废物排出，帮助激素分布，保持关节和肌腱健康。

2. 食物来源和参考摄入量

(1) 氯的食物来源：氯的主要来源是氯化钠，少量来自氯化钾。富含氯的食品主要有食盐及其加工制品，如酱油、盐渍、腌制食品、酱咸菜以及咸味食品等。天然食品中氯含量差异较大，天然水中也含有氯。

(2) 氯的参考摄入量：《中国居民膳食营养素参考摄入量》（2013）提出，成人氯的适宜摄入量（AI）为每日 2300mg。

三、微量元素

（一）铁

铁是人体所需的重要微量元素之一，人体内铁含量 4~5g，其中 60%~75% 的铁存在于血红蛋白，3% 存在于肌红蛋白，1% 在含铁酶类（如细胞色素氧化酶、过氧化物酶等）、辅助因子及运铁载体中，其余 25%~30% 的铁以铁蛋白和含铁血黄素的形式存于肝脏、脾脏和骨髓里。人体没有游离铁离子，铁元素都以与蛋白质的结合形式存在。

1. 生理功能

(1) 参与氧气和二氧化碳运输：铁是血红蛋白的重要组成部分，血红蛋白的功能是向细胞输送氧气，并将二氧化碳带出细胞。

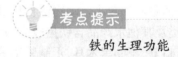

考点提示

铁的生理功能

(2) 维持正常造血功能：红细胞中约含机体总铁量的 2/3。铁与红细胞的形成和成熟有密切关系，缺铁会导致新生红细胞中血红蛋白量不足。

(3) 参与氧转运和存储：铁是肌红蛋白的原料，肌红蛋白是由一个血红素和一个球蛋白组成，仅存在于肌肉组织内，其基本功能是在肌肉组织中转运和存储氧。

(4) 增强机体免疫力：铁可以增强机体的免疫力，增加中性粒细胞和吞噬细胞的吞噬功能，同时也增强机体的抗感染能力。

(5) 其他作用：铁元素催化促进 β- 胡萝卜素转化为维生素 A，参与嘌呤与胶原的合成、抗体的产生、脂类从血液中转运以及药物在肝脏的解毒等；铁还与许多酶的活性有关，参与组织细胞的生物氧化过程。

2. 缺乏与过量　铁在食物中吸收率不高，人群易引起缺铁性贫血。缺铁性贫血是发展中国家人群容易发生的营养性问题。

(1) 铁缺乏：导致铁缺乏的主要原因包括：①机体需要量增加，如婴幼儿、孕妇、乳母是主要的缺铁人群；②膳食摄入不足，如长期素食、挑食、偏食；③患有痔疮、消化道溃疡、肠道寄生虫病等疾病，以及月经过多，导致失血性贫血。

体内缺铁时，引起含铁酶减少或者铁依赖酶活性降低，产生细胞呼吸障碍，进而影响组织器官功能，将引发缺铁性贫血。轻度贫血患者症状不明显；较重患者，皮肤与黏膜苍白，稍微活动便心跳、气急，并伴随头晕、眼花、耳鸣、记忆力差、四肢无力、食欲减退等症状；重度贫血可造成贫血性心脏病。缺铁性贫血是营养性贫血的一种，主要在幼儿、儿童、妇女、乳母中发病率较高。

(2)铁过量:当人体摄入过量的铁达到中毒水平时会导致铁中毒。急性中毒多见于误服过量铁剂,多见于儿童,主要症状为消化道出血,且病死率很高。慢性铁中毒可发生于消化道吸收过多的铁和肠道外输入过多的铁。铁过量主要损害肝脏,可致肝纤维化、肝硬化、肝细胞瘤。

3. 影响吸收因素 食物中的铁主要是三价铁,须在胃中经过胃酸的作用使之游离,并还原成二价铁后才能被肠黏膜吸收。膳食中铁的吸收率平均约为10%,但各种食物间差异较大,动物性食品铁的吸收率一般高于植物性食品。食物中的铁可分为血红素铁和非血红素铁两类,它们以不同的机制被吸收。血红素铁主要存在于动物性食物,是与血红蛋白及肌红蛋白的原卟啉结合的铁,其吸收率较非血红素铁高,血红素铁的吸收过程不受其他膳食因素的干扰,吸收率一般是25%。另一类是非血红素铁,主要存在于植物性食物中,吸收率很低。

(1)有利于铁吸收的因素:某些氨基酸(如胱氨酸、赖氨酸、组氨酸等)、维生素C、乳糖等可促进铁的吸收;由于生长发育、月经、妊娠等因素,机体对铁的生理需要量增加也可促进铁的吸收。

(2)不利于铁吸收的因素:体内过多钙、鞣酸、草酸、植酸、磷酸盐、膳食纤维、碱性药物等,会影响铁的吸收。

4. 食物来源和参考摄入量

(1)铁的食物来源:铁广泛分布于各种食物中,但分布不均衡,吸收率相差极大,一般动物性食物含铁量和铁的吸收率较高。动物性食物以肝脏、瘦肉、蛋黄、鱼类及其他水产品含铁量较高;其他含铁量较高食物有口蘑、干制黑木耳、干制紫菜等。常见食物含铁量见表3-19。

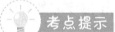
考点提示

铁主要食物来源和参考摄入量

表3-19 常见食物含铁量(mg/100g)

食物名称	铁含量	食物名称	铁含量	食物名称	铁含量
木耳(干)	97.4	河蚌	26.6	扁豆	19.2
松蘑(干)	86	鸡血	25	鸡肝	12.0
芝麻酱	50.3	鸭肝	23.1	黄豆	8.2
蛏子	33.6	猪肝	22.6	艾蒿	7.7
鸭血	30.5	田螺	19.7	鸡蛋黄	6.5

(2)铁的参考摄入量:《中国居民膳食营养素参考摄入量》(2013)提出,成人铁的推荐摄入量(RNI)男子为每日12mg,女子为每日20mg;可耐受最高摄入量(UL)男女均为每日42mg。

(二)锌

锌是人体必需的微量元素之一,主要存在于肝、肾、肌肉、视网膜和前列腺中,人体内含锌量2~2.5g。

1. 生理功能 锌对生长发育、智力发育、免疫功能、物质代谢和生殖功能等均具有重要作用。

考点提示

锌的生理功能

(1)参与人体内金属酶的组成:锌是人机体中

200 多种酶的组成部分,如超氧化物歧化酶、苹果酸脱氢酶、碱性磷酸酶等都是含锌酶,在组织呼吸以及蛋白质、脂肪、糖和核酸等的代谢中有重要作用。

(2) 促进机体的生长发育和组织再生:锌是调节基因表达即调节 DNA 复制、转译和转录的 DNA 聚合酶的必需组成部分。锌不仅对于蛋白质和核酸的合成,而且对于细胞的生长、分裂和分化的各个过程都是必需的。锌参与促黄体激素、促卵泡激素、促性腺激素等有关内分泌激素的代谢,对胎儿生长发育、促进性器官和功能发育均具有重要调节作用。

(3) 其他功能:锌还与大脑发育与智力有关;能促进淋巴细胞活力,调节机体免疫力作用;维持细胞膜结构。

此外,锌与唾液蛋白结合成味觉素,可增进食欲,缺锌可影响味觉和食欲,甚至发生异食癖;锌对皮肤和视力具有保护作用,缺锌可引起皮肤粗糙和上皮角化。

2. 锌缺乏 引起锌缺乏的主要因素有:①膳食摄入不均衡,如挑食、偏食,长期素食等;②机体需要量增加,如孕妇、乳母和婴幼儿对锌的需求增加,易导致锌的摄入相对不足;③腹泻、急性感染、肾病、糖尿病、创伤及某些利尿药可增加锌的排出。

锌缺乏的主要症状有:食欲减退、免疫力减退、生长迟缓、性发育障碍、味觉异常、伤口愈合慢、毛发色素变淡、指甲有血斑,腹泻和眼科疾病等。

3. 食物来源和参考摄入量

(1) 锌的食物来源:锌的主要来源是动物性食品,如猪肉、牛肉、羊肉、鱼、其他海产品;豆类、小麦含锌也较丰富;蔬菜和水果含锌量较低。常见食物含锌量见表 3-20。

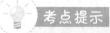

考点提示

锌主要食物来源和参考摄入量

表 3-20 常见食物含锌量(mg/100g)

食物名称	锌含量	食物名称	锌含量	食物名称	锌含量
生蚝	71.2	赤贝	11.58	芝麻(黑)	6.13
小麦胚粉	23.4	墨鱼	10.02	猪肝	5.78
熟山核桃	12.59	松子(生)	9.02	蚕豆(带皮)	4.76
马肉	12.26	酱牛肉	7.12	黑豆	4.18

(2) 锌的参考摄入量:《中国居民膳食营养素参考摄入量》(2013)提出,成年男子的推荐摄入量(RNI)为每日 12.5mg,女子为每日 7.5mg;可耐受最高摄入量(UL)男女均为每日 40mg。

(三) 碘

人体碘含量 20~50mg,体内 70%~80% 的碘存在于甲状腺组织中,其余分布在骨骼肌、肺、卵巢、肾脏、淋巴结、肝脏、睾丸和脑组织中。碘在人体含量虽少,却是人体必需的微量营养元素之一。

1. 生理功能 碘在人体内主要参与甲状腺素的生成,其生理功能也通过甲状腺素的生理作用体现。甲状腺素是人体重要的激素,具体生理功能如下:

考点提示

碘的生理功能

(1) 参与能量代谢:在蛋白质、脂肪与碳水化合物的代谢中,碘促进生物氧化,参与磷酸化过程;促进分解代谢、能量转换、增加氧耗量、加强产热作用,这些均在心、肝、肾及骨骼肌中进行,而对脑的作用不明显;碘参与维持与调节体温,保持正常的新陈代谢和生命活动。

(2) 促进代谢和体格生长发育:所有哺乳类动物都必须有甲状腺素,即需要碘维持其细胞的分化与生长。儿童发育期的身高、体重、肌肉、骨骼的增长和性发育都必须有甲状腺激素的参与,此时期碘缺乏可致儿童生长发育受阻,侏儒症的最主要病因之一是缺碘。已有研究表明,甲状腺激素促进 DNA 及蛋白质合成,并有活化许多重要酶的作用,包括细胞色素酶系、琥珀酸氧化酶等 100 多种,对生物氧化和代谢都有促进作用。

(3) 促进神经系统发育:在脑发育阶段,神经元的迁移及分化,神经突起的分化和发育,尤其是树突、树突棘、触突、神经微管以及神经元联系的建立,髓鞘的形成和发育都需要甲状腺激素参与。

(4) 促进维生素的吸收和利用,包括促进烟酸的吸收利用及 β- 胡萝卜素向维生素 A 的转化。

2. 缺乏与过量

(1) 碘缺乏:碘缺乏的原因主要有两个方面:一是长期摄入不足,二是长期摄入含抗甲状腺素因子的食物,如十字花科植物中的萝卜、甘蓝、菜花等,可干扰甲状腺对碘的吸收利用。

机体因为缺碘而导致的一系列障碍称之为碘缺乏症。成人缺碘可引发甲状腺肿,胎儿期和新生儿期缺碘可引起呆小病。由于这些病具有地区性特点(多流行于山区和半山区),称为地方性甲状腺肿和地方性呆小病。地方性甲状腺肿,民间称"大脖子病",其症状除甲状腺肿大外,还有心慌、气短、头疼、眩晕;劳动时症状加重。严重时,全身黏液性水肿;这种病还有遗传倾向,妇女严重碘缺乏所生下一代,常患有呆小病,呆小病患者生长迟缓,发育不全,智力低下,聋哑痴呆。

(2) 碘过量:摄入过量的碘会引起中毒和发育不良,对婴儿影响较明显。临床资料显示:长期摄入过量碘,可引发急性甲状腺功能亢进、甲状腺肿,严重可引发甲状腺癌。经常进食高碘饮食有可能引发高碘甲状腺肿。

3. 食物来源和参考摄入量

(1) 碘的食物来源:人体所需碘一般从食物、饮水和食盐中获得。含碘量丰富的食物主要是海洋生物,如海带、紫菜、海鲜鱼、干贝、淡菜、海蜇、龙虾等;内陆山区或不易被海风吹到的地区,土壤和空气中含碘量较少,这些地区的食物含碘量不高。陆地食

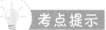

考点提示

碘主要食物来源和参考摄入量

品以动物性食品含碘量高于植物性食品,蛋、奶含碘量相对稍高,其次为肉类,淡水鱼的含碘量低于肉类。植物含碘量是最低的,特别是水果和蔬菜。常见食物碘含量见表 3-21。

表 3-21 常见食物碘含量(µg/100g)

食物名称	碘含量	食物名称	碘含量	食物名称	碘含量
裙带菜(干)	15 878	海苔	289.6	鸡蛋	27.2
紫菜(干)	4323	虾皮	264.5	黄酱	19.8
海带(鲜)	923	虾酱	166.6	羊肝	19.1
鸡精	766.5	鹌鹑蛋	37.6	雏鸽	16.3

另外,最简便有效的方法是在流行区采用碘化食盐(在食盐中加入碘化物或碘酸盐)。食盐加碘量依据碘的需要量,依据该地区居民能从食物和水中得到的碘量和每人每日食盐摄入量而定。

(2) 碘的参考摄入量:《中国居民膳食营养素参考摄入量》(2013)提出,成人碘推荐摄入量(RNI)为每日120μg,可耐受最高摄入量(UL)为每日600μg。

(四) 硒

硒是人体必需的微量元素,硒以前一直被认为是一种有毒物质,直到20世纪五六十年代才被肯定。人体内硒的总量为14~20mg,遍布人体各组织器官和体液中。约1/3的硒存在于肌肉(心肌中含量最高)。人体主要通过小肠吸收硒,代谢后大部分经肾脏由尿排出。硒进入人体后,大多数与蛋白质结合,构成含硒蛋白质。

1. 生理功能

(1) 抗氧化功能:硒是食物源抗氧化剂,能清除人体内过多的氧自由基,防止细胞膜脂质过氧化的破坏,它的抗自由基作用是维生素E和维生素C的300~500倍。

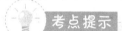
考点提示
硒的生理功能

(2) 保护心血管和心肌的健康:硒可降低血脂、血压,防止动脉粥样硬化,减少血栓形成,缩小心肌梗死面积。

(3) 增强免疫功能:硒可提高机体免疫力,具有辅助防癌抗癌功能,清除体内垃圾,排除体内毒素,排除重金属毒物。

另外,硒除了能防治克山病、大骨节病外,还能够抗病毒、抗过敏、抗衰老、消炎、抗黄曲霉毒素 B_1 和亚硝胺等致癌作用,减轻放疗、化疗的毒副作用。

2. 缺乏与过量

(1) 硒缺乏:研究发现人体缺硒可引发克山病和大骨节病。克山病是我国部分地区流行的以心肌坏死为特征的地方性心脏病,主要症状是:心率加快、心电图异常、心脏扩大,严重可导致死亡。补充一定量的硒,可预防和治疗克山病。

(2) 硒过量:硒摄入过量时可引发硒中毒,出现头发脱落,手指甲增厚、变脆、脱落等症状,严重者可致死亡。

3. 食物来源和参考摄入量

(1) 硒的食物来源:不同食物硒含量差别较大,主要与所在区域内水质和土壤中硒的含量有关。海产品和动物内脏是硒的良好食物来源,如贝类、鱼类;谷类和畜禽肉含硒量也较丰富。常见食物含硒量见表3-22。

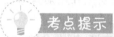
考点提示
硒主要食物来源和参考摄入量

表3-22 常见食物含硒量(μg/100g)

食物名称	硒含量	食物名称	硒含量	食物名称	硒含量
松蘑(干)	98.44	堤鱼	80.36	鸭肝	57.27
梭子蟹	90.96	虾皮	74.4	鸡肝	38.55
牡蛎	86.64	小麦胚粉	65.2	猪肉(前肘)	32.48
海蟹	82.65	海参	63.9	南瓜子(炒)	27.03

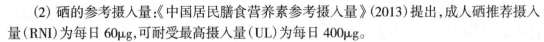

(2) 硒的参考摄入量:《中国居民膳食营养素参考摄入量》(2013)提出,成人硒推荐摄入量(RNI)为每日 60μg,可耐受最高摄入量(UL)为每日 400μg。

(五) 铜

铜是人体必需的微量元素,人体含铜量为 100~150mg,其中 50%~70% 在肌肉和骨骼,20% 在肝脏,5%~10% 在血液。以肝、肾、心、头发和脑中含量最多。

1. 生理功能

(1) 维持正常的造血功能:铜在以下两方面维护机体正常的造血功能:①促进铁的吸收和运输;②铜蓝蛋白能促进血红素和血红蛋白的合成。因此,铜缺乏时可影响血红蛋白的合成,产生寿命短暂的异常红细胞。

(2) 维护中枢神经系统的完整性:含铜的细胞色素氧化酶能促进髓鞘的形成和维持,多巴胺 -β- 羧化酶、酪氨酸酶则与儿茶酚胺的生物合成有关。已报道缺铜可导致脑组织萎缩,灰质和白质变性,神经元减少,神经发育停滞,嗜睡,运动障碍等。

(3) 维护骨骼、血管和皮肤的正常:含铜的赖氨酰氧化酶能促进骨骼、血管和皮肤胶原蛋白和弹性蛋白的交联。缺铜时骨骼结构疏松易碎,发育停止,心脏、主动脉和大血管中弹性蛋白含量降低,组织张力降低从而易于发生动脉瘤和血管破裂。皮肤会由于胶原和弹性蛋白含量降低而发生相应的病变。

(4) 抗氧化作用:超氧化物歧化酶是保护需氧生物细胞赖以生存的必要酶。心、肝、脑、骨髓中有一些细胞铜蛋白,包括脑铜蛋白、红细胞铜蛋白和肝铜蛋白等,具有超氧化物歧化酶活力,可清除超氧阴离子的酶,从而保护活细胞免受毒性很强的超氧阴离子的毒害。

2. 缺乏与过量

(1) 铜缺乏:正常膳食可满足人体对铜的需要,一般不易缺乏。铜缺乏多发生于早产儿、长期腹泻、长期完全肠外营养、铜代谢障碍等情况。人体铜含量明显偏低时可引起铜缺乏疾病。人体缺铜时可引发广泛的代谢、功能障碍和病理改变,导致小儿生长发育落后、骨骼改变、贫血和免疫功能低下等一系列临床表现。

(2) 铜过量:铜对于大多数哺乳动物相对无毒,当人体摄入过量铜可引发机体中毒。人体急性铜中毒发生在误食铜盐,或者食用与铜容器接触的食物和饮料。机体急性铜中毒,会出现恶心、呕吐、上腹部痛、腹泻等胃肠刺激症状和头痛、眩晕、虚弱和金属味等神经症状。慢性铜中毒可能会发生在用铜管做血液透析的患者身上。

3. 食物来源和参考摄入量

(1) 铜的食物来源:铜在食物中分布广泛,含铜丰富的食物有:牡蛎、贝类等海产品和坚果类食品;动物肝、肾,谷类胚芽部分含铜较丰富;奶类和蔬菜含铜量最低。通常人体每天从膳食中获得铜都可以满足机体需求,常见食物含铜量见表 3-23。

表 3-23　常见食物含铜量 (mg/100g)

食物名称	铜含量	食物名称	铜含量	食物名称	铜含量
酵母(鲜)	20.12	章鱼	9	豆奶	5.57
荞麦(带皮)	14.05	牡蛎	8.13	酸梨	4.46
生蚝	11.5	鹅肝	7.78	墨鱼	4.2
松蘑(干)	10.3	鸭肝	6.27	江虾	3.46

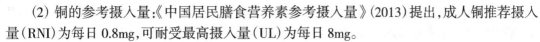

（2）铜的参考摄入量：《中国居民膳食营养素参考摄入量》(2013)提出，成人铜推荐摄入量(RNI)为每日 0.8mg，可耐受最高摄入量(UL)为每日 8mg。

（六）氟

氟是人体必需的微量元素，正常人体内含氟总量为 2.6g，主要存在于骨骼和牙齿中，少量分布在毛发、指甲及其他组织。氟是唯一能降低儿童和成年人龋齿患病率和减轻龋齿病情的营养素。

1. 生理功能　氟是牙齿和骨骼的重要成分，并维持骨骼和牙齿结构的稳定性。氟被牙釉质中羟磷灰石吸附后，在牙釉质中形成坚硬的氟磷灰石保护层，减低牙釉质在酸中的溶解性，抵抗酸性腐蚀，抑制嗜酸性菌的活性，从而防止龋齿的发生。同样的，氟能与骨盐结晶表面的离子进行交换，形成氟磷灰石而成为骨盐的组成部分。适量的氟有利于钙和磷的利用以及在骨骼中沉积，可加速骨骼的形成，促进生长，并维护骨骼的健康。

2. 缺乏与过量

（1）氟缺乏：当机体缺氟时，由于牙釉质中不能形成氟磷灰石而得不到保护，牙釉质易被微生物、有机酸和酶侵蚀而发生龋齿。老年人缺氟时，钙磷的利用会受到影响，可导致骨质疏松，因此氟对骨质疏松症有一定预防作用。

（2）氟过量：人体摄入过量的氟可引起急性或慢性中毒，氟的急性中毒多见于特殊的工业环境中；氟的慢性中毒主要发生于高氟地区。氟慢性中毒，多发生于长期饮用含氟过高的饮用水，主要造成骨和牙的损害（即氟骨病和氟斑牙），氟骨病在我国黑龙江、吉林、辽宁、北京、天津、山西、陕西、河南、山东、宁夏、贵州等地均有流行。

氟中毒的临床表现主要为斑釉症和骨损害：牙齿失去光泽，出现白色、黄色、棕褐色乃至黑色斑点，牙齿变脆，易于折碎或脱落。骨的损害易发生在躯干骨，严重者全身大部分骨骼均可受累，骨质密度增加与纹理粗糙，间有轻度软化及疏松的改变。轻度者腰腿疼痛，严重者脊柱前弯畸形、僵直、肢体活动严重受限，神经根受压迫时，则可发生麻木甚至瘫痪。

3. 食物来源和参考摄入量

（1）氟的食物来源：大部分食物含氟量较高。饮水是氟的重要来源，水中含氟量因地区而异。动物性食物含氟量高于植物性食品，海洋动物氟含量高于淡水和陆地食品。含氟丰富的食物有鱼（鲱鱼 28.50mg/kg）和茶叶（37.5~178.0mg/kg）。

（2）氟的参考摄入量：《中国居民膳食营养素参考摄入量》(2013)提出，成年人氟适宜摄入量(AI)为每日 1.5mg，可耐受最高摄入量(UL)为每日 3.5mg。

第六节　维　生　素

某女孩 15 岁，表现的症状为经常感冒，眼睛无光，并常感觉不适、发干，有烧灼感，畏光、爱流泪，夜间看不见东西，皮肤干燥，部分皮肤呈现鱼鳞状。

请问：1. 该女孩可能患有什么疾病？

2. 引起该疾病的原因是什么？

3. 如何预防该疾病？

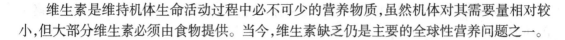

维生素是维持机体生命活动过程中必不可少的营养物质,虽然机体对其需要量相对较小,但大部分维生素必须由食物提供。当今,维生素缺乏仍是主要的全球性营养问题之一。

一、概述

(一) 维生素的定义

维生素是维持机体正常生理功能及细胞内特异代谢反应所必需的一类微量的低分子有机化合物。维生素的种类很多,化学结构各不相同,在生理上既不是构成各种组织的主要原料,也不是体内的能量来源,但它们却在机体物质和能量代谢过程中起着重要的作用。

(二) 体内维生素的共同特点

虽然维生素化学结构不同,生理功能各异,但它们却都具有以下共同特点:①都以其本体形式或能被机体利用的前体形式存在;②不是构成各种组织的原料,也不提供能量;③大多数维生素不能在体内合成,也不能大量储存于组织中,所以必须从食物中获得;④虽然需要量很小,但在调节物质代谢时,却有非常重要的作用;⑤维生素常以辅酶或辅基的形式参与酶的功能;⑥很多维生素具有几种结构相近、生物活性相同的化合物,如维生素 A_1 与维生素 A_2,维生素 D_2 与维生素 D_3,吡哆醇、吡哆醛、吡多胺等。

(三) 维生素的分类

维生素可以按字母命名,也可以按化学结构或功能命名(表 3-24)。

表 3-24 维生素的命名

字母命名	化学结构或功能命名	字母命名	化学结构或功能命名
维生素 A	视黄醇,抗干眼病因子	维生素 PP	烟酸、尼克酸,抗癞皮病因子
维生素 D	钙化醇,抗佝偻病因子	维生素 B_6	吡哆醇
维生素 E	生育酚	维生素 M	叶酸
维生素 K	叶绿醌,凝血维生素	维生素 H	生物素
维生素 B_1	硫胺素,抗脚气病因子	维生素 B_{12}	钴胺素,抗恶性贫血病因子
维生素 B_2	核黄素	维生素 C	抗坏血酸,抗坏血病因子
维生素 B_3	泛酸		

根据维生素的溶解性可将其分为两大类,即脂溶性维生素和水溶性维生素。

1. 脂溶性维生素 是不溶于水而溶于脂肪及有机溶剂(如苯、三氯甲烷及乙醚等)中的维生素,包括维生素 A、D、E、K。在食物中它们常与脂类共存;其吸收与肠道中的脂类密切相关;易储存于体内,如肝脏中。故摄入过多,可造成体内蓄积而导致毒性作用,若摄入过少,可缓慢地出现缺乏症状。

2. 水溶性维生素 是可溶于水的维生素,包括 B 族维生素(维生素 B_1、维生素 B_2、维生素 B_6、叶酸、泛酸等)和维生素 C。水溶性维生素在体内储存量很少,且较易从尿中排出。体内没有非功能性的单纯储存形式,当机体饱和后,摄入的维生素从尿中排出;反之,若组织中的维生素消耗完,则给予的维生素将大量被组织利用,故从尿中排出减少。水溶性维生素一般无毒性,但过量摄入也可能出现毒性;若摄入过少,可较快地出现缺乏症状。

(四) 维生素缺乏的原因

在营养素缺乏症中,以维生素缺乏比较多见。维生素缺乏常见原因有:

1. 维生素摄入不足 因营养知识缺乏,选择食物不当;由于社会、宗教、经济文化及自然灾害等原因,使食物供应严重不足;也可因食物运输、加工、烹饪及储存不当使维生素受到破坏和丢失。

2. 吸收利用降低 老年人咀嚼功能及胃肠道功能下降,对营养素的吸收利用降低;肝胆疾病患者由于胆汁分泌减少会影响脂溶性维生素的吸收。

3. 维生素需要量相对增加 由于维生素的需要量增加或丢失增加,使体内维生素需要量相对增加,如妊娠和哺乳期妇女、生长发育期儿童、疾病恢复期患者等。长期使用营养素补充剂者,对维生素需要量增加,一旦摄入量减少,也很容易出现维生素缺乏的症状。

二、脂溶性维生素

(一) 维生素 A

维生素 A 又称视黄醇或抗干眼病因子,是不饱和的一元醇,黄色结晶体。它是第一个被发现的维生素。天然维生素 A 只存在于动物性食物中。植物体内所含的 β- 胡萝卜素,进入机体可转变为维生素 A,因此 β- 胡萝卜素又称维生素 A 原,在人体可发挥维生素 A 的作用。

1. 稳定性 维生素 A 对热、酸和碱稳定,一般烹调和加工过程中不致被破坏。但维生素 A 极易氧化,特别是在高温环境下,紫外线照射可以加快其氧化破坏。食物中含有磷脂、维生素 E、维生素 C 和其他抗氧化剂时,维生素 A 比较稳定。当食物中共存的脂肪酸败时,可导致其严重破坏。

2. 生理功能

(1) 维持正常视觉功能:视网膜上感光物质视紫红质是由维生素 A 和视蛋白结合而成的,具有感受弱光的作用,能使人在暗环境时看清物体。当维生素 A 缺乏时,视紫红质合成不足,对弱光敏感度下降,暗适应时间延长,故引起暗环境视力低下,严重时可产生夜盲症。

(2) 维持上皮组织结构完整和健康:维生素 A 是构成糖蛋白所需寡糖基的载体,糖蛋白能参与上皮细胞的正常形成和黏液的分泌,故维生素 A 是维持上皮细胞生理完整性的重要因素。

(3) 促进生长发育:维生素 A 具有类固醇激素的作用,可影响细胞分化,促进生长发育。维生素 A 能维持成骨细胞与破骨细胞之间的平衡,维持骨骼的正常生长。

(4) 抗氧化和抗癌作用:维生素 A 和 β- 胡萝卜素能捕捉自由基,故其在体内起到抗氧化剂的作用。近年来研究证明,维生素 A 或其衍生物有抑癌防癌作用。

(5) 维持机体正常免疫功能:维生素 A 缺乏可影响抗体生成,从而使机体抵抗力下降。

3. 缺乏症

(1) 眼部症状:维生素 A 缺乏最早出现症状在眼部,主要表现为以下 3 种类型。

1) 夜盲症:维生素 A 缺乏可导致暗适应能力下降,即在黑夜或暗光下看不清物体,在弱光下视力减退,暗适应时间延长,严重者可致夜盲症。

2) 眼干燥症:维生素 A 缺乏最明显的结果是眼干燥症,患者眼结膜和角膜上皮组织变性,泪腺分泌减少,球结膜干燥,失去正常光泽和弹性,透亮度下降呈混浊的颜色。维生素 A 长时间缺乏时,在眼睑裂部球结膜靠近角膜缘处,会有灰白色微小泡沫状小点散于表面,随后集成圆形或三角形,表面干燥且隆起,称为毕脱斑。毕脱斑对维生素 A 缺乏的诊断具有重要临床诊断意义。

考点提示

维生素 A 缺乏症

3) 角膜软化:维生素 A 缺乏严重时,可出现角膜干燥、角化等症状,继续恶化可导致角膜软化、溃疡、穿孔,最终导致失明。

(2) 皮肤症状:维生素 A 缺乏时,由于毛囊上皮角化,出现角化过度的毛囊性丘疹,最早出现在大腿前外侧和上臂后侧,后扩展到上、下肢伸侧,肩部和下腹部,很少累及胸、背和臀部。由于皮脂腺分泌减少,皮肤干燥且出现皱纹,外表与蟾蜍的皮肤相似,又称为蟾皮症。

(3) 其他症状:维生素 A 缺乏时,还可引起血红蛋白合成代谢障碍,免疫功能低下,儿童生长发育迟缓等症状。

4. 参考摄入量和食物来源 成人维生素 A 的推荐摄入量(RNI)为男性每人每日 800μg 维生素 A 当量,女性为 700μg 维生素 A 当量;可耐受最高摄入量(UL)为每人每日 3000μg 维生素 A 当量。

维生素 A 在动物性食物中含量较高,最好来源是各种动物的肝脏、鱼肝油、全奶、蛋黄等。植物性食物中只含有 β- 胡萝卜素,其最好的食物来源为深色蔬菜,如胡萝卜、西兰花、菠菜、苋菜等,水果中以芒果、橘子、枇杷等含量比较丰富(表 3-25)。

表 3-25 常见食物中维生素 A 及 β- 胡萝卜素含量(μg/100g)

食物名称	维生素A	β- 胡萝卜素	维生素A当量	食物名称	维生素A	β- 胡萝卜素	维生素A当量
鱼肝油	25 526	—	25 526	紫菜(干)	—	1370	228
羊肝	20 972	—	20 972	鸡肉	226	—	226
牛肝	20 220	—	20 220	河蚌	202	—	202
猪肝	4972	—	4972	番茄	—	1149	192
鸭蛋黄	1980	—	1980	柑橘	890	—	148
早橘	—	5140	857	青豆	—	790	132
胡萝卜	—	4010	668	甘薯(红心)	—	750	125
菠菜	—	2920	487	豆角(白)	—	580	97
鸡蛋黄	438	—	438	杏	—	450	75
荠菜	—	2590	432	黄鳝	50	—	50
河蟹	389	—	389	白菜(白梗)	—	250	42
鸡蛋	310	—	310	海带(干)	—	240	40
蜜橘	—	1660	277	黄豆	—	220	37
蘑菇(干)	—	1640	273	鲤鱼	25	—	25
辣椒(尖)	—	1390	232	牛乳	24	—	24

(二) 维生素 D

维生素 D 又称抗佝偻病因子,是类固醇衍生物,种类很多,其中维生素 D_2 和维生素 D_3 对人类最为重要。

1. 稳定性 维生素 D 溶于脂肪溶剂,对热、碱较稳定。如加热至 130℃持续 90 分钟也不会被破坏,故通常在烹调过程中不易损失。酸和光照可促进其异构化,脂肪酸败可引起维生素 D 被破坏。

2. 生理功能 维生素 D 主要生理功能是调节体内钙、磷代谢,促进钙、磷的吸收和利用,以构成健全的骨骼和牙齿。

(1) 促进小肠对钙的吸收:转运至小肠组织的维生素 D_3 先进入黏膜上皮细胞,并在此处诱发一种特异的钙结合蛋白的合成,这种结合蛋白能将钙从小肠刷状缘处主动转运通过黏膜细胞进入血液循环。

(2) 促进肾小管对钙、磷的重吸收:维生素 D_3 通过促进肾小管对钙、磷的重吸收,减少钙、磷的流失,从而保持血浆中钙、磷的浓度。

(3) 对骨细胞呈现多种作用:在血钙降低时,它能动员储存于骨组织中的钙、磷进入血液,还能诱导干细胞、单核细胞变为成熟的破骨细胞,破骨细胞一旦成熟即失去了维生素 D_3 的核受体,故不再呈现其生理作用。成骨细胞也有维生素 D_3 的核受体,维生素 D_3 可增加其碱性磷酸酶的活性及骨钙化基因的表达。

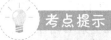

(4) 调节基因转录作用:维生素 D_3 通过调节基因转录及一种独立信息传导途径来启动生物学效应。已证明有 30 个有调节基因转录作用的维生素 D 核受体靶器官,包括肠、肾、骨、胰及各种来源的癌细胞等。

(5) 通过维生素 D 内分泌系统调节血钙平衡:目前已确认存在维生素 D 内分泌系统,其主要调节因子是维生素 D_3、甲状旁腺激素及血清钙、磷。当血钙下降时,甲状旁腺激素升高,维生素 D_3 增多,通过其对小肠、肾、骨等器官的作用以升高血钙水平;当血钙过高时,甲状旁腺激素下降,降钙素产生增加,尿中钙、磷的排出量增加。

3. 缺乏症

(1) 佝偻病:维生素 D 缺乏时,由于骨骼不能正常钙化,易引起骨骼变软及弯曲变形,如幼儿刚学会走路时,身体重量导致下肢骨弯曲,形成 O 形腿或 X 形腿;胸骨外凸呈鸡胸状,肋骨与肋软骨连接处形成

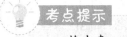

肋骨串珠。囟门闭合延迟、骨盆变窄和脊柱弯曲。因腹部肌肉组织发育不良,使腹部膨出。出牙推迟、恒牙稀疏、凹陷,且易发生龋齿。因佝偻病与婴幼儿日照不足有关,故我国北方较南方发病率高。

(2) 骨质软化症:成人,特别是孕妇、乳母和老人在缺乏维生素 D 和钙、磷时容易发生骨质软化症,主要表现为骨质软化、易变形,孕妇骨盆变形可导致难产。

(3) 骨质疏松症:老年人由于肝肾功能降低、胃肠吸收功能欠佳、户外活动减少,故体内维生素 D 水平常低于年轻人。骨质疏松症及其引起的骨折是威胁老年人健康的主要因素之一。

(4) 手足痉挛症:维生素 D 缺乏、钙吸收不足、甲状旁腺功能失调,或其他原因造成血清钙水平降低时可引起手足痉挛症,主要表现为肌肉痉挛、小腿抽筋、惊厥等。

4. 参考摄入量和食物来源　维生素 D 的供给量必须与钙、磷的供给量一起来考虑。在钙、磷供给量充足的条件下,成人维生素 D 推荐摄入量(RNI):18~65 岁者每人每日 10μg,65 岁以上者为 15μg,可耐受最高摄入量(UL)为每人每日 50μg。

常晒太阳是人体获得充足有效的维生素 D_3 最好且最经济的来源。成人只要经常接触阳光,在日常饮食条件下很少会发生维生素 D 缺乏症。

维生素 D 食物来源主要有海水鱼、肝脏、蛋黄等动物性食品及鱼肝油制剂(表3-26)。

表 3-26　常见食物中维生素 D 含量(IU/100g)

食物名称	维生素 D	食物名称	维生素 D
鳕鱼肝油	8500	鸡蛋	50
鲱鱼	900	牛乳	41
鸡蛋黄	100	烤羊肝	23
炖鸡肝	67		

(三) 维生素 E

维生素 E 又称生育酚,是浅黄色油状液体。

1. **稳定性** 维生素 E 溶于酒精、脂肪和脂溶剂,极易自身氧化,对热及酸稳定,对碱不稳定,长时间高温加热,特别是油脂酸败时,常使其活性明显降低。食物中维生素 E 在烹调时损失不大,但油炸时维生素 E 活性明显降低。

2. **生理功能** 维生素 E 主要生理功能是保护细胞及细胞内部结构完整,防止某些酶和细胞内部成分遭到破坏。

(1) 抗氧化作用:机体代谢过程中不断产生自由基,其具有强氧化性,易损害生物膜和生理活性物质,并促进细胞衰老出现脂褐素沉着现象。维生素 E 是一种很强的抗氧化剂,其能捕捉自由基,抑制细胞内和细胞膜上的脂质过氧化作用,保护生物膜的结构和功能。此外,维生素 E 还能防止维生素 A、维生素 C、含硫的酶和谷胱甘肽的氧化,从而保证它们在体内发挥正常的生理作用。

(2) 保持红细胞的完整性:膳食中缺少维生素 E,可引起红细胞数量减少及其生存时间缩短,引起溶血性贫血,故临床上常被用于治疗溶血性贫血。

(3) 调节体内某些物质合成:维生素 E 可参与 DNA 的合成,是维生素 C、辅酶 Q 合成的辅助因子,也可能与血红蛋白的合成有关。

(4) 预防衰老:细胞内某些成分被氧化分解后的沉积物被称为脂褐素,俗称老年斑。补充维生素 E 可减少脂褐素的形成,改善皮肤弹性,减轻性腺萎缩,提高免疫力。

(5) 其他作用:维生素 E 可抑制含硒蛋白、含铁蛋白等的氧化,保护脱氢酶中的巯基不致被氧化;维生素 E 与精子的生成和繁殖能力有关,实验发现其与性器官的成熟和胚胎发育也有关,故临床上常用维生素 E 治疗先兆流产和习惯性流产。

3. **缺乏症** 维生素 E 长期缺乏者,其血浆中维生素 E 浓度下降,红细胞膜受损,出现溶血性贫血,给予维生素 E 治疗可望治愈。

4. **参考摄入量和食物来源** 成人维生素 E 适宜摄入量(AI)为每人每日 14mg。当多不饱和脂肪酸摄入量增多时,应相应增加维生素 E 的摄入,一般每摄入 1g 多不饱和脂肪酸,应摄入 0.4mg 维生素 E。

维生素 E 在自然界中分布较广,其含量丰富的食物有植物油、麦胚、坚果、种子类、豆类及其他谷类;蛋类、鸡、鸭肫、绿叶蔬菜也含有一定量;肉类、鱼类等动物性食物、水果及其他蔬菜含量较少(表 3-27)。

表 3-27 常见食物中维生素 E 含量(mg/100g)

食物名称	维生素 E	食物名称	维生素 E
胡麻油	389.90	色拉油	24.01
鹅蛋黄	95.70	花生仁(生)	18.09
豆油	93.08	赤小豆	14.36
葵花子仁	79.09	绿豆	10.95
芝麻油	68.53	玉米(白)	8.23
菜籽油	54.60	豇豆	4.39
玉米油	51.94	樱桃	2.22
芝麻(黑)	50.40	番茄	1.19
花生油	42.06	猪肉(肥瘦)	0.35

（四）维生素 K

维生素 K 又称叶绿醌,是一类萘醌的化合物,其为黄色油状液体。

1. 稳定性　维生素 K 溶于脂肪及脂溶剂,对光和碱敏感,但对热和氧化剂相对较稳定。

2. 生理功能　维生素 K 的主要生理功能是凝血和骨钙代谢。

（1）凝血作用:凝血过程中许多凝血因子的生物合成有赖于维生素 K,如凝血因子Ⅱ（凝血酶原）、凝血因子Ⅵ（转变加速因子前体）、凝血因子Ⅶ和凝血因子Ⅸ（凝血酶及酶组分）。血浆中还有 4 种蛋白质（蛋白 C、S、Z 和 M）被确定为维生素 K 依赖性蛋白质,它们有抑制或刺激血液凝固的作用。

（2）骨钙代谢作用:骨中的骨钙素和 γ - 羧基谷氨酸蛋白质（MGP）与维生素 K 有关。骨钙素可调节钙磷比例,将钙结合至骨组织。MGP 也可将钙结合至骨的有机成分和矿物质中。维生素 K 作为辅酶参与骨钙素和 MGP 的形成,通过这两种蛋白质可影响骨组织的代谢。

3. 缺乏症　维生素 K 缺乏可致凝血功能异常和出血性疾病,由于维生素 K 来源丰富,故健康人群中不常见。婴儿出生时维生素 K 的储存量有限,肠道细菌丛尚未建立,合成维生素 K 的能力较弱,再加上母乳中维生素 K 含量相对较低,明显达不到其生理需要,故可造成新生儿维生素 K 缺乏而导致新生儿出血症。成人可因慢性胃肠疾病、控制饮食和长期服用抗生素等原因,造成维生素 K 缺乏,发生凝血功能障碍。

4. 参考摄入量和食物来源　成人维生素 K 适宜摄入量（AI）为每人每日 80μg。绿叶蔬菜中含维生素 K 较丰富,动物肝脏、鱼类的含量也较高,而水果和谷物含量较少,肉类和乳制品含量一般。

三、水溶性维生素

（一）维生素 B_1

维生素 B_1 又称硫胺素或抗脚气病因子,其为白色结晶体。

1. 稳定性　维生素 B_1 极易溶于水,不溶于有机溶剂。维生素 B_1 固态形式比较稳定,在 100℃时也很少被破坏。水溶液呈酸性时稳定。对氧和光也比较稳定。碱性环境中易被氧化失活,不耐热,故烹调时加碱会使维生素 B_1 大量损失。

2. 生理功能

（1）构成辅酶,维持体内正常代谢:维生素 B_1 在硫胺素焦磷酸激酶的作用下,与三磷酸腺苷（ATP）结合成硫胺素焦磷酸（TPP）。TPP 是维生素 B_1 的活性形式,在体内构成 α- 酮酸脱氢酶体系和转酮醇酶的辅酶。

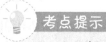
考点提示
维生素 B_1 生理功能

（2）增进食欲:维生素 B_1 可抑制胆碱酯酶对乙酰胆碱的水解,乙酰胆碱有促进胃肠蠕动作用。维生素 B_1 缺乏时,胆碱酯酶活性增强,乙酰胆碱水解加速,致胃肠蠕动减慢,消化液分泌减少,引起食欲缺乏、消化不良等消化功能障碍。

（3）对神经组织的作用:在神经组织中含有大量的 TPP,其可能与膜钠离子通道有关,当维生素 B_1 缺乏时会引起神经系统病变和功能异常。

3. 缺乏症　维生素 B_1 缺乏时可引起脚气病,主要损害神经、血管系统。成人脚气病临床特征为多发性神经炎、肌肉萎缩及水肿。根据典型症状,临床

考点提示
维生素 B_1 缺乏症

上可分为 3 型,即湿性脚气病、干性脚气病和混合型脚气病。婴儿脚气病多发生于 2~5 月龄,主要出现在因维生素 B_1 缺乏的母乳喂养的婴儿,表现为发绀、失声症、水肿、心界扩大和心动过速等。

4. 参考摄入量和食物来源　成人维生素 B_1 推荐摄入量(RNI)为男性每人每日 1.4mg,女性为 1.2mg。

维生素 B_1 广泛存在于天然食物中,含量较丰富的有动物内脏、肉类、葵花子仁、花生、芝麻、豆类和粗粮。鱼类、蔬菜和水果中含量较少。谷类是我国居民的主食,也是维生素 B_1 的主要来源,但粮食加工过分精细和过分淘洗,蒸煮中加碱等均会造成维生素 B_1 大量损失(表 3-28)。

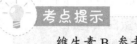

考点提示

维生素 B_1 参考摄入量和食物来源

表 3-28　常见食物中维生素 B_1 含量(mg/100g)

食物名称	维生素 B_1	食物名称	维生素 B_1
葵花子仁	1.89	小麦粉(标准粉)	0.28
花生仁(生)	0.72	猪肝	0.21
芝麻(黑)	0.66	稻米	0.11
猪肉(瘦)	0.54	鸭梨	0.03
豌豆	0.49	番茄	0.03
黄豆	0.41	鲤鱼	0.03
玉米面(白)	0.34	牛乳	0.03
小米	0.33	带鱼	0.02
荞麦	0.28	冬瓜	0.01

(二) 维生素 B_2

维生素 B_2 又称核黄素,其为橘黄色针状结晶体。

1. 稳定性　维生素 B_2 对热较稳定,在中性或酸性溶液中,短时间加热不会被破坏,但在碱性溶液中加热较易被破坏。游离型维生素 B_2 对光敏感,特别是对紫外线。食物中的维生素 B_2 主要是结合型,对光比较稳定。

2. 生理功能

(1) 构成黄酶辅酶参与物质代谢:维生素 B_2 是黄素单核苷酸(FMN)和黄素腺嘌呤二核苷酸(FAD)的组成成分,它们是多种氧化酶系统不可或缺的构成部分,在生物氧化中起到递氢体的作用,参与氨基酸、脂肪酸和碳水化合物的代谢。

(2) 参与细胞的正常生长:在皮肤黏膜,特别是经常处于活动的弯曲部,损伤后的细胞再生需要维生素 B_2。当维生素 B_2 缺乏时,即使是小的损伤也不容易愈合,此可视为维生素 B_2 缺乏的特殊表现。

(3) 其他作用:维生素 B_2 与肾上腺皮质激素的产生、骨髓中红细胞的生成,以及铁的吸收、储存和动员有关。有研究证明维生素 B_2 还与视网膜对光的感应有关。此外,其还可激活维生素 B_6,参与色氨酸形成烟酸的过程。

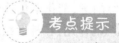

考点提示

维生素 B_2 生理功能

3. 缺乏症　摄入不足与酗酒是维生素 B_2 缺乏最常见原因。维生素 B_2 缺乏症主要表现在唇、舌、口腔黏膜和会阴皮肤处,临床称其为口腔生殖综合征。

口腔症状有口角裂纹、口腔黏膜溃疡及游走性舌炎(地图舌)等;皮肤症状为丘疹和湿疹性阴囊炎、阴唇炎,脂溢性皮炎;眼部症状有睑缘炎、角膜毛细血管增生和畏光等。长期缺乏还可导致儿童生长发育迟缓,轻、中度缺铁性贫血。

考点提示

维生素 B_2 缺乏症

4. 参考摄入量和食物来源 成人维生素 B_2 推荐摄入量(RNI)为男性每人每日 1.4mg,女性为 1.2mg。

维生素 B_2 广泛存在于天然食物中,动物性食物含量较高,如动物内脏;其次为蛋黄、乳类等;大豆和各种绿叶蔬菜中也有一定量,其他植物性食物含量较低(表 3-29)。

考点提示

维生素 B_2 参考摄入量和食物来源

表 3-29 常见食物中维生素 B_2 含量(mg/100g)

食物名称	维生素 B_2	食物名称	维生素 B_2
猪肝	2.08	鸭蛋黄	0.62
羊肝	1.75	鹅蛋黄	0.59
冬菇(干)	1.40	鸡蛋黄	0.29
牛肝	1.30	黄豆	0.22
猪肾	1.14	豌豆	0.14
鸡肝	1.10	牛乳	0.14
鸭肝	1.05	茄子	0.03
牛肾	0.85	黄瓜	0.03
小麦胚粉	0.79	苹果	0.02

(三) 维生素 B_6

维生素 B_6 是吡啶的衍生物,包括吡哆醇、吡哆醛、吡多胺 3 种形式。

1. 稳定性 维生素 B_6 易溶于水及乙醇,对酸相当稳定,在碱性溶液中易被破坏,在中性溶液中易被光破坏,对氧较稳定。吡哆醛和吡多胺不耐热,吡哆醇较耐热。

2. 生理功能

(1) 参与氨基酸代谢:维生素 B_6 作为辅酶在体内氨基酸代谢中发挥重要作用,如丙氨酸、天冬氨酸、半胱氨酸等的转氨基作用。

(2) 参与糖原与脂肪酸代谢:磷酸化酶的基本成分包括磷酸酯形式的维生素 B_6,磷酸化酶可催化肌肉与肝中糖原转化为 1- 磷酸葡萄糖。此外,其还参与亚油酸转化为花生四烯酸及胆固醇的合成与转运。

(3) 其他作用:维生素 B_6 的功能还与脑和组织中能量转化、核酸代谢、内分泌功能、辅酶A 生物合成以及血红素和抗体合成等有关。

3. 缺乏症 单纯维生素 B_6 缺乏症较罕见,常伴有多种 B 族维生素摄入不足的表现。临床可表现为口炎、口唇干裂、舌炎,易激惹、抑郁及性格改变等。可出现高半胱氨酸血症和黄尿酸尿症,偶见小细胞性贫血。儿童维生素 B_6 缺乏可有烦躁、肌肉抽搐,严重者出现惊厥,并有脑电图异常。

4. 参考摄入量和食物来源 18~50 岁者维生素 B_6 推荐摄入量(RNI)为每人每日 1.4mg,

50 岁以上者为 1.6mg。维生素 B_6 广泛存在于动植物食物中,其中豆类、畜肉及肝脏、鱼类等食物中含量较丰富,其次为蛋类、水果和蔬菜,乳类、油脂等含量较低。

(四) 维生素 B_{12}

维生素 B_{12} 又称钴胺素,其为浅红色结晶体,是唯一含有金属元素的维生素。

1. 稳定性　维生素 B_{12} 可溶于水和乙醇,在强酸、强碱和光照下不稳定。易受重金属、强氧化剂和还原剂作用而被破坏,遇热可有一定程度的破坏,但短时间高温消毒损失较小。此外,大量维生素 C 可破坏维生素 B_{12},故多种维生素制剂中维生素 B_{12} 会因维生素 C 等抗氧化剂存在而受损失。

2. 生理功能　维生素 B_{12} 具有提高叶酸利用率,促进红细胞发育和成熟,参与胆碱合成,维护神经髓鞘物质代谢与功能等多种作用。

3. 缺乏症　维生素 B_{12} 一般不容易出现缺乏,因在缺乏维生素 B_{12} 饮食的情况下,肝中储存的维生素 B_{12} 也可维持 5 年以上。但胃、肠、胰及肝等病变时,容易发生维生素 B_{12} 的缺乏,可引起巨幼红细胞性贫血、高同型半胱氨酸血症,此外,机体还会表现出神经系统症状。

4. 参考摄入量和食物来源　成人维生素 B_{12} 推荐摄入量(RNI)为每人每日 2.4μg。维生素 B_{12} 广泛存在于动物性食物中,尤其以动物的内脏较为丰富,如肝、肾、心等,奶类含量较少。

(五) 维生素 PP

维生素 PP 又称烟酸、尼克酸、抗癞皮因子,其为白色结晶体。

1. 稳定性　维生素 PP 可溶于水和乙醇,其性质较稳定,酸、碱、氧、光或加热等条件下均不易被破坏。一般加工烹调过程中损失很小,但易随水流失。

2. 生理功能　维生素 PP 是一系列以辅酶 I (NAD) 和辅酶 II (NADP) 为辅基的脱氢酶类绝对必要的成分,在生物氧化还原反应中起电子载体或递氢体的作用。此外,维生素 PP 还是葡萄糖耐量因子的重要成分,具有增强胰岛素效能的作用。

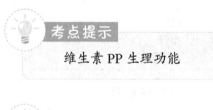

3. 缺乏症　维生素 PP 缺乏可引起癞皮病,此病起病较缓慢,常伴有前驱症状,如体重下降、易疲劳、记忆力差、失眠等。如治疗不及时,则可出现皮炎(dermatitis)、腹泻(diarrhea)和痴呆(depression)的症状,即 "3D" 症状。

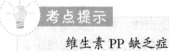

4. 参考摄入量和食物来源　维生素 PP 除了直接从食物中摄取外,还可在体内由色氨酸转化而来,平均 60mg 色氨酸转化 1mg 维生素 PP,其推荐摄入量应以烟酸当量(NE)表示:

$$烟酸 NE(mg) = 烟酸(mg) + 1/60 色氨酸(mg)$$

成人每人每日维生素 PP 推荐摄入量(RNI):18~50 岁者男性 15mgNE,女性 12mgNE;50~65 岁者男性 14mgNE,女性 12mgNE。

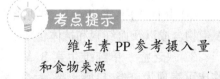

维生素 PP 广泛存在于各种动植物性食物中,其中含量最丰富的是动物的肝、肾、瘦肉以及花生、茶叶、口蘑等,奶、干酪和蛋含量不高,但其含色氨酸较多,可转化为维生素 PP。玉米中维生素 PP 多为结合型,不能被吸收利用,故长期以玉米为主食的地区,易出现维生素 PP 缺乏引起的癞皮病(表 3-30)。

表 3-30 常见食物中维生素 PP 含量及烟酸当量(100g 可食部分)

食物名称	维生素 PP (mg)	烟酸当量 (mgNE)	食物名称	维生素 PP (mg)	烟酸当量 (mgNE)
香菇	24.4	28.4	黑木耳	2.5	5.0
花生仁	17.9	21.9	鸡蛋	0.2	3.9
猪肝	15.0	19.4	玉米	2.3	3.6
黄豆	2.1	10.0	马铃薯	1.1	1.6
瘦猪肉	5.3	9.8	豆角	0.9	1.2
鸡肉	5.6	9.5	牛乳	0.1	0.7
瘦羊肉	5.2	8.7	芹菜	0.4	0.7
带鱼	2.8	6.4	冬瓜	0.3	0.4
籼米	3.0	5.4	胡萝卜	0.4	0.4
海虾	1.9	5.1	黄瓜	0.2	0.3
鲳鱼	2.1	5.0			

(六) 叶酸

叶酸又称叶精、蝶酰谷氨酸、抗贫血因子等,其为黄色结晶体。

1. 稳定性　叶酸微溶于水,其钠盐易于溶解,但不溶于乙醇。叶酸对热、光、酸性溶液均不稳定,在碱性和中性溶液中对热稳定。烹调加工时,食物中的叶酸损失率可达 50%~90%。

2. 生理功能　叶酸在体内的活化形式为四氢叶酸,其作为一碳单位转移团的辅酶,直接参与丝氨酸、组氨酸、蛋氨酸、甘氨酸胸腺嘧啶以及某些嘌呤和核苷酸的合成。

3. 缺乏症　叶酸缺乏会引起巨幼红细胞性贫血和高同型半胱氨酸血症。怀孕早期缺乏叶酸还会引起胎儿神经管畸形。

4. 参考摄入量和食物来源　成人叶酸推荐摄入量(RNI)为每人每日 400μg,孕妇为每人每日 600μg,乳母为每人每日 550μg。叶酸广泛存在于各种动植物性食物中,最丰富的食物来源是动物的肝、肾,其次为绿叶蔬菜、酵母等。

(七) 维生素 C

维生素 C 又称抗坏血酸,其为白色结晶体。

1. 稳定性　维生素 C 易溶于水,不溶于脂肪溶剂,在酸性环境中稳定,但在有氧、光、热和碱性环境下不稳定,特别是有氧化铜及微量铜、铁等金属离子存在时,可加速其氧化破坏。

2. 生理功能

(1) 参与羟化反应:羟化反应是体内许多重要物质合成或分解的必要步骤,如胶原和神经递质等合成,各种有机药物或毒物的解毒转化等,都需要通过羟化作用才能顺利完成,而这些羟化过程中,必须有维生素 C 的参与。

(2) 还原作用:维生素 C 可作为供氢体,也可作为受氢体,在体内参与氧化还原反应过程。如维生素 C 可将胱氨酸还原为半胱氨酸,从而促进抗体的形成;维生素 C 还能将难以吸收的三价铁(Fe^{3+})还原为易于吸收的二价铁(Fe^{2+}),从而促进铁的吸收;叶酸还原为四氢叶酸才能发挥其生理活性,而维生素 C 可促进叶酸的还原,对巨幼红细胞性贫血有一定疗效;此外,维生素 C 还能使酶分子中的巯基维持在还原状态,从而使酶保持催化作用的活性。

考点提示

维生素 C 生理功能

(3) 其他功能:维生素 C 可缓解进入体内的某些重金属离子的毒性,还能与金属离子结

67

合促进其由尿排出体外;此外,维生素 C 还可能有预防癌症及清除自由基的作用。

3. 缺乏症 维生素 C 缺乏时可引起维生素 C 缺乏症,主要表现为牙龈肿胀、出血,毛囊角化及四周出血,重者可出现皮下、肌肉、关节、黏膜部位出血及血肿形成。此外,维生素 C 缺乏还可引起胶原合成障碍,可导致骨有机质形成不良而出现骨质疏松。

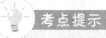

考点提示

维生素 C 缺乏症

4. 参考摄入量和食物来源 成人维生素 C 推荐摄入量(RNI)为每人每日 100mg。维生素 C 主要存在于蔬菜和水果中,蔬菜中的辣椒、茼蒿、苦瓜、菠菜等含量丰富;水果中,刺梨、酸枣、黑加仑、山楂、草莓等含量较多;动物内脏中也有少量维生素 C(表 3-31)。

考点提示

维生素 C 参考摄入量和食物来源

表 3-31 常见食物中维生素 C 含量(mg/100g)

食物名称	维生素 C	食物名称	维生素 C
刺梨	2585	荔枝	41
酸枣	900	卷心菜	40
枣(鲜)	243	绿茶	37
沙棘	204	金橘	35
黑加仑	181	菠菜	32
辣椒(红,小)	144	葡萄	25
中华猕猴桃	62	柠檬	22
芥蓝	76	猪肝	20
灯笼椒	72	番茄	19
茼蒿	57	菠萝	18
苦瓜	56	花生	14
山楂	53	芹菜	12
草莓	47	香菇	5
大白菜(白梗)	47	牛乳	1
桂圆	43		

第七节 水

水是生命之源,是人类维持最基本生命活动的物质,是构成身体的主要成分之一,具有重要的调节人体生理功能的作用。人们常说"鱼儿离不开水",其实人也离不开水。饥饿或长期不进食的情况下,当体内贮存的糖类几乎耗尽,蛋白质也丢失一半时,人体仍然可以勉强维持生命,但是,如果体内水分丢失 20% 时,则无法生存。对于一个正常成人来说,每天需要 2000~3000ml 的水用以维持水平衡,这个量是蛋白质的 40~50 倍,是维生素 C 的 5000 倍,需要量之大绝对超过了其他营养素。另外,水是细胞内外流体的媒介,脱水的发生必定会影响其他营养物质的代谢。

由于水相对容易获取,人们往往忽视它的重要性。希望通过本节内容的学习,人们能够珍惜水资源,并结合自身实际情况,学会合理饮用水。

一、水在人体内分布

水是人体内含量最多最重要的成分。

(一) 体内分布

人体水一部分存在于细胞内,称为细胞内液,大约占总含水量的 2/3;另一部分存在于细胞外,称为细胞外液,占总含水量的 1/3。细胞外液中,水大部分存在于组织间,即组织间液,少量在血管内,即血浆。

(二) 组织器官内分布

不同的组织和器官水分含量是不同的,其中血液含水量最多,约 83.0%,脂肪组织水分含量最少,约为 10%。各组织器官水含量由高到低依次为血液、肾脏、心脏、肺脏、脾脏、肌肉、脑、肠、皮肤、肝脏、骨骼和脂肪组织(表 3-32)。

表 3-32 各组织器官含水量(以重量计)

组织器官	含水量(%)	组织器官	含水量(%)
血液	83.0	脑	74.8
肾	82.7	肠	74.5
心	79.2	皮肤	72.0
肺	79.0	肝	68.3
脾	75.8	骨骼	22.0
肌肉	75.6	脂肪组织	10.0

(三) 机体水含量的影响因素

1. 年龄　随年龄增高,水分含量下降。一般 0~16 岁,机体含水量在 62%~80%;16~30 岁为 50.9%~58.9%;30 岁以上为 45.2%~54.7%。

2. 性别　男性高于女性。女性体内脂肪较多,含水量比男性低。

3. 瘦体组织含量　瘦体组织含量越高,水分含量越高。反之,机体中瘦体组织含量越低,脂肪组织含量越高,水分也就越少。

二、水的生理功能

(一) 构成体液的重要成分

成人体液总量占体重的 60% 左右,体液的主要成分是水,广泛分布于组织细胞内外。

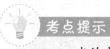
考点提示

水的生理功能

(二) 参与体内物质代谢

水是良好的溶剂,许多营养物质必须溶解于水后才能发生化学反应;水的电解能力强,可使许多电解质电离成为离子状态,进而发挥生理功能;水还直接参与氧化还原反应,促进体内各种生理活动和生化反应;水具有流动性,在血液循环、消化呼吸、分泌排泄等过程中,水可以直接参与营养物质的输送和代谢废物的排出,从而保证身体各器官正常运行。没有水,一切代谢活动都无法进行。

(三) 调节体温

通过体液交换和血液循环,水可以吸收体内分解代谢产生的能量,使体温保持均衡。一

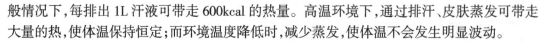

般情况下,每排出 1L 汗液可带走 600kcal 的热量。高温环境下,通过排汗、皮肤蒸发可带走大量的热,使体温保持恒定;而环境温度降低时,减少蒸发,使体温不会发生明显波动。

(四) 润滑机体

水作为关节、肌肉和脏器的润滑剂,对人体器官有一定的保护作用,维持其正常功能。例如泪液有利于眼球的转动和湿润,防止眼球干燥;唾液和消化液有助于食物的吞咽和在胃肠内的消化;关节囊液有利于关节活动,减少运动时关节之间的摩擦;水还能滋润皮肤,保持皮肤的柔软、光泽和良好的弹性。

三、水平衡

机体每天摄入水和排出水要保持基本相等,称为水平衡。

(一) 水的来源

体内水的来源主要有 3 个方面。

1. 饮水或饮料　一般每人每天通过饮水、汤、乳或其他饮料摄取约 1200ml 的水。因生活习惯不同,饮水量可能有很大差别;同一个人,因气候条件、劳动强度和生理状况不同,饮水量也会不等。

2. 食物中水　成人一般每人每天从食物中摄取水约 1000ml。各种食物的含水量不尽相同,主要受食物种类、含盐量等多种因素的影响。

3. 内生水　每人每天内生水约为 300ml。内生水也称代谢水,主要来源于蛋白质、脂肪和碳水化合物代谢时产生的水,每克蛋白质产生的代谢水为 0.42ml,脂肪为 1.07ml,碳水化合物为 0.6ml。

(二) 水的排出

人体在正常情况下,经皮肤、呼吸道以及尿和粪便的形式都有一定数量的水分排出体外,具体有以下 4 种途径:

1. 经肾脏排出　体内水的排出以肾脏为主,在排水的同时,肾脏对水有重吸收作用。以尿液形式,机体每天通过肾脏平均排水约 1500ml。每日尿量与人体水的摄入量密切相关,多摄取则多排出。成人每日最低尿量为 500ml,否则会影响体内代谢产生的有毒有害物质的清除,进而破坏细胞外液成分的稳定性。

2. 皮肤蒸发　皮肤以排汗的形式排水,机体每天通过皮肤蒸发排水约 500ml。排汗分显性排汗和非显性排汗两种方式,其中显性排汗是汗腺活动的结果,与运动量、劳动强度、环境温度和湿度等因素有关,如夏季天热或者高温作业、剧烈运动都会导致大量显性排汗;非显性排汗则很少通过汗腺活动产生,为不自觉出汗。婴儿因体表面积相对较大,非显性失水较多。

3. 肺脏呼吸　以水蒸气的形式,机体每天呼吸排水量约 350ml,体温高、呼吸急促时增多。

4. 消化道　以粪便的形式,机体每天通过消化道排水约 150ml。胃肠道炎症引起呕吐、腹泻时,会造成大量失水。

(三) 水平衡调节

体内水的正常平衡受神经系统的口渴中枢、神经垂体分泌的抗利尿激素和肾脏的调节。增加或减少水的摄入量,机体会通过上述调节系统自动维持水的平衡。在某些病理状态下,水的摄入或排出一旦超出了自身调节能力,就会出现脱水或水中毒现象。

四、水缺乏与过量

由于各种原因导致机体内水平衡被打破,即发生了水缺乏或过量时,临床上会相应出现水肿或脱水的表现。

(一) 水缺乏

当水摄入不足或丢失过多时,会引起体内缺水。重度缺水可使细胞外液渗透压增加,细胞内水分外流,引起脱水。一般情况下失水量占体重的 2% 时,即可产生口渴、尿少。脱水的第一个症状就是口渴,此时,人体大约已经丢失 500ml 体液,因此,人们应该每天定时补充一定量水分,而不是等到口渴时才想起来喝水。当机体失水量占体重的 6% 时,可出现乏力、抑郁、无尿;失水量达体重 10% 以上时,可出现烦躁不安、眼球内陷、皮肤失去弹性、体温升高、脉搏增加、血压下降、严重代谢紊乱;失水超过体重 20% 时,可导致死亡。

根据水和电解质丧失的比例不同,脱水分为 3 种类型。

1. 高渗性脱水 以水的流失为主,电解质流失相对较少。早期临床表现为口渴。

2. 低渗性脱水 以电解质流失为主,水的流失较少。特点是循环血容量下降,血浆蛋白质浓度增高,细胞外液低渗,可引起脑细胞水肿,肌肉痉挛。早期多尿,晚期尿少甚至闭尿,尿比重下降。

3. 等渗性脱水 水和电解质按比例丢失,体液渗透压不变。临床较为常见。既有口渴,也有尿少表现。

(二) 水过量

当水摄入大于排出时,机体会出现水过量,或称水中毒。水中毒多见于疾病,如肾脏疾病、肝脏疾病和充血性心力衰竭等。水中毒时,可引起细胞肿胀,钾离子丢失,机体相应出现乏力、痉挛、惊厥、昏迷,甚至死亡。正常人极少发生水中毒现象。

无论水缺乏还是水过量,对生命都会带来危险,因此,保持水平衡对于维护机体健康是至关重要的。

五、水的需要量

人体每日水的需要量应遵循一个总体原则,就是量出即入,也就是要保持平衡。一般来说,正常成人每日饮水量在 1200ml 左右。

当然,不同年龄、不同个体需水量是有差别的,随着年龄的增加,水的需要量有所降低;同一个年龄段,环境温度高,水需要量多,相反,环境温度低时,水需要量少。此外,水的需要量还与膳食结构、体力活动强度、生理状况等因素有关系。

(陆 淼)

第八节 膳食纤维

 案例

20 世纪 50 年代末期,欧美国家组织专家团进入文明病发病率极低的非洲进行考察。他们发现,非洲人过着一种近似原始人的生活,没有牛排、牛奶、可口可乐、炸鸡腿和汉堡包,更没有舒适干净的卫生间,人们大便时很随便找个地方一蹲完事,所以非洲人的粪便随处可见。有趣的是,考察人员发现非洲人的排便量很大,每次在1kg左右,与牛粪很相似,还没有臭味。这引起了考察人员极大的兴趣。当时参与考察的科学家在日记中写道:"这里人们的粪便简直像牛粪一样,真是不可思议……"。但这里的人们没有便秘,慢性肠炎也很少见,糖尿病、高血压、高血脂、肠癌在这里更是很少见到。

请问:1. 案例中讲述非洲人粪便的特点与哪种营养素有关系?
2. 为什么案例中的非洲人没有便秘、肠炎、糖尿病等疾病?

20世纪60年代,"膳食纤维"作为一门全新的营养科学进入世界科学界的视野,并引起美国、日本以及欧洲一些发达国家的高度重视。1989年,关于膳食纤维的研究已经在日本取得突破。1991年,世界卫生组织营养专家在日内瓦会议上,将膳食纤维推荐为人类膳食营养必需品,并将之列为继碳水化合物、蛋白质、脂肪、水、矿物质和维生素之后的"第七大营养素"。

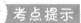
考点提示

膳食纤维的理化性质

一、定义

膳食纤维是指植物性食物中不被人体消化吸收的多糖类物质。

二、分类

膳食纤维可分为可溶性膳食纤维和不可溶性膳食纤维。可溶性膳食纤维包括果胶、树胶和黏胶。不可溶性膳食纤维包括纤维素、半纤维素和木质素。

三、理化性质

1. 吸水、持水性 膳食纤维具有很强的吸水、持水能力。膳食纤维吸水膨胀后可以填充胃部,增加饱腹感;可使肠道中粪便体积增大,加快其运转速度,减少其中有害物质与肠道的接触时间。据研究,膳食纤维摄入量达到每天32~45g时,粪便量可达到每天160~200g,便秘的危险降到最低。

2. 吸附有机物 膳食纤维具有吸附胆汁、胆固醇的作用,还能吸附肠道中的有毒物质,并促使它们排出体外。

3. 吸附金属离子 膳食纤维在肠道内与金属离子结合形成膳食纤维复合物,影响金属离子的吸收,如钾、钠、钙、铁、锌、镁、汞、铅等。

4. 细菌发酵 膳食纤维在肠道内能够被肠道微生物不同程度分解,其中可溶性膳食纤维可以完全被细菌酵解,酵解后产生的短链脂肪酸能够降低肠道局部pH,诱导益生菌繁殖,抑制有害菌生长。不溶性膳食纤维不易被酵解。

总之,膳食纤维如同一个扫把或者一台吸尘器、清洁器,在肠道内发挥着清洁工的作用。

四、生理功能

1. 有利于食物消化 膳食纤维能增加食物在口腔内的咀嚼时间,促进肠道消化酶分泌,同时加快肠道内容物的排泄,有利于食物的消化吸收。

2. 增加饱腹感,防止能量过剩 膳食纤维的吸水、持水能力,可增加胃内容物的容积,进而增加人的饱腹感,从而减少摄食量,有利于控制体重。

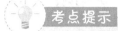

3. 降低血胆固醇 膳食纤维能够吸附胆固醇,阻碍机体对胆固醇的吸收,有降脂作用,能够预防高血脂、高血压的发生。

4. 预防胆石症 当胆汁内胆固醇含量过度饱和,导致胆汁酸与胆固醇失去平衡时,会析出小的胆固醇结晶而形成胆石。膳食纤维能够降低胆汁和胆固醇浓度,进而减少胆石症的发生。

5. 减少有害重金属的吸收 对于有重金属污染的食物来说,膳食纤维具有积极的意义。有些蔬菜,由于生长特性使成熟蔬菜中重金属含量比较高,但同时蔬菜中膳食纤维含量较高,因此进食后,膳食纤维能够吸附重金属,从而减少和预防了有害重金属对人体的毒害作用。

6. 改善肠道菌群 膳食纤维通过促使益生菌繁殖,抑制有害菌生长,减少具有致癌性的代谢物质的产生。同时,膳食纤维还通过其吸水性扩大粪便体积,缩短粪便在肠道内停留时间,从而防止致癌物质与肠黏膜接触时间,减少肠道发生癌变的可能性。

五、膳食纤维在慢性病防控中的作用

膳食纤维与我国目前流行的很多"生活方式病"有关系,其主要原因之一是原本营养组成相对合理的"中式"餐饮模式被一些传统的"西式"餐饮模式所取代,而传统的"西式"餐饮模式中膳食纤维含量远少于人体实际需要量。因此,导致慢性习惯性便秘的人群与日俱增,继发结肠憩室、结肠炎以及结肠癌的危险性显著增高。合理的膳食纤维摄入,在一系列的慢性病防控中发挥着积极的作用。

1. 龋齿 由于富含膳食纤维的食物相对比较粗糙,因此咀嚼时会刺激唾液腺分泌大量唾液,唾液对牙齿表面能够起到轻度的洗刷作用,客观上起到了预防龋齿的作用。

2. 肥胖 食物进入胃部以后,由于膳食纤维的吸水性,能够使胃内容物的体积增大,饱腹感增强,进而减少每餐进食数量,也能够延缓下一餐的进食时间,具有预防肥胖的作用。

3. 胆石症、粥样硬化、糖尿病 食物进入肠道以后,由于膳食纤维的吸附特性,可以吸附胆固醇、胆汁酸,从而预防胆石症和动脉粥样硬化的发生。同时,膳食纤维能够延缓葡萄糖入血速度,对糖尿病的防控也有积极作用。

4. 便秘、痔疮 在大肠内,膳食纤维能够增加粪便的体积、含水量,使粪便容易排出体外,对于预防便秘、痔疮,甚至肛裂等肛周疾病具有预防作用。

5. 结肠憩室、结肠癌 便秘、痔疮的发病概率减少了,肠道功能正常了,发生结肠憩室、结肠炎的概率也就降低了,进而发生结肠癌可能性也会大大降低。

目前,西方国家已经意识到了膳食纤维的重要性,并在面粉和其他一些食物中进行膳食纤维的强化。我国目前的现状是,年轻人和儿童热衷于西式快餐,成年人膳食模式中膳食纤维含量明显偏低,城市人群明显低于农村人群,这种不良的饮食模式持续下去必将影响国民健康水平。作为专业人员,首先应该从自身做起,并将所学知识传播给身边的人群,为改善我国的膳食模式,降低"生活方式病"的发生风险做出积极的贡献。

六、参考摄入量和食物来源

(一) 参考摄入量

成人每日膳食纤维摄入量以 30g 左右为宜。由于膳食纤维在吸附重金属的同时,也可

与钙、铁、锌等结合,影响其吸收与利用,因此过多摄入膳食纤维对机体健康无益。

(二) 食物来源

膳食纤维主要来源于植物性食物。水果、蔬菜是富含膳食纤维的食物,是人类膳食纤维的主要来源。谷类和豆类的种皮中膳食纤维含量也很高,薯类、菌类和藻类等食物也含有膳食纤维。

在中国传统的膳食模式中,膳食纤维的摄入量并不低。但是,随着经济水平的发展,生活水平的提高,在选择或者加工食物时,往往为了外表的好看,或者口感的合适,却忽略了营养素含量的问题,其中膳食纤维就是一个典型例子。从小麦粉到标准粉,再到富强粉,其中膳食纤维含量发生了明显变化。因此,建议人们在主食中适当增加粗杂粮的摄入量。

我国目前对膳食纤维的研究与开发尚处于起步阶段,没有规模性的加工企业。随着膳食纤维对健康重要性的日渐清晰,增加优质膳食纤维摄入量,预防减少相关慢性病和老年病的发生已迫在眉睫。一些农产品加工的下脚料,如小麦麸皮、豆渣、果渣、甘蔗渣、荞麦皮等都含有丰富的膳食纤维,具有很高的开发利用价值。因此,膳食纤维的研究与开发利用具有重要的现实意义和广阔的市场前景。

本章小结

人体所需主要营养素种类及主要生理功能,蛋白质基本单位是氨基酸,必需氨基酸概念、种类及模式,蛋白质互补作用概念,评价食物蛋白质营养价值的指标,氨基酸评分的运用。脂类的分类和参考摄入量,必需脂肪酸概念和种类。碳水化合物分类和参考摄入量、节约蛋白质作用、抗生酮作用、血糖生成指数。矿物质分为常量元素和微量元素,钙、铁等的缺乏症及主要食物来源。维生素包括脂溶性维生素和水溶性维生素。脂溶性维生素包括维生素A、D、E、K,易蓄积中毒,可每日一次摄入;水溶性维生素包括B族维生素和维生素C等,相对不易蓄积,可通过尿液排出,需每日至少分2次摄入。维生素主要缺乏症如夜盲症、脚气病、癞皮症等及其主要食物来源。膳食纤维主要生理功能及食物来源。

(王庆生 张伶俐 杜光 陆森)

 目标测试

A1 型题

1. 膳食蛋白质中非必需氨基酸具有节约蛋氨酸作用的是
   A. 半胱氨酸　　　　　　　　　B. 酪氨酸　　　　　　　　　C. 精氨酸
   D. 丝氨酸　　　　　　　　　　E. 赖氨酸

2. 婴幼儿和青少年的蛋白质代谢状况应维持
   A. 氮平衡　　　　　　　　　　B. 负氮平衡　　　　　　　　C. 排出足够的尿素氮
   D. 正氮平衡　　　　　　　　　E. 以上都对

3. 膳食蛋白质中非必需氨基酸具有节约苯丙氨酸作用的是
   A. 半胱氨酸　　　　　　　　　B. 酪氨酸　　　　　　　　　C. 丙氨酸
   D. 丝氨酸　　　　　　　　　　E. 苏氨酸

4. 植物蛋白质的消化率低于动物蛋白质,是因为

    A. 蛋白质含量低   B. 必需氨基酸模式不合理

    C. 蛋白质含量高   D. 与脂肪含量有关

    E. 价格低

5. 除 8 种必需氨基酸外,还有哪些是婴幼儿不可缺少的氨基酸

    A. 赖氨酸   B. 组氨酸   C. 蛋氨酸

    D. 苏氨酸   E. 赖氨酸

6. 饥饿或消耗性疾病的患者,蛋白质代谢是处于

    A. 氮平衡   B. 负氮平衡   C. 排出足够的尿素氮

    D. 正氮平衡   E. 以上都对

7. 评价食物蛋白质营养价值的公式 N 储留量 /N 吸收量 × 100 表示的是

    A. 蛋白质的消化率   B. 蛋白质的功效比值

    C. 蛋白质的净利用率   D. 蛋白质的生物价

    E. 氨基酸评分

8. 限制氨基酸是指

    A. 氨基酸分较高的氨基酸   B. 氨基酸分较低的氨基酸

    C. 氨基酸分较高的必需氨基酸   D. 氨基酸分较低的必需氨基酸

    E. 以上都不对

9. 评价食物蛋白质的质量高低,主要看

    A. 蛋白质的含量和消化率

    B. 蛋白质的消化率和生物学价值

    C. 蛋白质含量、氨基酸含量、消化吸收率

    D. 蛋白质含量、蛋白质消化率及生物学价值

    E. 以上都不对

10. 蛋白质的互补作用是指

    A. 糖和蛋白质混合食用,以提高食物生物学价值的作用

    B. 脂肪和蛋白质混合食用,以提高食物生物学价值的作用

    C. 几种营养价值较低的蛋白质混合食用,以提高其生物学价值的作用

    D. 碳水化合物、脂肪、蛋白质及维生素混合食用,以提高食物生理价值的作用

    E. 以上都不对

11. 计算蛋白质氨基酸模式时,以其含量为 1 的氨基酸是

    A. 色氨酸   B. 牛磺酸   C. 赖氨酸

    D. 组氨酸   E. 精氨酸

12. 下列哪组氨基酸是人体必需氨基酸

    A. 亮氨酸、甘氨酸   B. 苯丙氨酸、丙氨酸   C. 蛋氨酸、丝氨酸

    D. 蛋氨酸、赖氨酸   E. 丝氨酸、赖氨酸

13. 在哪种情况下,机体为正氮平衡

    A. 饥饿   B. 进食低质量蛋白   C. 生长发育

    D. 糖尿病   E. 以上都不对

14. 关于非必需氨基酸下列说法错误的是
    A. 人体不必需的氨基酸　　　　　　B. 合成人体蛋白质所必需
    C. 人体内可以合成　　　　　　　　　D. 不依赖于食物供给
    E. 人体合成太慢

15. 下列属于人体必需的脂肪酸为
    A. 亚油酸　　　　　　　B. 油酸　　　　　　　　C. 硬脂酸
    D. 软脂酸　　　　　　　E. DHA

16. 每天摄入的脂类中，SFA、MUFA 和 PUFA 的最佳比例是
    A. 1:2:3　　　　　　　B. 3:2:1　　　　　　　C. 1:1:1
    D. 1:2:1　　　　　　　E. 4:6:1

17. 每天摄入的脂类中，n-6 和 n-3 型 PUFA 的最佳比例是
    A. (4~6):1　　　　　　B. 1:(4~6)　　　　　　C. 1:1
    D. 1:2　　　　　　　　E. 2:1

18. 下列营养素中是合成前列腺素必需的前体的是
    A. 亚油酸　　　　　　　B. 亚麻酸　　　　　　　C. 花生四烯酸
    D. 磷脂　　　　　　　　E. 卵磷脂

19. EPA、DHA 的良好食物来源是
    A. 海水鱼　　　　　　　B. 花生油　　　　　　　C. 牛肉
    D. 杏仁等坚果类　　　　E. 苹果

20. 必需脂肪酸与非必需脂肪酸的根本区别在于
    A. 前者是人体所必需的,而后者不是
    B. 前者可以在人体合成,而后者不能
    C. 前者不能在人体合成,而后者可以
    D. 前者不是人体所必需的,而后者是
    E. 以上均不对

21. 目前确定的最基本必需脂肪酸是
    A. 亚油酸、花生四烯酸、α- 亚麻酸　　　　B. 亚油酸、α- 亚麻酸
    C. 亚油酸、花生四烯酸　　　　　　　　　D. α- 亚麻酸、花生四烯酸
    E. α- 亚麻酸

22. 下列可直接被人体吸收的单糖是
    A. 糖原　　　　　　　　B. 蔗糖　　　　　　　　C. 葡萄糖
    D. 纤维素　　　　　　　E. 乳糖

23. 碳水化合物的保肝解毒作用是通过哪种物质与有毒物质结合排出体外
    A. 葡萄糖　　　　　　　B. 糖原　　　　　　　　C. 葡萄糖醛酸
    D. 脂肪　　　　　　　　E. 果糖

24. 正常情况下,大脑所需能量的主要来源是
    A. 果糖　　　　　　　　B. 葡萄糖　　　　　　　C. 酮体
    D. 乳酸　　　　　　　　E. 淀粉

25. 维持人体基本生命活动的能量消耗是
    A. 体力活动耗能　　　　B. 基础代谢　　　　　　C. 非体力活动耗能

D. 食物热效应　　　　　　E. 以上均是

26. 中国营养学会推荐成人的碳水化合物摄入量应控制在总能量的
    A. 45%~50%　　　　　B. 70% 以上　　　　　C. 55%~65%
    D. 30% 以下　　　　　E. 60%~70%

27. 中国营养学会推荐成人的脂肪摄入量应控制在总能量的
    A. 45%　　　　　　　B. 25%~30%　　　　　C. 20% 以下
    D. 20%~30%　　　　　E. 50% 以下

28. 中国营养学会推荐成人蛋白质摄入量应控制在总能量的
    A. 10%~15%　　　　　B. 21%~24%　　　　　C. 10% 以下
    D. 5%~6%　　　　　　E. 10%~20%

29. 人体的热能来源于膳食中蛋白质、脂肪和碳水化合物,它们在体内的产热系数分别为
    A. 4kcal/g、9kcal/g、9kcal/g　　　　　B. 4kcal/g、9kcal/g、4kcal/g
    C. 9kcal/g、4kcal/g、4kcal/g　　　　　D. 4kcal/g、4kcal/g、4kcal/g
    E. 9kcal/g、4kcal/g、9kcal/g

30. 婴幼儿、青少年特殊的能量消耗是指
    A. 体力活动耗能　　　B. 基础代谢　　　　　C. 生长发育
    D. 食物热效应　　　　E. 以上均不对

31. 促进生长与组织修复的营养素是
    A. 脂类　　　　　　　B. 果胶　　　　　　　C. 碳水化合物
    D. 蛋白质　　　　　　E. 糖原

32. 脑组织是机体消耗哪种营养素最多的组织器官
    A. 葡萄糖　　　　　　B. 脂肪　　　　　　　C. 蛋白质
    D. 维生素　　　　　　E. 糖原

33. 基础代谢最活跃的年龄是
    A. 婴幼儿　　　　　　B. 成年　　　　　　　C. 老年男性
    D. 老年女性　　　　　E. 中年男性

34. 每克氮相当于多少蛋白质
    A. 5.5g　　　　　　　B. 7g　　　　　　　　C. 8.5g
    D. 6.25g　　　　　　E. 6.5g

35. 谷类食物蛋白质的限制氨基酸是
    A. 甲硫氨酸　　　　　B. 赖氨酸　　　　　　C. 精氨酸
    D. 组氨酸　　　　　　E. 苏氨酸

36. 下列食物蛋白质属于优质蛋白质的是
    A. 大米　　　　　　　B. 小米　　　　　　　C. 大豆
    D. 玉米　　　　　　　E. 小麦

37. 下列食物中胆固醇含量最高的食物是
    A. 牛肉　　　　　　　B. 猪肉　　　　　　　C. 鸡蛋黄
    D. 脑　　　　　　　　E. 猪腰

38. 下列糖类属于双糖的是
    A. 麦芽糖　　　　　　B. 葡萄糖　　　　　　C. 半乳糖

D. 果糖　　　　　　　　E. 淀粉

39. 下列哪一组食物都是富含蛋白质的食物
　　A. 牛肉、虾、大豆、鸡蛋、粉条　　　　B. 猪肉、鸭蛋、荷兰豆、豆浆、草鱼
　　C. 鸡肉、土豆、豆腐、鲤鱼、香蕉　　　D. 鸭肉、螃蟹、豆干、鸡蛋、动物肝脏
　　E. 以上均不对

40. 下列物质中属于多糖的是
　　A. 糖原　　　　　　　B. 蔗糖　　　　　　　C. 麦芽糖
　　D. 葡萄糖　　　　　　E. 果糖

41. 膳食中铁的良好来源是
　　A. 牛奶　　　　　　　B. 奶粉　　　　　　　C. 动物肝、肉
　　D. 大米　　　　　　　E. 鸡蛋黄

42. 孕妇补铁的主要目的是
　　A. 红细胞增加　　　　B. 脾脏储留　　　　　C. 肝脏储留
　　D. 增强胎儿免疫力　　E. 预防贫血

43. 婴幼儿出现手足抽搐、惊厥,可能主要是缺乏以下哪种营养素所致
　　A. 钙　　　　　　　　B. 铁　　　　　　　　C. 锌
　　D. 氟　　　　　　　　E. 镁

44. 习惯上将体内含量占总体重多少的元素称为微量元素
　　A. <0.05% 体重　　　B. <0.02% 体重　　　C. >0.01% 体重
　　D. <0.01% 体重　　　E. <0.001% 体重

45. 下列食物可以更好地促进人体对铁吸收的是
　　A. 谷类　　　　　　　B. 新鲜柑橘类水果　　C. 大豆类
　　D. 鱼类　　　　　　　E. 海产品

46. 能促进食物中铁吸收的因素是
　　A. 碱性药物　　　　　B. 膳食纤维　　　　　C. 草酸
　　D. 乳糖　　　　　　　E. 植酸

47. 钙是人体内含量最多的一种矿物质,其中99%集中在哪些组织和器官
　　A. 牙齿和血液　　　　B. 软组织　　　　　　C. 骨骼和牙齿
　　D. 骨骼和软组织　　　E. 血液

48. "克山病"是体内缺乏什么元素而引起
　　A. 碘　　　B. 硒　　　C. 铜　　　D. 磷　　　E. 镁

49. 参与构成谷胱甘肽过氧化物的微量元素是什么
　　A. 铁　　　B. 锌　　　C. 碘　　　D. 硒　　　E. 铜

50. 下列食物中含锌量最高的是
　　A. 胡萝卜　　　　　　B. 蛋黄　　　　　　　C. 西红柿
　　D. 大米　　　　　　　E. 牡蛎

51. 有关维生素的特点说法不正确的是
　　A. 能提供能量
　　B. 都以其本体形式或能被机体利用的前体形式存在
　　C. 大多数维生素不能在体内合成

D. 不能大量储存于组织中

E. 可参与酶的功能

52. 下列不属于脂溶性维生素的是

    A. 维生素 A   B. 维生素 PP   C. 维生素 E

    D. 维生素 K   E. 维生素 D

53. 下列不属于水溶性维生素的是

    A. 维生素 C   B. 维生素 B_2 C. 维生素 E

    D. 维生素 PP   E. 叶酸

54. 下列哪项维生素参与感光物质构成,缺乏可致夜盲症

    A. 维生素 A   B. 维生素 B_1 C. 维生素 PP

    D. 维生素 C   E. 叶酸

55. 下列哪项可促进钙的吸收和重吸收

    A. 维生素 B_2 B. 维生素 D   C. 维生素 C

    D. 维生素 A   E. 维生素 PP

56. 谷类主要提供的维生素是

    A. 维生素 A   B. 维生素 D   C. 维生素 E

    D. 维生素 B_1 E. 维生素 PP

57. 口腔生殖综合征是由于下列哪种维生素缺乏引起的

    A. 维生素 A   B. 维生素 D   C. 维生素 B_2

    D. 维生素 E   E. 维生素 PP

58. 有关维生素 PP 的说法错误的是

    A. 又称烟酸或尼克酸

    B. 当维生素 PP 缺乏时,可出现皮炎、腹泻和痴呆的"3D"症状

    C. 成人每日维生素 PP 参考摄入量(RNI)为男性 15mgNE,女性 12mgNE

    D. 具有增强胰岛素效能的作用

    E. 玉米中含有丰富的维生素 PP,故以玉米为主食的地区不易出现维生素 PP 缺乏

59. 下列对维生素 C 描述错误的是

    A. 又称抗坏血酸

    B. 可促进机体对铁的吸收

    C. 可缓解进入体内的某些重金属离子的毒性,促进其由尿排出体外

    D. 缺乏时可引起坏血病

    E. 水果中含量不丰富

60. 机体中的水有2/3分布在哪里

    A. 细胞外液   B. 细胞间液   C. 细胞内液

    D. 血液   E. 组织间液

61. 下列哪种情况属于脱水的机制

    A. 水的摄入小于排出   B. 水的摄入等于排出   C. 水的摄入大于排出

    D. 水的摄入等于零   E. 水的排出等于零

62. 当水过量时,机体细胞会出现哪些状况

    A. 体积缩小   B. 细胞核凝缩   C. 无变化

D. 肿胀　　　　　　　　　E. 细胞质缩小

63. 机体缺水达到多少时即会产生渴感
    A. 2%　　　　B. 5%　　　　C. 6%　　　　D. 10%　　　　E. 20%

64. 机体摄入水的最主要来源为
    A. 摄入固体食物　　　　B. 机体重吸收　　　　C. 饮用水
    D. 内生水　　　　　　　E. 代谢水

65. 机体含水量影响因素不包括
    A. 年龄　　　　　　　　B. 性别　　　　　　　C. 环境因素
    D. 脂肪组织　　　　　　E. 瘦体重

66. 普通成人每日饮水推荐量为多少毫升
    A. 100~300　　　　　　B. 500~700　　　　　　C. 1000~1200
    D. 1500　　　　　　　　E. 2000~2200

67. 以下是膳食纤维主要特征的是
    A. 提供能量　　　　　　B. 节约蛋白质作用　　　C. 吸水作用
    D. 构成细胞和组织成分　E. 抗生酮作用

68. 以下属于膳食纤维的是
    A. 纤维素、维生素　　　B. 纤维素、果胶　　　　C. 糊精、木质素
    D. 淀粉、蔗糖　　　　　E. 果糖、半纤维素

69. 膳食纤维与以下哪种疾病无关
    A. 肥胖　　　　　　　　B. 糖尿病　　　　　　　C. 龋齿
    D. 结肠癌　　　　　　　E. 白血病

70. 膳食纤维的推荐摄入量是
    A. 25~35g/d　　　　　　B. 30~35g/d　　　　　　C. 35~45g/d
    D. 45~55g/d　　　　　　E. 55~65g/d

71. 膳食纤维增加饱腹感是因为其具有下列哪个理化性质
    A. 吸附金属离子　　　　B. 吸附有机物　　　　　C. 吸水、持水性
    D. 发酵性　　　　　　　E. 吸附葡萄糖

72. 膳食纤维能改善肠道菌群是因为具有什么理化特性
    A. 吸附金属离子　　　　B. 吸附有机物　　　　　C. 吸水、持水性
    D. 发酵性　　　　　　　E. 吸附葡萄糖

73. 下列食物不含膳食纤维的是
    A. 蔬菜　　　　　　　　B. 水果　　　　　　　　C. 大豆类
    D. 薯类　　　　　　　　E. 动物性食品

74. 膳食纤维是
    A. 单糖类物质　　　　　B. 双糖类物质　　　　　C. 多糖类物质
    D. 可被消化吸收的多糖
    E. 存在于植物体中不能被人体消化吸收的多糖

75. 果胶主要存在于
    A. 谷类　　　　　　　　B. 蔬菜和水果　　　　　C. 禽畜肉
    D. 乳类食品　　　　　　E. 海产品类

第四章　各类食物的营养价值

学习目标

1. 掌握:营养质量指数计算方法和评定的意义;谷类的主要营养特点和利用;豆类及其制品的主要营养特点和利用;蔬菜的主要营养特点;畜禽肉、乳类及其制品的主要营养特点、合理应用;食用油脂的组成特点、营养价值和合理利用。
2. 熟悉:食物营养价值的评定;水果的主要营养特点;蛋类及其制品、水产类的主要营养特点、合理利用;保健食品的概念、特点;保健食品常用的功效成分。营养强化食品的概念、意义和要求。
3. 了解:调味品分类及特点;酒和茶的分类、营养与非营养成分;加工、烹调对各类食物营养素的影响;各类食物的营养缺陷。

第一节　概　　述

案例

2009 年 11 月 15 日,美国总统奥巴马访问中国。11 月 17 日,国家主席胡锦涛在人民大会堂金色大厅举行盛大宴会。宴会菜单中正餐包括一道冷盘,一份汤和三道热菜:翠汁鸡豆花汤、中式牛排、清炒茭白芦笋、烤红星石斑鱼。佐餐用酒为红葡萄酒和白葡萄酒。餐后甜品为一道点心和一道水果冰激凌。

2011 年 1 月 19 日,美国总统奥巴马在白宫国宴厅举行欢迎宴会,招待来访的中国国家主席胡锦涛,此次宴会菜单包括开胃菜(双酿土豆和奶油菠菜)、主菜(水煮龙虾和牛里脊肉)、甜点(苹果派与香草冰激凌)及饮料(柠檬汁),佐餐用酒为霞多丽干白、赤霞珠干红和一款餐后甜酒。

请问:1. 这两份宴会菜单的膳食搭配有何共同之处?
　　　2. 分析两份菜单中膳食搭配的合理性。
　　　3. 石斑鱼和龙虾主要提供哪些营养素?

食物是人类生存和维持健康的基本物质基础,是机体热能和营养素的主要来源。随着我国经济的发展,国民生活水平的不断提高,人们对食物的要求逐步由过去的"温饱型"向"营养健康型"转变。正确认识食物,合理利用食物,预防营养缺乏或过剩性疾病以及慢性病,已成为全社会共识。

一、食物的分类

自然界可供人类选择的食物种类繁多,食物的分类方法有多种。根据《中国食物成分表2004》中的食物分类方法,共分为21大类,每一大类中根据食物的属性和加工方法又分为不同的亚类,并将那些难以分配到某一具体亚类的食物归入到相应食物类中的名为"其他"的亚类中,见表4-1。

表4-1 食物分类一览表

食物类编号	食物类名称	亚类名称	食物类编号	食物类名称	亚类名称
01	谷类及制品	小麦			驴
		稻米			马
		玉米			其他
		大麦	09	禽肉类及制品	鸡
		小米			鸭
		其他			鹅
02	薯类、淀粉及制品	薯类			火鸡
		淀粉类			其他
03	干豆类及制品	大豆	10	乳类及制品	液态乳
		绿豆			奶粉
		赤豆			酸奶
		芸豆			奶酪
		蚕豆			奶油
		其他			其他
04	蔬菜类及制品	根菜类	11	蛋类及制品	鸡蛋
		鲜豆类和豆苗类			鸭蛋
		茄果、瓜菜类			鹅蛋
		葱蒜类			鹌鹑蛋
		嫩茎、叶、花菜类	12	鱼虾蟹贝类	鱼
		水生蔬菜类			虾
		薯芋类			蟹
		野生蔬菜类			贝
05	菌藻类	菌类			其他
		藻类	13	婴幼儿食品	婴幼儿配方奶
06	水果类及制品	仁果类			婴幼儿断奶期辅助食品
		核果类			
		浆果类			婴幼儿补充食品
		柑橘类	14	小吃、甜饼	小吃
		热带、亚热带水果			蛋糕、甜点
		瓜果类	15	速食食品	快餐食品
07	坚果、种子类	树坚果			方便食品
		种子			休闲食品
08	畜肉类及制品	猪	16	饮料类	碳酸饮料
		牛			果汁及果汁饮料
		羊			蔬菜汁饮料

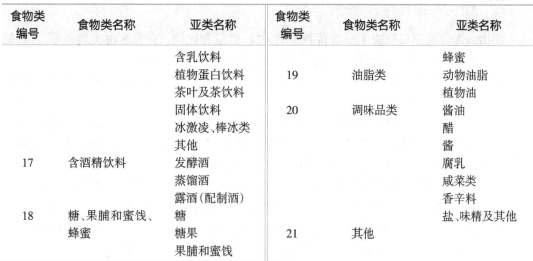

食物类编号	食物类名称	亚类名称	食物类编号	食物类名称	亚类名称
		含乳饮料			蜂蜜
		植物蛋白饮料	19	油脂类	动物油脂
		茶叶及茶饮料			植物油
		固体饮料	20	调味品类	酱油
		冰激凌、棒冰类			醋
		其他			酱
17	含酒精饮料	发酵酒			腐乳
		蒸馏酒			咸菜类
		露酒（配制酒）			香辛料
18	糖、果脯和蜜饯、蜂蜜	糖			盐、味精及其他
		糖果	21	其他	
		果脯和蜜饯			

另外，食物按照来源和性质也可大致分为三大类：

1. 动物性食物 如畜禽肉类、奶类、蛋类、水产品等。

2. 植物性食物 如粮谷类、豆类、薯类、坚果类、蔬菜和水果等。

3. 各类食物的制品 指以动物性、植物性天然食物为原料，通过加工制作的食品，如糖果、果脯、罐头、酒等。

二、食物营养价值的概念

食物的营养价值通常是指某种食物所含营养素和能量能够满足人体营养需要的程度。

由于各类食物具有不同的营养特点，所以营养价值也各不相同。食物营养价值主要取决于营养素的种类、数量、比例，以及消化吸收的程度。理想的营养价值高的食物，应该是具有人体所需的所有营养素和能量，而且营养素的数量、比例适合人体需要，并能全部被人体消化吸收。符合这一理想要求的食物，除了婴儿时期喂养的母乳外，没有任何一种天然食物可以满足人体的全部营养需要。

各种食物的营养价值是有区别的，但同一类食物具有相似的营养特点。例如，动物性食物能够提供丰富的优质蛋白质，较多的脂肪和矿物质，而碳水化合物含量较低；谷类食物含较多的淀粉，但蛋白质、脂肪的含量较低；蔬菜和水果能提供丰富的维生素、矿物质和膳食纤维，而蛋白质、脂肪的含量却很低。实际上，即便是同一食物，不同部位、不同产地、不同成熟程度，其营养价值也有相当的差别。

由于食物的营养价值是以能否满足人的需要为标准，因此，同一种食物对于不同人群，其营养价值也是有差异的。如对于半岁以内的婴儿来说，母乳是最好的食品，营养价值也最高。但对于幼儿(1~3岁)来说，母乳的营养成分远远不能满足这一人群的需求，因此营养价值不高，需要从其他食物中获取更多的营养素和能量。

由此可见，食物的营养价值既有相似性、稳定性，又有相对性、可变性，因此需要从多方面评价食物的营养价值。

三、影响食物营养价值的因素

食物营养价值主要取决于所含营养素的种类、数量和比例。营养素种类越齐全，食物的营养价值越高；营养素数量越符合人体需要，食物的营养价值也越高。

除此之外，食物的营养价值往往还会受到品种、产地、不同部位、成熟程度、加工、贮藏、烹调方法等诸多因素的影响。

1. 品种 同一食物的不同品种，营养价值略有差别。如红皮鸡蛋和白皮鸡蛋含有的能量分别为 653kJ/100g 和 577kJ/100g，蛋白质分别为 12.8g/100g 和 12.7g/100g，脂肪分别为 11.1g/100g 和 9.0g/100g，碳水化合物分别为 1.3g/100g 和 1.5g/100g。

2. 产地 我国地域广阔，物产丰富，受土壤、水、大气、阳光、温度等自然条件的影响，即便是同一食物，由于种植产地不同，食物的营养价值也有差别。如新疆库尔勒梨和山东莱阳梨含有的能量分别为 174kJ/100g 和 227kJ/100g，蛋白质分别为 0.1g/100g 和 0.3g/100g，脂肪分别为 0.1g/100g 和 0.2g/100g，碳水化合物分别为 13.4g/100g 和 14.1g/100g。

3. 成熟程度 一些动、植物在不同的成熟期都可以作为食物来食用，其营养价值略有不同，如桑葚在绿熟期、半熟期和全熟期的蛋白质含量逐渐降低，可溶性糖、维生素 C 含量逐渐上升。

4. 不同部位 植物性食物的根、茎、叶、花、果实、种子都可以作为食物；动物性食物的很多部位也可以食用，如肌肉组织、内脏、皮、骨等，由于部位不同，营养价值存在一定差别。如猪肺和猪肝，能量分别为 351kJ/100g 和 540kJ/100g，蛋白质分别为 12.2g/100g 和 19.3g/100g，脂肪 3.9g/100g 和 3.5g/100g，碳水化合物 0.1g/100g 和 5.0g/100g。

5. 贮藏方法 贮藏过程中，由于环境条件、微生物污染，以及食物本身组成成分的影响，会导致食物营养价值的改变。如不同贮藏温度可以严重影响土豆的干物质、淀粉、蛋白质的含量；在一定的贮藏温度范围内，温度越低，上述 3 种成分的下降程度越小。

6. 加工、烹调方法 食物营养价值在很大程度上还会受到加工、烹调的影响，如对谷类中米、面的精细加工会丢失大量的 B 族维生素和膳食纤维；水果在加工成果脯、罐头的过程中会破坏大量的维生素 C。相反，有的食物经过加工，其营养价值可以提高，如将大豆加工成豆腐，能提高蛋白质的消化率；牛奶加工成酸奶可以降低乳糖不耐受症发病率。

四、食物营养价值的评定及意义

食物营养价值的评定主要从营养素的种类及含量和营养素的质量两方面进行评价。

(一)食物营养价值的评定

1. 营养素的种类及含量 一般来说，食物的营养素种类和含量越接近人体需求，其营养价值就越高。动物类食物比植物类食物含有的营养素种类齐全而且丰富，因此营养价值高。

2. 营养素的质量 营养素的质和量具有同等重要性，质的优劣体现在营养素可被人体消化吸收和利用的程度上。如肉、蛋、奶类提供的蛋白质与谷类含有的蛋白质质量完全不同，前者为优质蛋白，能够满足动物和人体生长发育和组织新陈代谢的需求；后者属于非优质蛋白，长期单一食用这类食物，会影响动物和人体的生长发育和组织器官的新陈代谢。

营养质量指数(INQ)是指营养素密度与能量密度之比，可以直观地、综合地反映该食物营养质量的高低。公式如下：

> 考点提示
>
> INQ 计算方法和要点

$$INQ = \frac{某营养素密度}{能量密度}$$

营养素密度是指待测食品中某营养素与其参考摄入量的比。公式如下：

$$营养素密度 = \frac{一定量食物提供的营养素含量}{相应营养素推荐摄入量}$$

能量密度是指待测食物所含能量与能量参考摄入量的比。公式如下：

$$能量密度 = \frac{一定量食物提供的能量值}{能量推荐摄入量}$$

评价食物的能量密度具有重要意义：长期食用低能量和能量密度低的食物，会影响儿童生长发育；长期食用高能量和能量密度高的食物，容易造成人体体重过重或肥胖。

INQ 的计算步骤如下：

(1) 食物中能量密度的计算：如 100g 薯片可提供 2575kJ 能量，对于一位 12 岁的女孩来说，每天能量的推荐摄入量是 7530kJ，根据能量密度公式计算得：

$$能量密度 = \frac{一定量食物提供的能量值}{能量推荐摄入量} = \frac{2575}{7350} \approx 0.34$$

同样的，如果对于一位 65 岁、从事轻体力活动水平的女性来说，每天能量的推荐摄入量是 7110kJ，根据能量密度公式计算得：

$$能量密度 = \frac{一定量食物提供的能量值}{能量推荐摄入量} = \frac{2575}{7110} \approx 0.36$$

由此可见，同一食物对于不同的人群，食物的能量密度不一样。可能对某一人群是高能量食物，对另一人群就是低能量食物。所以，用能量密度评价食物，除了食物本身含有的能量外，关键要看对营养需求不同的人群。同一种食物，对于正常人群可能是合格的，而对于肥胖人群可能是不合格的，因此要做到因人而异的选取适合自己的食物。

能量密度不能反映食物中蛋白质、脂肪、碳水化合物的供能比例，因此，无法断定能量来源是否符合要求。

考点提示

能量密度的意义

(2) 食物中营养素密度的计算：不同食物的同一营养素密度存在差异，如对同一人群来说，瘦猪肉的蛋白质密度和大白菜的蛋白质密度可相差 13.53 倍(20.3/1.5)。同一食物的不同营养素密度也会不同，如 100g 瘦猪肉中蛋白质含量为 20.3g，维生素 A 为 44μg，维生素 B_1 为 0.54mg，维生素 B_2 为 0.10mg，对于 18~49 岁，从事轻体力活动水平的男性来说，蛋白质的推荐摄入量为 65g/d，维生素 A 的推荐摄入量为 800μg/d，维生素 B_1 和维生素 B_2 的推荐摄入量均为 1.4mg/d。根据营养素密度计算公式得：

$$蛋白质密度 = \frac{100g \text{ 瘦猪肉提供的蛋白质含量}}{蛋白质推荐摄入量} = \frac{20.3}{65} \approx 0.31$$

$$维生素 A 密度 = \frac{100g\ 瘦猪肉提供的维生素\ A\ 含量}{维生素\ A\ 推荐摄入量} = \frac{44}{800} \approx 0.06$$

$$维生素 B_1 密度 = \frac{100g\ 瘦猪肉提供的维生素\ B_1\ 含量}{维生素\ B_1\ 推荐摄入量} = \frac{0.54}{1.4} \approx 0.39$$

$$维生素 B_2 密度 = \frac{100g\ 瘦猪肉提供的维生素\ B_2\ 含量}{维生素\ B_2\ 推荐摄入量} = \frac{0.1}{1.4} \approx 0.07$$

从上面的计算结果可以看出,瘦猪肉中维生素 B_1 的密度最高,说明瘦猪肉是富含维生素 B_1 和蛋白质的食品,而维生素 A、维生素 B_2 密度较低。

与能量密度相似,如果针对的人群发生了变化,各种营养素密度也会随之发生改变。

(3) INQ 的计算:如对于成年男性,轻体力劳动者,100g 蛋糕可提供能量 1456kJ,维生素 B_1 0.09mg,INQ 计算如下:

$$能量密度 = \frac{100g\ 蛋糕提供的能量值}{能量推荐摄入量} = \frac{1456}{9410} \approx 0.15$$

$$维生素 B_1 密度 = \frac{100g\ 瘦猪肉提供的维生素\ B_1\ 含量}{维生素\ B_1\ 推荐摄入量} = \frac{0.09}{1.4} \approx 0.06$$

$$100g\ 蛋糕营养质量指数(INQ) = \frac{维生素\ B_1\ 密度}{能量密度} = \frac{0.06}{0.15} \approx 0.4$$

营养质量指数(INQ)的评价:

INQ=1,表示食物的该营养素供给与能量供给达到平衡。

考点提示

INQ 的意义

INQ>1,表示食物中该营养素的供给量高于能量的供给量,特别适合体重超重和肥胖患者选择。

INQ<1,说明此食物中该营养素的供给少于能量的供给,长期食用此种食物,可能发生该营养素的不足或能量过剩,因此该食品的营养价值低。垃圾食品通常指的就是这类食品。

INQ 是评价食品营养价值的一个简明实用的指标。它不但能直观反映食物能量和营养素供给之间情况,还能比较不同食物提供同一营养素的能力。一般认为,INQ≥1 为营养价值高(表 4-2)。

表 4-2 鸡蛋、大米、大豆中几种营养素的营养素密度、能量密度和 INQ(100g 可食部)

比较	能量(kJ)	蛋白质(g)	维生素 A (µgRE)	维生素 B_1 (mg)	维生素 B_2 (mg)
成年男性轻体力劳动参考摄入量	9410	65	800	1.4	1.4
鸡蛋提供的能量和营养素含量	602	13.3	234	0.11	0.27
能量及营养素密度	0.064	0.205	0.293	0.079	0.193
INQ		3.20	4.58	1.23	3.02
大米提供的能量和营养素含量	1454	8.00	—	0.22	0.05
能量及营养素密度	0.155	0.123	—	0.158	0.036
INQ		0.79	—	1.02	0.23

续表

比较	能量(kJ)	蛋白质(g)	维生素 A (μgRE)	维生素 B$_1$ (mg)	维生素 B$_2$ (mg)
大豆提供的能量和营养素含量	1631	35.00	37.00	0.41	0.20
能量及营养素密度	0.173	0.538	0.046	0.293	0.143
INQ		3.11	0.307	1.953	0.953

由表 4-2 可以看出,大豆和鸡蛋的蛋白质质量指数 INQ 均大于 1,说明两种食物的蛋白质营养价值高;大米的蛋白质质量指数 INQ 小于 1,说明大米的蛋白质营养价值不高。其他营养素密度指数以此类推。

值得注意的是,食物营养素含量与营养质量指数并非等同。如炒葵花子中维生素 B$_2$ 的含量为 0.26mg/100g,而全脂牛奶的维生素 B$_2$ 含量为 0.14mg/100g,如果从营养素含量上比较,炒葵花子的维生素 B$_2$ 高于全脂牛奶,但从营养质量指数上比较,炒葵花子为 0.68,全脂牛奶为 4.16,显然全脂牛奶高于炒葵花子。这就意味着,如果人们不希望增加更多能量,而只希望供给较多维生素 B$_2$ 时,选择全脂牛奶更合理。

(二) 评定食物营养价值的意义

(1) 全面了解各种食物中营养素的组成成分与含量特点,找出现有主要食品的营养缺陷,以便最大限度地利用食物资源,指出改造或创新食品的方向,解决抗营养因素问题。

(2) 了解加工、贮藏、烹调过程中食物营养素的变化和损失,采取相应的有效措施,最大限度保存食品中的营养素,提高食品营养价值。

(3) 指导人们科学地选购食品和合理地搭配食品、配制营养平衡膳食,以达到促进健康,增强体质、延年益寿及预防疾病的目的。

第二节 植物性食物的营养价值

植物性食物主要包括谷类、豆类、蔬菜、水果和菌藻类等。植物性食物是中国居民日常生活经常食用的食物,也是获取能量和营养素的主要来源。植物性食物因其品种、产地、加工、贮藏、烹调等不同,每类食物的营养素含量和质量特点各不相同,了解它们各自的营养价值,可从中合理选择,科学利用,充分发挥每一种食物的营养特点。

一、谷类和薯类

谷类食物是我国的主要粮食作物,也是居民的主要食物,占全天摄入食物总量的 1/3~1/2。我国居民的主食主要是大米、小麦、小米、玉米、高粱、荞麦、莜麦等统称为杂粮。人们常说:五谷杂粮,各有所长。实际上,它们的营养价值基本相似。

薯类包括土豆、红薯、木薯等,以提供碳水化合物为主,可替代部分粮食。

(一) 谷类

1. 谷粒的结构和营养素分布 各种谷类种子虽然不完全相同,但基本结构相似。了解谷类的结构和营养素的分布,对于谷类的加工、烹调以及强化食品有一定的指导意义。

谷粒的最外层是谷壳,主要起保护谷粒的作用,这一层不能食用,要通过加工去除掉。

去壳后的谷粒由四个部分组成:谷皮、糊粉层、胚乳和胚芽(图 4-1)。

(1) 谷皮:谷皮是谷粒的外层,质地比较坚硬,较薄。谷皮的重量占整个谷粒重量的6%。谷皮主要由不能被人体消化吸收的纤维素、半纤维素组成,还含有较多的矿物质和脂肪。膳食中,纤维素、半纤维素摄入过多,会影响蛋白质、矿物质的吸收,所以,在谷类食物加工时,要除去大部分谷皮。另外,由于谷皮中含脂肪较高(15%~22%),人们可以利用去除下来的米糠,制成米糠油,米糠油具有很高的营养价值。

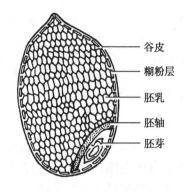

图 4-1 谷粒的纵切面示意图

(2) 糊粉层:谷皮的下面是糊粉层,和谷皮重量相当。糊粉层含有较多的蛋白质、脂肪、丰富的B族维生素及矿物质。如果米、面加工过于精细,这一层将会随着糠麸丢弃,对米、面的营养价值产生较大影响。

(3) 胚乳:胚乳是谷粒的主要组成部分,占整个谷粒总重量的83%,也是谷粒主要营养价值所在。胚乳中含有大量能被人体吸收利用的淀粉和一定量的植物蛋白质。蛋白质主要在胚乳的外围,越靠近谷粒的中心,蛋白质越少。所以,米、面不应加工过于精细。平时购买面粉,一定要选用出粉率在80%以上的面粉,这样才能最大限度地保留面粉中的营养素。

(4) 胚芽:胚芽是谷粒发芽的部位,偏在谷粒的一端,其重量占整个谷粒的2%~3%。虽然胚芽的重量很小,但含有的营养素却非常丰富,如脂肪、蛋白质、矿物质、B族维生素和维生素E。尤其是具有抗氧化作用,能预防衰老的维生素E,其最主要的来源就是胚芽。但是胚芽的质地比较柔软,有韧性,加工时不容易被粉碎,所以在加工过于精细的米、面中,常常会随着糠麸被丢弃。

2. 谷类的营养成分 谷类中的各种化学组成和营养价值由于谷物的种类、品种、产地、肥料及加工方法等因素影响,有一定的差异。

(1) 蛋白质:各种谷类作物中蛋白质含量差别很大,一般在7.5%~15%,稻米和玉米约为8%,小麦约为10%。谷类中的蛋白质主要是谷蛋白和醇溶蛋白,还有少量白蛋白和球蛋白。谷蛋白和醇溶蛋白中赖氨酸含量很少,特别是玉米醇溶蛋白缺少赖氨酸和色氨酸最为突出。因此,在谷类蛋白质中,赖氨酸为第一限制氨基酸,苏氨酸多为第二限制氨基酸(玉米为色氨酸)。为了提高谷类食物蛋白质的营养价值,可采用蛋白质互补和氨基酸强化等措施。

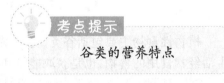

考点提示

谷类的营养特点

(2) 脂肪:谷类中脂肪含量普遍不高,大米、小麦为1%~2%,玉米和小米可达4%,主要集中在糊粉层和胚芽,在谷类加工时,易随着糠麸被丢弃。谷类脂肪含较多不饱和脂肪酸,具有降低胆固醇、防止动脉粥样硬化的作用。从玉米、小麦胚芽中提取的胚芽油营养价值很高,可作为保健食用油。谷类脂质中还含有植物固醇和卵磷脂。

(3) 碳水化合物:谷类中碳水化合物含量为70%~80%,其主要成分是淀粉,约占总量的90%。淀粉主要集中在胚乳的淀粉细胞内,分直链淀粉和支链淀粉,可直接影响谷类食品的风味。淀粉烹调后容易消化吸收,是人类最理想、最经济的能量来源。除淀粉外,糊精、葡萄糖、果糖约占碳水化合物的10%,谷类还含有较多的膳食纤维。

(4) 矿物质:谷类中矿物质的含量一般为1.5%~3%,大部分集中在谷皮和糊粉层中,主要是磷和钙,铁含量较少。谷类中矿物质多以植物盐的形式存在,消化吸收较差。出粉率高的面粉含植酸多,植酸影响食物中钙、铁等元素的吸收利用。

(5) 维生素:谷类是膳食中 B 族维生素,特别是维生素 B_1、维生素 B_2、烟酸、泛酸的重要来源,小麦胚芽中含较多的维生素 E。谷类中几乎不含维生素 A、维生素 D 和维生素 C。谷类中的维生素大部分集中在糊粉层和胚芽中,因此,大米、面粉加工精度越高,维生素丢失越多。

3. 影响因素和合理利用 作为我国居民的主食,谷类的科学、合理食用,不仅关系到节省粮食资源,而且还能最大限度地提高谷类食物的营养价值。因此,认识加工、烹调对谷类营养价值的影响,以及谷类自身存在的营养缺陷,是科学、合理利用谷类的前提。

(1) 加工、烹调对营养价值的影响:由于谷粒中的营养素不是均匀分布的,越靠近谷粒中心,淀粉含量越高,其他营养素越少,所以在谷类加工中,一定要尽可能保留营养价值较高的胚芽和糊粉层这些外围部分,保留一定数量的谷皮。

考点提示

谷类的合理利用

20 世纪 80 年代以前,我国为了节约粮食资源,提高营养价值,专门制定了米、面的加工标准。标准米又称"九五米",标准粉又称"八五面",这种米、面既保留了较多的 B 族维生素、纤维素和矿物质,又能保持较好的食物外观和消化吸收率,在节约粮食和预防某些营养缺乏症方面起到了积极的作用。

但是,随着居民生活水平的提高,很多人放弃了这种营养价值较高的米、面,盲目追求出粉率很低,营养价值很低,外观很美,吃起来口感很好的精白米面。受居民消费倾向的影响,国内很多粮食加工企业生产越来越精细的米和面。目前,市场上的标准米和标准粉较少,取而代之的是出粉率越来越低的精白米面,如特制一等粉,又称精粉、富强粉,出粉率为 60%~70%;特制二等粉,又称上白粉、特富粉,出粉率为 73%~75%;还有出粉率仅达到 50% 以下的各种名目的特精面粉。精粉(富强粉)、上白粉(特富粉)和标准粉的营养素含量比较见表 4-3。

表 4-3 三种面粉营养素含量比较(100g 可食部分)

食物名称	蛋白质(g)	脂肪(g)	碳水化合物(g)	膳食纤维(g)	维生素 B_1(mg)	维生素 B_2(mg)	维生素 E(mg)	钙(mg)	铁(mg)
精粉	10.3	1.1	75.2	0.6	0.17	0.06	0.73	27	2.7
上白粉	10.4	1.1	75.9	1.6	0.15	0.11	1.25	30	3.0
标准粉	11.2	1.5	73.6	2.1	0.28	0.08	1.8	31	3.5

另外,烹调方法不当也会导致谷类食物营养价值的丢失。由于谷粒的外围结构中含有丰富的蛋白质、脂肪、纤维素、B 族维生素和矿物质。这些营养素有的能溶于水,随水流失;有的遇碱、遇高温被破坏,所以要尽量避免能造成营养素丢失和破坏的烹调方法,如长时间浸泡大米、用手反复搓洗大米、蒸米饭弃掉米汤等。大米和面粉如果加碱蒸煮或油炸,对 B 族维生素的破坏会更大。

(2) 谷类的营养缺陷:谷类的营养缺陷主要在蛋白质、矿物质和维生素三方面。

1) 蛋白质:谷类的蛋白质虽然含量不少,但质量不高。谷类蛋白质中必需氨基酸的组成不合理,赖氨酸含量少,苏氨酸、色氨酸、苯丙氨酸、蛋氨酸偏低,因此谷类食品蛋白质营养价值低于动物性食物(表 4-4)。

2) 矿物质:谷类含有较多的植酸盐,使得包括钙在内的许多矿物质消化吸收率低。另外,谷类含铁很少,一般为 1.5~3.0mg/100g。

表 4-4　几种谷类蛋白质中的限制氨基酸

食物名称	第一限制氨基酸	第二限制氨基酸	第三限制氨基酸
小麦	赖氨酸	苏氨酸	缬氨酸
大麦	赖氨酸	苏氨酸	蛋氨酸
燕麦	赖氨酸	苏氨酸	蛋氨酸
大米	赖氨酸	苏氨酸	—
玉米	赖氨酸	色氨酸	苏氨酸

摘自:孙长颢. 营养与食品卫生学. 第 6 版. 北京:人民卫生出版社,2008

3) 维生素:谷类几乎不含维生素 A、维生素 D 和维生素 C。玉米中的烟酸为结合型,不易被人体吸收利用,所以长期以玉米为主食的居民易出现癞皮病。

(3) 谷类的合理利用:了解了谷粒的结构和营养素的分布,以及谷类的营养缺陷,对于合理利用谷类就有了指导性的帮助。谷类的合理利用可通过以下几个方面实现。

1) 合理搭配:谷类中缺乏赖氨酸,大豆中含有丰富的赖氨酸,这两种食物混合食用,可以起到氨基酸互补的作用,从而提高谷类食物的蛋白质营养价值。中国的传统食品饺子、八宝粥、腊八粥、馄饨等都是谷类食物与其他食物合理搭配的典范,是值得推广的营养均衡食品。

2) 适度加工:由于谷类的很多营养素分布在谷粒的外围,因此,谷类加工应该适当保留这部分的营养物质,同时,严禁滥用面粉增白剂、大米增稠剂等。

3) 科学烹调:①淘米方法:淘米的目的是为了去除米粒中的杂质,反复搓洗,不仅没有必要,还会使米粒外层的营养素丢失更多,随着淘米次数的增多、浸泡时间的延长和水温的增高,各种营养素的损失也随之增加,所以淘米时最好是先把米粒中的杂质拣去,不要长时间浸泡,不要用热水淘洗,不要反复搓洗,淘米次数不要过多;另外,目前市场上销售的“免淘洗米”是在稻谷制米过程中采取了控制措施,防止沙粒、尘土等杂质的污染,密封包装而成的,这种“免淘洗米”食用前不用再淘洗,直接蒸煮,可使大米保留更多的营养素。②米面的烹调:做米饭时应采用蒸、煮的方法,中途不要倒掉米汤,以防溶于米汤中的 B 族维生素大量损失;采用蒸、烤、烙等方法制作面食时,各种营养素损失很少;煮面条时,部分营养素溶于汤中,若面条与汤同时食用,可减少营养素的丢失。③适当加碱:玉米中的烟酸为结合型,不易被人体吸收利用,加碱后,可将结合型的烟酸变为游离型烟酸,有利于机体吸收利用。但这种加碱的方法实际上是以破坏其他 B 族维生素和维生素 C 为代价的,因此,如果当地不是以玉米为主食,可以不加碱或少加碱,因为烟酸还可以从其他食物中获得。维生素 B_1 在碱性环境中极易被破坏,在煮粥或发面时加碱,都可使维生素 B_1 大量破坏,所以发面时最好用酵母而不要用碱面。

4) 氨基酸强化:为了弥补谷类赖氨酸的缺乏,在大米中加入 0.2%~0.3% 的赖氨酸,可以使大米的蛋白质营养价值得到明显提高,这就是氨基酸强化,我国市场上有氨基酸强化米、赖氨酸强化面包等出售。

谷类是我国大多数地区居民每天的主食,提倡谷类为主是平衡膳食的基本保证,一般成年人每天应摄入 250~400g 谷类,每天最好能吃 50g 以上的粗粮。

(二) 薯类

土豆、红薯、木薯被称为世界三大薯类,尤其是土豆,世界上 79% 的国家种植土豆,仅次于小麦、水稻和玉米。

1. 薯类的营养特点

(1) 低能量、高水分、较多碳水化合物：薯类含有的能量比谷类少，但远高于一般蔬菜。作为蔬菜，薯类与众不同的营养特点是含有较多淀粉，其含量在 10%~25%（表 4-5）。薯类含有的淀粉叫抗性淀粉，属于食物纤维类。这种淀粉具有耐受消化酶的作用，食用后在胃内停留时间较长，在小肠内不能消化吸收，只有在大肠内被双歧杆菌、乳酸杆菌和肠球菌等益生菌发酵降解，生成短链脂肪酸，作为结肠细胞的能量来源，有增强结肠运动的功能，可以防治便秘。

(2) 基本不含脂肪：薯类脂肪含量仅为 0.2%，属于低脂食物。

(3) 蛋白质含量偏低：薯类中的蛋白质含量较大部分蔬菜高，却低于大多数谷类，蛋白质含量在 1.1%~2.1%，属于不完全蛋白质。但薯类的蛋白质含有丰富的赖氨酸，可以弥补谷类食物赖氨酸的不足。

(4) 丰富的膳食纤维：薯类的膳食纤维含量在 0.7%~1.6%，略高于大米。

(5) 丰富的矿物质和维生素：薯类的维生素 C、β- 胡萝卜素、钾含量比较丰富。

表 4-5 土豆、红薯、木薯三种食物能量和部分营养素含量（100g 可食部分）

食物名称	能量(kJ)	蛋白质(g)	脂肪(g)	碳水化合物(g)	膳食纤维(g)	维生素A(μgRE)	维生素B₁(mg)	维生素B₂(mg)	维生素C(mg)	钙(mg)	钾(mg)
土豆	323	2.0	0.2	17.2	0.7	5	0.08	0.04	27	8	342
红薯	444	1.4	0.2	25.2	1.0	37	0.07	0.04	24	24	174
木薯	498	2.1	0.3	27.8	1.6	—	0.21	0.09	35	88	764

2. 影响因素和合理利用 薯类是我国居民膳食的重要组成部分，由于薯类含有丰富的碳水化合物，常被当作主食食用。但是近年来，薯类的消费量逐年下降，作用也从主食逐渐转变成副食和零食，而且随着薯类的深加工，一些有害物质可能进入机体，导致慢性或远期性危害。

(1) 贮藏、加工、烹调对营养价值的影响：薯类在贮藏过程中经常出现霉变和发芽。霉变甘薯因受到黑斑病菌污染，引起甘薯表皮和肉质出现黑斑，产生霉菌毒素，引起中毒，目前无特效药治疗这种中毒。土豆发芽会产生对人体有害的龙葵素，也可出现急性中毒。薯类的加工烹调方法很多，如蒸、煮、炖、煎、炸、烤、涮等。薯类中的淀粉通过加热糊化处理，可提高淀粉的消化利用率，故薯类适宜煮熟食用。薯类经常被加工成炸薯条、炸薯片等零食，由于薯类本身已含有丰富的淀粉，如果采用油炸方式，会使能量成倍增加，不利于保持机体的能量平衡，同时这种加工方式会在食品中产生反式脂肪酸和致癌成分丙烯酰胺，人体还会通过这类食品获得过多的食盐。

(2) 薯类的营养缺陷：薯类缺乏蛋白质和脂肪，因此不能单独作为主食长期食用，否则会出现营养不良；薯类吸脂能力强，油炸薯片、薯条中常含有大量脂肪，因此也被称为"垃圾食品"；薯类含有的抗性淀粉不易被消化酶分解，可延长在胃内的停留时间，食用过量会产生反酸、烧心等不适感。

(3) 薯类的合理利用：薯类的营养并不全面，要充分发挥其营养特点，应遵循平衡膳食的原则，将薯类作为日常膳食不可缺少的组成部分，与粮豆蛋奶肉及蔬菜水果等科学搭配。由于薯类含有较多的淀粉，其能量远超过普通蔬菜。为避免能量过剩和肥胖，建议将薯类作为主食时应减少谷类的摄入量。

土豆食用时最好去皮,特别是要削净已变绿发芽的部分,然后切片或切丝用水浸泡,并且在高温下彻底加热、加醋,以便分解龙葵素,避免发生中毒。

《中国居民膳食指南(2007)》建议,适当增加薯类的摄入,每周吃 5~7 次,每次 50~100g。

二、豆类和坚果类

(一) 豆类

1. 豆类的分类及营养成分 豆类的品种很多,营养学上通常按照营养成分含量分为大豆类和其他豆类。大豆类包括黄豆、黑豆和青豆;其他豆类包括豌豆、蚕豆、绿豆、小豆、红豆、芸豆等。

(1) 大豆的营养特点:大豆蛋白质是植物性食品中含量最高的,蛋白质含量可达 35%~40%,而且大豆蛋白质利用率比较高;大豆脂肪含量达 15%~20%,比谷类高 15~20 倍,且多不饱和脂肪酸约占总脂量

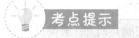

考点提示

大豆的营养特点

的 85%;碳水化合物含量达 20%~30%,相对谷类较少;大豆含有丰富的矿物质和维生素,其中钙、铁、维生素 B_1、维生素 B_2 和维生素 E 含量较高;干豆中几乎不含维生素 C(表 4-6)。

表 4-6 黄豆及其制品中营养成分比较(100g 可食部分)

食物名称	能量(kJ)	蛋白质(g)	脂肪(g)	碳水化合物(g)	膳食纤维(g)	维生素 B_1(mg)	维生素 B_2(mg)	维生素 C(mg)	钙(mg)	铁(mg)
黄豆	1631	35.0	16.0	34.2	15.5	0.41	0.20	—	191	8.2
豆腐(北)	414	12.2	4.8	2.0	0.5	0.05	0.03	—	138	2.5
豆浆	66	1.8	0.7	1.1	1.1	0.02	0.02	—	10	0.5
黄豆芽	198	4.5	1.6	4.5	1.5	0.04	0.07	8	21	0.9

(2) 其他豆类的营养特点:其他豆类的营养价值远不如大豆类。蛋白质含量一般为 20%~30%,比大豆低,比谷类高;这种豆类脂肪含量很低,一般在 5% 以下,如绿豆的脂肪含量仅为 0.8%,豇豆的脂肪含量为 1.2%;这种豆类主要的营养成分是淀粉(55%~65%),可以作为主食的补充或替代,糖尿病患者需要控制血糖时,可以减少米面的摄入,增加其他豆类的摄入。

(3) 豆制品的营养特点:豆制品的范围不仅包括以大豆为原料的制品,还包括其他豆类为原料生产的制品。大豆制品中有非发酵性豆制品,如豆浆、豆腐、豆腐干、腐竹等;发酵豆制品如腐乳、豆豉、臭豆腐等。

大豆经一系列加工制作出来的豆制品,不仅除去了大豆内有害成分,而且使大豆蛋白质结构从致密变成松散状态,蛋白质分解酶易进入分子内部,使消化率提高,从而提高大豆营养价值。如大豆制成豆腐后,蛋白质消化率由 65% 提高至 92%~96%,从而提高了大豆的营养价值。豆腐也是钙和维生素 B_1 的良好来源。

豆浆蛋白质含量近似牛奶,其中必需氨基酸种类较齐全,铁的含量为 0.5mg/100g(牛奶含铁量为 0.3mg/100g)。

豆芽是用大豆、绿豆在适宜的水分和温度下发芽生成的,大豆蛋白在发芽过程中分解成氨基酸或多肽,同时破坏了抗胰蛋白酶因子,提高了蛋白质的生物利用率。在发芽过程中,由于酶的作用,使矿物质和维生素含量倍增,尤其是维生素 C,发芽前几乎为零,发芽后可达

6~8mg/100g。豆芽作为维生素 C 和膳食纤维来源,可与新鲜蔬菜和水果媲美。当新鲜蔬菜缺乏时,豆芽是维生素 C 的良好来源。

2. 大豆的营养保健作用 大豆中含有多种生物活性物质,如大豆皂苷、大豆异黄酮等,这些活性物质具有降血脂、抗氧化、抗衰老、抗肿瘤、免疫调节作用。

大豆异黄酮与人体内的雌激素结构很相似,因此大豆异黄酮又被称为植物雌激素。女性在绝经期,雌激素水平低下,易出现更年期综合征。食用大豆类食物,可以缓解更年期综合征,延缓骨密度降低。

3. 抗营养因子和合理利用 豆类经过不同的加工方法可制成多种豆制品,是我国居民膳食中不可缺少的组成部分。合理利用豆类,充分发挥其营养优势,是改善我国居民优质蛋白供给不足的重要措施。

(1) 豆类中的抗营养因子:大豆类虽然含有丰富的优质蛋白质、脂肪、矿物质和维生素,但是大豆中同时还含有影响这些营养素消化吸收的抗营养因素。比如大豆中含有纤维素,可影响蛋白质、矿物质的消化吸收;蛋白酶抑制剂能抑制在胃肠道内分解食物蛋白质的很多酶类(如胰蛋白酶),使得食物蛋白质不能分解、消化和吸收,大大降低了大豆蛋白质的消化吸收率;大豆含有胀气因子,这些胀气因子在肠道内被微生物分解,可以产酸、产气,引起腹胀;大豆中含有 1%~3% 的植酸,可以干扰钙、铁、锌等矿物质的吸收;大豆中含有植物红细胞凝集素,如果未加热彻底将其破坏就食用,会引起头晕、头痛、恶心、呕吐、腹痛、腹泻等症状;大豆中常有一种令人不太容易接受的豆腥味和苦涩味,这也是一些人不喜欢吃豆类食品的原因之一。

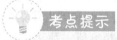

考点提示

豆类的抗营养因子

(2) 豆类的合理利用:大豆中含有一些天然的抗营养因子,可影响人体对某些营养素的吸收。在食用大豆时,通过水泡、磨浆、过滤、除渣、加热、发酵、发芽等方法加工成豆制品,其中的纤维素、蛋白酶抑制剂、胀气因子、植物红细胞凝集素、豆腥味都会被破坏,可提高大豆的消化率,充分发挥其营养价值。

《中国居民膳食指南(2007)》建议,每人每天应摄入 30~50g 大豆或相当量的豆制品。以 40g 大豆提供的蛋白质计算,40g 大豆相当于 200g 豆腐、100g 豆腐干、30g 腐竹、700g 豆腐脑或 800g 豆浆。

(二) 坚果

按照《中国食物成分表 2004》的分类,坚果分为树坚果和种子两个亚类。树坚果包括杏仁、腰果、榛子、山核桃、松子、核桃、板栗、银杏等;种子包括花生、葵花子、南瓜子、西瓜子等。通常还可以按照脂肪含量的高低,将坚果分为油脂类坚果和淀粉类坚果,前者包括核桃、松子、葵花子、腰果等,后者包括板栗、银杏、莲子、芡实等。

1. 坚果的营养特点 坚果的蛋白质含量在 13%~35%,虽然不如大豆类,却远高于谷类、薯类。油脂类坚果脂肪含量在 40%~70%,且必需脂肪酸含量高,尤其是卵磷脂含量丰富;淀粉类坚果脂肪含量较低,如鲜板栗脂肪含量只有 0.7g/100g。坚果是维生素 E 和 B 族维生素的良好来源,葵花子仁中维生素 E 高达 79.09mg/100g,杏仁中的维生素 B_2 含量达 1.82mg/100g。油脂类坚果中含有丰富的铁、锌、铜、锰、硒等微量元素,含量高于大豆,远高于谷类。

2. 坚果的合理利用 坚果的水分含量低,因而较耐保藏,但油脂类坚果的脂肪不饱和程度高,淀粉类坚果碳水化合物含量高,两者均易被氧化或霉变。因此,坚果应保存于阴凉、干燥处,并密封。

某些坚果含有有毒物质,如苦杏仁含有苦杏仁苷,多食会导致氢氰酸中毒;银杏含有银杏酸、银杏酚,生食过量会导致呕吐、腹泻,甚至抽搐、呼吸困难等反应,因此,这类坚果要限量食用,并且不宜生食。

坚果含有丰富的脂肪和碳水化合物,因此每天的摄入量不宜过多,以免能量摄入过剩,导致肥胖。现代营养学研究发现,经常吃少量的坚果有助于心血管的健康。这种作用可能与坚果中的不饱和脂肪酸、维生素 E 和膳食纤维含量较高有关。

三、蔬菜和水果

蔬菜、水果是人们日常生活中离不开的食物,它们不但弥补了主食中某些营养素的不足,更主要的是丰富了人们的餐桌美味,满足了食欲。近年来,各国膳食指南都强调增加蔬菜和水果的摄入种类和数量。

蔬菜和水果有着相似的营养成分:含有大量水分和酶类,含有一定量的碳水化合物,各种维生素、矿物质和膳食纤维含量丰富,蛋白质和脂肪含量很低。

(一) 蔬菜

蔬菜按其品种可食部位不同分为:根菜类、鲜豆类、茄果、瓜菜类、葱蒜类、嫩茎、叶、花菜类、水生蔬菜类、薯芋类和野生蔬菜类 8 个亚类。

1. 蔬菜的营养价值　蔬菜的重要营养意义在于能提供维生素、矿物质和膳食纤维。

(1) 维生素:蔬菜中含有的维生素主要是维生素 C、胡萝卜素和 B 族维生素。

> **考点提示**
>
> 蔬菜、水果的营养特点

维生素 C 在生长旺盛的叶菜类蔬菜中含量较高,而且含量与叶绿素有关。一般来说,深绿色的叶菜类要比其他颜色的叶菜类含有的维生素 C 稍高,如绿叶苋菜中维生素 C 为 47mg/100g,红叶苋菜中维生素 C 为 30mg/100g;根茎类的蔬菜含维生素 C 的量不如叶菜类,如莴笋叶中维生素 C 含量为 13mg/100g,莴笋仅为 4mg/100g。

胡萝卜素主要在绿色、黄色或红色蔬菜中含量较高,如冬苋菜为 6950μg/100g、胡萝卜为 4103μg/100g、红小辣椒为 1390μg/100g。野生蔬菜中胡萝卜素的含量普遍高于一般蔬菜。

B 族维生素主要是维生素 B_2 和叶酸,以绿叶菜中含量较多,如苜蓿中的维生素 B_2 为 0.73mg/100g,甜菜叶中的维生素 B_2 为 0.22mg/100g。

(2) 矿物质:蔬菜含有丰富的矿物质(5% 左右),如钙、磷、铁、钾、镁、铜等,其中含钾最丰富的蛇瓜为 763mg/100g,是所有新鲜蔬菜中含量最多的。绿叶蔬菜一般含钙、铁较多,如萝卜缨(钙 238mg/100g、铁 0.2mg/100g),雪里红(钙 230mg/100g、铁 3.2mg/100g),油菜(钙 153mg/100g、铁 3.9mg/100g)等。但是,绿叶菜中往往同时含有大量的草酸。这些草酸不但干扰自身钙、铁的吸收,还会干扰与这些蔬菜同时进食的其他食物中的钙、铁吸收。

(3) 碳水化合物:蔬菜中碳水化合物的含量在 4% 左右,根菜类蔬菜含量较高,可以达到 20% 以上。蔬菜中的碳水化合物包括单糖、双糖、淀粉和膳食纤维。膳食纤维包括纤维素、半纤维素和木质素等,一般在 1%~3%。

2. 蔬菜的营养保健作用　膳食纤维虽然不能被机体吸收利用,但可以吸收水分,增大肠道内容物的体积,有效地刺激肠蠕动加快,具有通便、降血脂、降胆固醇、稳定血糖、防肠癌的作用,对中老年人特别有益,尤其对于长期卧床不起的患者,往往容易出现大便干结、排便困难,在膳食中适当增加蔬菜摄入,有利于排便,减轻因排便困难造成的种种痛苦和发生并发症的危险。

蔬菜中含有一些酶类、杀菌物质和具有特殊功能的生理活性成分。如萝卜中的淀粉酶可助消化;大蒜中的植物杀菌素具有抗菌消炎作用;洋葱、甘蓝、西红柿等含有的类黄酮物质不仅能清除自由基、抗衰老、抗肿瘤、保护心脑血管,还可以保护同时摄入的维生素 C、维生素 A、维生素 E 免受氧化破坏。蔬菜也是调节人体酸碱平衡的重要食物,蔬菜中的钾、钠、钙、镁等元素,在体内代谢最终产物呈碱性,因此被称为"碱性食物"。

3. 影响因素和合理利用

(1) 贮藏、加工、烹调对营养价值的影响:蔬菜含有大量水分和组织分解酶,因此不易长期贮存。大多数蔬菜需经烹调加工才能供人们使用,常用的烹调方法有炒、煮、炖、煎炸和凉拌等,加工烹调方法不当,可造成蔬菜中水溶性维生素和矿物质的损失和破坏。蔬菜先切后洗或在水中浸泡,都会使水溶性营养素丢失;久煮蔬菜也会损失部分营养素。

(2) 蔬菜的营养缺陷:蔬菜中的蛋白质、脂肪、碳水化合物很少,因此提供的能量相对较低。蔬菜含维生素 A、维生素 D 和维生素 E 很少。蔬菜中的膳食纤维有利有害,进食少,容易导致便秘、心脑血管疾病、大肠癌高发;进食多,影响蛋白质、矿物质的消化吸收。部分蔬菜中草酸含量较高,影响食物中一些矿物质的吸收。

(3) 蔬菜的合理利用:蔬菜的营养缺陷,正好可以利用谷类、肉类的优势进行弥补,因此,只有粮、肉、菜混吃,才能提供全方位的营养素。

蔬菜生食可最大限度保持其营养价值,应当养成习惯,凡适宜生食的蔬菜应尽量生食,如凉拌黄瓜、萝卜、西红柿等。生食的前提条件必须是干净、卫生,不能为了生吃,而不顾及自身的健康安全。生食可以保留食物的营养素原汁原味地进入体内,但是,很多营养素进入人体,不一定全部被消化、吸收和利用。如菠菜中的草酸,如果不加热处理一下,草酸本身会使菠菜的口感很涩,还会使同时摄入的钙、铁、锌很难吸收。

烹调蔬菜正确的方法有:①先洗后切:由于蔬菜中含有的维生素和矿物质可溶于水,因此蔬菜在清洗时应先洗后切,而不能先切后洗;另外,为了避免蔬菜中维生素 C 被空气氧化破坏,最好是现切现做。②急火快炒:烹调蔬菜,要急火快炒,不能文火慢熬;有实验表明,蔬菜煮 3 分钟,其中维生素 C 损失 5%;煮 10 分钟,维生素 C 损失 30%,要尽可能缩短蔬菜在炒锅里的时间。③后放盐,加点醋:烹调蔬菜时,如果食盐加得过早,会使菜肴的品相不好看,而且出水多,营养素会溶入菜汤,如果遇到不喜欢喝菜汤的人,这样烹调出来的菜肴,营养价值就会大打折扣;菜肴在出锅前,可以适当加一点食醋,因为醋能使菜肴中的维生素 C 和 B 族维生素稳定,不易破坏。④现吃现做:剩菜放置时间过久,微生物进入剩菜中,可导致腐败变质,同时腐败菌可以将蔬菜中的硝酸盐还原成亚硝酸盐,继而合成有致癌作用的 N- 亚硝基化合物。

(二) 水果

水果依据果实的形态和生理特征分为:仁果类、核果类、浆果类、柑橘类、亚热带和热带水果、瓜类 6 个亚类。

1. 水果的营养价值　新鲜水果的营养价值与新鲜蔬菜很相似,同样也是人体矿物质、维生素和膳食纤维的重要来源之一。

(1) 维生素:水果中以刺梨(2585mg/100g)、酸枣(900mg/100g)、鲜枣(243mg/100g)、沙棘(204mg/100g)、酸刺(74mg/100g)、猕猴桃(62mg/100g)中维生素 C 含量较多;蜜橘(1660mg/100g)、

哈密瓜(920mg/100g)、芒果(897mg/100g)、木瓜(879mg/100g)等含胡萝卜素较多;桂圆肉(1.03mg/100g)、金丝小枣(0.5mg/100g)中含维生素 B_2 较高,几种常见水果中维生素含量比较见表4-7。

表4-7 常见水果中维生素含量比较(100g 可食部分)

维生素	鲜枣	猕猴桃	苹果	梨	桃	山楂	葡萄	西瓜
维生素 C(mg)	243	62	4	1	7	53	25	4
胡萝卜素(mg)	0.24	0.13	0.02	0	0.02	0.10	0.05	0.21
维生素 B_2(mg)	0.09	0.02	0.02	0.04	0.03	0.02	0.02	0.04

(2) 矿物质:水果和蔬菜一样含有人体所需的各种矿物质,如钾、钠、钙、镁、磷、铁、锌等,以钾、钙、镁、磷含量较多,如干桂圆含钾最高(1348mg/100g),干桑甚含钙最高(622mg/100g),含镁最高(332mg/100g),含磷最高(486mg/100g)。除个别水果外,水果中矿物质的含量差别不大。

(3) 碳水化合物:水果中含有的碳水化合物在 6%~28%,主要是果糖、葡萄糖和蔗糖。水果中的膳食纤维主要包括纤维素、半纤维素和果胶,一般在 1%~5%,尤其是山楂干(49.7g/100g)、酸枣(10.6g/100g)、软梨(9.1g/100g)等。果胶是制作果酱不可缺少的胶冻,以山楂、苹果、海棠果等含量为多。

2. 水果的营养保健作用 水果中的有机酸,如果酸、柠檬酸、苹果酸、酒石酸等含量比蔬菜丰富,能刺激人体消化腺分泌,增加食欲,有利于食物的消化。同时,有机酸对维生素 C 的稳定性有保护作用;水果中含有较多的果胶,这种可溶性膳食纤维有降低胆固醇作用,有利于预防动脉粥样硬化,还能与肠道中的有害物质(如重金属铅)结合,促使其排出体外。此外,水果中含有黄酮类物质、白藜芦醇等,具有抗氧化、抗炎、抗衰老、抗肿瘤、免疫调节、降低血脂、保护心脑血管等作用。

3. 影响因素和合理利用

(1) 加工、烹调对营养价值的影响:水果大都是新鲜食用,营养素损失和破坏很少,但在水果加工制成罐头、果脯、果酱及饮料时,其营养素会有不同程度的损失。如鲜桃的维生素 C 含量为 7mg/100g,做成糖水罐头后,维生素 C 几乎全部丧失;葡萄的维生素 C 含量为25mg/100g,葡萄干的维生素 C 为 5mg/100g,丧失了 4/5 的维生素 C。

(2) 水果的营养缺陷:和蔬菜相似,水果中的蛋白质、脂肪、碳水化合物很少,同样缺乏维生素 A、维生素 D 和维生素 E。因此,水果在饮食中主要起着营养的辅助作用,不能替代谷类、肉类和蔬菜。

(3) 水果的合理利用:食用水果最好选择时令的新鲜水果,反季节水果,或者贮存时间很长的水果,其营养价值会下降。不要食用形态、色泽、口感异常的水果。水果食用前应浸泡清洗,通过表面清洗能有效减少农药残留,降低农药等有害物质的摄入。

糖尿病患者应选择血糖生成指数(GI)低的水果(GI<55),如樱桃、李子、桃、梨、苹果等,且最好放在两餐之间吃;体重超重或肥胖者应选择能量较低的水果,如白兰瓜、西瓜、苹果、梨等,且注意主食要减量。

《中国居民膳食指南(2007)》建议每日进食水果 200~400g 为宜。

第三节 动物性食物的营养价值

动物性食物包括畜禽肉、禽蛋类、水产品类和奶及其制品类等。动物性食物富含蛋白质、脂肪、维生素 A、B 族维生素和矿物质。不同类型的动物性食品营养价值不同，但均是人类摄取蛋白质的主要来源，均可补充谷类等植物性食物的蛋白质的缺乏和不足。

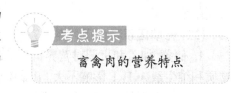

考点提示

畜禽肉的营养特点

一、畜禽肉类

畜禽肉包括畜肉和禽肉，前者指猪、牛、羊等的肌肉、内脏及其制品，后者包括鸡、鸭、鹅等的肌肉、内脏及其制品。通过饲养来获得畜禽肉的历史最为悠久，也是我国的传统食物。畜禽肉的营养价值较高，饱腹作用强，有很高的使用价值，可加工烹制成各种美味佳肴，在饮食文化中占据重要位置。

（一）主要营养成分及组成特点

1. 蛋白质　畜禽肉中的蛋白质含量一般为 10%~20%，且主要为完全蛋白质。完全蛋白质是指能够维持生命和促进生长发育的一类蛋白质，组成的必需氨基酸种类齐全，含量充足，比例适当。畜禽肉的蛋白质因动物的种类、年龄、肥瘦程度以及部位而异，就肥瘦程度而言，瘦肉的蛋白质含量高于肥肉。

在畜肉中，猪肉的蛋白质含量平均在 13.2% 左右；牛肉、羊肉、兔肉、马肉、鹿肉和骆驼肉可达 20% 左右。在禽肉中，鸡肉、鹌鹑肉的蛋白质含量较高，约为 20%；鸭肉约为 16%；鹅肉约为 18%。一般来说，心、肝、肾等内脏器官的蛋白质含量较高，而脂肪含量较少。

2. 脂类　脂肪含量因动物的品种、年龄、肥瘦程度、部位等不同有较大差异，低者为 2%，高者可达 89% 以上。在畜肉中，猪肉的脂肪含量最高，羊肉次之，牛肉最低；兔肉的脂肪含量低于牛肉，为 2.2%。在禽肉中，火鸡肉和鹌鹑肉的脂肪含量较低，在 3% 左右；鸡肉和鸽子肉为 9%~14%；鸭肉和鹅肉达 20% 左右。

畜禽肉内脏脂肪的含量为 2%~10%，大脑最高，在 10% 左右，猪肾、鸭肝、羊心和猪心居中，为 5%~8%，其他在 4% 以下。

一般来说，畜肉的脂肪含量高于禽肉，肥肉的脂肪含量高于瘦肉，相对其他的营养物质而言，脂肪含量受个体肥瘦程度影响最大。动物脂肪所含有的必需脂肪酸明显低于植物油脂，且饱和脂肪酸的含量较高，因此其营养价值低于植物油脂。在动物脂肪中，猪的脂肪中必需脂肪酸含量高于牛、羊等反刍动物的脂肪。禽类脂肪的不饱和脂肪酸高于畜类脂肪，因此禽类脂肪的营养价值高于畜类脂肪。

3. 碳水化合物　畜禽肉碳水化合物含量为 0~9%，多数在 1.5%，主要以糖原的形式存在于肌肉和肝脏中。动物在宰前过度疲劳，糖原含量下降，宰后放置时间过长，也可因酶的作用，使糖原含量降低，乳酸相应增高，pH 下降。

4. 维生素　畜禽肉可提供多种维生素，主要以 B 族维生素和维生素 A 为主。内脏含量比肌肉多，其中肝脏富含维生素 A 和维生素 B_2，维生素 A 的含量以牛肝和羊肝为最高，维生素 B_2 含量则以猪肝最丰富。在禽肉中还含有较多的维生素 E。

5. 矿物质　畜禽肉的矿物质含量一般为 0.8%~1.2%，瘦肉中的含量高于肥肉，内脏高于瘦肉。铁的含量以猪肝和鸭肝最丰富,在23mg/100g左右。畜禽肉中的铁主要以血红素形式存在,消化吸收率很高。在内脏中还含有丰富的锌和硒,牛肾和猪肾的硒含量是其他一般食品的数十倍。此外,畜禽肉还含有较多的磷、硫、钾、钠、铜等。钙的含量虽然不高,但吸收利用率很高。

(二)影响因素和合理利用

1. 储藏、加工和烹调对营养价值的影响 肉类食物的烹调方法很多,一般对蛋白质、矿物质和维生素A、D、E影响不大。B族维生素,尤其是维生素B_1在高温烹制过程中损失较多。如猪肉切丝后爆炒,维生素B_1可保存87%;用蒸肉丸方式可保存53%;用清炖猪肉方法(大火煮沸后再用小火煨30分钟)维生素B_1仅保存40%。炖和焖由于加热时间较长,可使一些对热不稳定的维生素如维生素B_1、维生素B_2等破坏增多。

为了使肉类食物存放时间长久,我国很多地方的居民常将禽、畜肉进行腌制、风干、烟熏等,使肉类食物具有独特风味。由于这些食品放置时间比较长,制作过程中又进行了脱水、高温、高渗,对营养素有一定的破坏作用。

2. 肉类的营养缺陷 肉类食物的脂肪和胆固醇含量较高,脂肪主要由饱和脂肪酸组成,食用过多易引起肥胖和高脂血症,对预防动脉粥样硬化不利。含胆固醇最丰富的是畜类的大脑,猪脑含胆固醇2571mg/100g,牛脑含胆固醇2447mg/100g,羊脑含胆固醇2004mg/100g,如果按每人每天胆固醇适宜摄入量不超过300mg计算,一天吃100g猪脑,相当于胆固醇摄入量超标8.6倍。

肉类食物缺乏维生素C和膳食纤维,如果不注意与谷类、蔬菜和水果搭配食用,很容易发生坏血病、便秘和大肠癌等。

肉类食物有较强的饱腹感,容易"吃腻",难以消化。

3. 畜禽肉的合理利用

(1) 荤素搭配:畜禽肉蛋白质营养价值较高,含有较多的谷类食物限制氨基酸,如赖氨酸、蛋氨酸等,宜与谷类食物搭配食用,以发挥蛋白质的互补作用。为了充分发挥畜禽肉营养作用,还应注意将畜禽肉分散到每餐膳食中,不应集中食用。

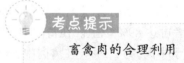

考点提示

畜禽肉的合理利用

(2) 适量摄入:因畜肉的脂肪和胆固醇含量较高,脂肪主要由饱和脂肪酸组成,食用过多易引起肥胖和高脂血症等疾病,因此膳食中的比例不宜过多。但是禽肉的脂肪含不饱和脂肪酸较多,故老年人及心血管疾病患者宜选用禽肉。内脏含有较多的维生素、铁、锌、硒、钙,特别是肝脏,维生素B_2和维生素A的含量丰富,因此宜适当食用。中国居民膳食指南建议:每人每天吃禽、畜瘦肉50~75g,每周吃1~2次动物内脏,每次50~100g。

(3) 合理加工、烹调:首先,要选择成熟期的畜肉及新鲜的家禽等原料,然后再根据不同肉类、不同部位进行洗、切、配,最后烹调成菜肴。需要切洗的原料一般应先洗后切,防止脂肪、蛋白质、无机盐、含氮有机物及水溶性维生素随水流失。对于一些新鲜干净的原料如鸡脯肉,可以不经洗涤而直接加工。

畜禽肉不宜长时间在冰箱贮藏,选用冰冻原料时,应充分解冻后再用。解冻的畜禽肉原料不能再冻,若反复融冻,营养素损失更多,且易引起微生物污染与感官性状的变化。畜禽肉原料在解冻和清洗中长时间浸泡,会因细胞破裂,增加营养素渗出流失,尤其是加盐腌制搓洗,改变了食物组织细胞的渗透压,导致细胞内水液渗出,营养物质会随之外溢。

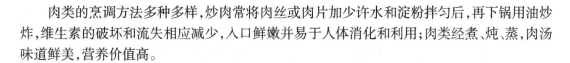

肉类的烹调方法多种多样,炒肉常将肉丝或肉片加少许水和淀粉拌匀后,再下锅用油炒炸,维生素的破坏和流失相应减少,入口鲜嫩并易于人体消化和利用;肉类经煮、炖、蒸,肉汤味道鲜美,营养价值高。

二、水产类

水产品是指由水域中人工捕捞、获取的水产资源,如鱼类、软体类、甲壳类、海兽类和藻类等动植物。其中可供人类食用的水产资源加工而成的食品,称为水产食品。水产类食物是蛋白质、矿物质和维生素的良好来源。

(一) 鱼类

按照鱼类生活的环境,可以把鱼分为海水鱼(如鳕鱼等)和淡水鱼(如鲤鱼等);根据生活的海水深度,海水鱼又可以分为深水鱼和浅水鱼。

1. 主要营养成分及组成特点

(1) 蛋白质:鱼类蛋白质含量为 15%~22%,平均为 18% 左右,其中鲨鱼、青鱼等含量较高,在 20% 以上。鱼类蛋白质的氨基酸组成较平衡,与人体需要接近,利用率较高,生物价可达 85%~90%,其中多数鱼类缬氨酸含量偏低。

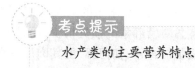
考点提示

水产类的主要营养特点

除了蛋白质外,鱼还含有较多的其他含氮化合物,主要有游离氨基酸、肽、胺类、胍、季铵类化合物、嘌呤类和脲等,是鱼汤味道鲜美的重要物质基础。

(2) 脂类:脂肪含量为 1%~10%,平均为 5%,呈不均匀分布,主要存在于皮下和脏器周围,肌肉组织中含量甚少。不同鱼种含脂肪量有较大差异,如鳕鱼含脂肪在 1% 以下,而河鳗脂肪含量高达 10.8%。

鱼类脂肪多由不饱和脂肪酸组成,一般占 60% 以上,熔点较低,通常呈液态,消化率为 95% 左右。不饱和脂肪酸的碳链较长,其碳原子数多为 14~22 个,不饱和双键有 1~6 个,多为 n-3 系列。

(3) 碳水化合物:鱼类的碳水化合物含量较低,约为 1.5%。有些鱼不含碳水化合物,如鲴鱼、鲢鱼、银鱼等。碳水化合物的主要存在形式为糖原。鱼类肌肉中的糖原含量与其致死方式有关,捕后即杀者糖原含量最高;挣扎疲劳后死去的鱼类,体内糖原消耗严重,含量降低。除了糖原之外,鱼体内还含有黏多糖类,前者如硫酸软骨素、硫酸乙酰肝素、硫酸角质素;后者如透明质酸、软骨素等。

(4) 维生素:鱼肉含有一定数量的维生素 A 和维生素 D,维生素 B_2、烟酸等的含量也较高,而维生素 C 含量则很低。一些生鱼制品中含有硫胺素酶,可破坏维生素 B_1。鱼油和鱼肝油是维生素 A 和维生素 D 的重要来源,也是维生素 E(生育酚)的来源。

(5) 矿物质:鱼类矿物质含量为 1%~2%,其中硒和锌的含量丰富;此外,钙、钠、氯、钾、镁等含量也较多。海产鱼类富含碘,有的海产鱼含碘量 500~1000μg/kg,而淡水鱼含碘量仅有 50~400μg/kg。

2. 影响因素和合理利用

(1) 储藏、加工和烹调对营养价值的影响:鱼类保存过程中蛋白质、脂肪等营养物质发生降解、变性及氧化,从而影响产品感官、风味及品质。鱼类常采用的烹调方法有煮、蒸、烧、炒、熘等,但也有一些人选择生吃。生鱼中含有硫胺素酶,生吃鱼肉可破坏维生素 B_1。水煮对蛋

99

白质可以产生部分水解作用,对脂肪影响不大,但会使水溶性维生素和矿物质溶于水中,因此鱼汤不宜弃去。

(2) 鱼类的营养缺陷:鱼类因水分和蛋白质含量高,结缔组织少,较畜禽肉更易腐败变质,特别是青皮红肉鱼,如鲐鱼、金枪鱼,组氨酸含量高,一旦变质,可产生大量组胺,能引起人体组胺中毒;鱼类的多不饱和脂肪酸含量较高,所含的不饱和双键极易氧化破坏,能产生脂质过氧化物,对人体有害,因此打捞的鱼类需及时保存或加工处理,防止腐败变质;鱼类几乎不含维生素 C 和膳食纤维;鱼子中胆固醇的含量较高。

(3) 鱼类的合理利用:首先是保鲜,鱼类一般采用低温或食盐保存处理,抑制组织蛋白酶的作用和微生物的生长繁殖。低温保鲜有冷藏和冷冻两种方式。冷藏鱼一般可保存 5~15 天,冷冻鱼的保藏期可

考点提示

鱼类的合理利用

达半年以上。以食盐保藏的海鱼,用盐量不应低于 15%。其次是均衡搭配,摄入鱼类的同时,要注重谷类、蔬菜、水果的摄入,以弥补鱼类某些营养素的不足。最后,选择合适的烹调方法,如清蒸鱼对营养素的损失很少,而且不油腻,味道鲜美。另外,还要防止食物中毒。有些鱼含有极强的毒素,如河豚,虽其肉质细嫩,味道鲜美,但其卵巢、肝脏和血液中含有极毒的河豚毒素,若加工处理方法不当,可引起急性中毒而死亡,故无经验的人,千万不要食用。

我国居民膳食指南建议,成人每天摄入鱼、虾类应为 50~100g。也可以每周摄入 3~4 次,每次 100~200g。

(二) 其他水产品类

除鱼类外,还有其他类别的水产品,如虾、蟹、软体动物类,软体动物按其形态不同,可以分为双壳类软体动物和无壳类软体动物两大类。双壳类软体动物包括蛤类、牡蛎、贻贝、扇贝等;无壳类软体动物包括章鱼、乌贼等。

1. 其他水产类食物的营养价值

(1) 蛋白质:软体动物蛋白质含量多数在 15% 左右,其中螺蛳、河蚬、蛏子等较低,为 7% 左右,河蟹、对虾、章鱼等较高,在 17% 以上。蛋白质中含有全部必需的氨基酸,其中酪氨酸和色氨酸的含量比牛肉和鱼肉高。在贝类肉中还含有丰富的牛磺酸,其含量普遍高于鱼类,尤以海螺、毛蚶和杂色蛤为最高,可达 500~900mg/100g。

(2) 脂类和碳水化合物:软体动物类的脂肪和碳水化合物含量较低。脂肪含量平均为 1% 左右,其中鲍鱼、鳌虾等较高,在 3.8% 以上,其他多在 1% 以下。碳水化合物平均为 3.5% 左右,其中海蜇头、香海螺、江虾、牡蛎、鲍鱼等较高,为 6.6%~11.8%,其他多数在 3% 以下。

(3) 维生素和矿物质:维生素含量与鱼类相似,有些含有较多的维生素 A、烟酸和维生素 E。在河蟹和河蚌中含有较多的维生素 A,踞缘青蟹(青蟹)中高达 402μg/100g;铁的含量以蛏子、河蚌、鲍鱼为最高,可达 22.6~88.8mg/100g。在河蚌中还含有丰富的锰,高达 59.61mg/100g。

水产动物的肉质一般都非常鲜美,这与其中所含的一些呈味物质有关。鱼类和甲壳类的呈味物质主要是游离的氨基酸、核苷酸等;软体类动物(如乌贼类)中一部分的呈味物质也是氨基酸,尤其是含量丰富的甘氨酸。贝类的主要呈味成分为琥珀酸及其钠盐。琥珀酸在贝类中含量很高,干贝中达 0.14%,螺为 0.07%,牡蛎为 0.05%。此外,一些氨基酸如谷氨酸、甘氨酸、精氨酸、牛磺酸以及腺苷、钠、钾及氯等也为其呈味成分。

2. 影响因素和合理利用

(1) 储藏、加工和烹调对营养价值的影响:与鱼类相同,其他水产品保存过程中蛋白质、

脂肪等营养物质发生降解、变性及氧化,从而影响产品感官、风味及品质。

(2) 其他水产品类的营养缺陷:与鱼类相同。目前因养殖规模、季节性捕捞的原因导致其他水产品供应偏少,提供营养物质不能广泛常态化。另外,因种类的繁多,其他水产品类的营养价值的开发不足,有部分微生物与重金属的超标等问题。

(3) 其他水产品类的合理利用:其他水产品类食品带来除蛋白质、脂肪等营养物质外,还有一些常规食品缺少的营养物质,如牛磺酸,锰等微量元素,因此定期食用其他水产品食品可以改善口味,均衡营养。

三、乳类及其制品

乳类是指动物的乳汁,经常食用的是牛奶和羊奶。乳类经浓缩、发酵等工艺可制成乳制品,如奶粉、酸奶、炼奶等。乳类及其制品含有优质蛋白质、丰富的 B 族维生素,以及矿物质等,具有很高的营养价值。

(一) 主要营养成分及组成特点

乳类及其制品几乎含有人体需要的所有营养素,除维生素 C 含量较低外,其他营养素含量都比较丰富。某些乳制品加工时除去了大量水分,故其营养素含量比鲜乳的要高,但某些营养素受加工的影响,相对含量有所下降。

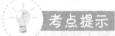

考点提示

乳类及其制品的主要营养特点

1. 乳类

(1) 蛋白质:牛乳中的蛋白质含量比较恒定,在3.0%左右。羊奶中的蛋白质含量为1.5%,人乳中的蛋白质含量为1.3%。传统上将牛乳蛋白质划分为酪蛋白和乳清蛋白两类。酪蛋白约占牛乳蛋白质的80%,乳清蛋白约占20%,此外还有少量血清蛋白、免疫球蛋白等。乳类蛋白质为优质蛋白质,生物价为85,容易被人体消化吸收。

(2) 脂类:牛乳含脂肪2.8%~4.0%。乳中磷脂含量为20~50mg/100ml。随饲料的不同和季节的变化,乳中脂类成分略有变化。

(3) 碳水化合物:乳类碳水化合物主要是乳糖,其含量为3.4%~7.4%,人乳含量最高,羊乳含量最高,羊乳居中,牛乳最少。乳糖可促进钙等矿物质的吸收,也为婴儿肠道内双歧杆菌的生长所必需,对于幼小动物的生长发育具有特殊的意义。

(4) 维生素:乳牛中含有几乎所有种类的维生素,包括维生素 A、维生素 D、维生素 E、维生素 K、各种 B 族维生素和微量的维生素 C。

(5) 矿物质:牛乳中的矿物质主要包括钠、钾、钙、镁、氯、磷、硫、铜、铁等,大部分与有机酸结合形成盐类,少部分与蛋白质结合或吸附在脂肪球膜上。其中成碱性元素略多,因而牛乳为弱碱性食品。乳中的矿物质含量因品种、饲料、泌乳期等因素而有所差异,初乳中含量最高,常乳中含量略有下降。发酵乳中钙含量高并具有较高的生物利用率,为膳食中最好的天然钙来源。

2. 乳制品 乳制品主要包括酸奶、奶粉、炼奶等。因加工工艺不同,乳制品营养成分有很多差异。

(1) 酸奶:酸奶是在消毒鲜奶中接种乳酸杆菌并使其在控制条件下发酵而制成的。牛奶经乳酸发酵后,游离的氨基酸和肽增加,因此更易消化吸收。乳糖减少,使乳糖酶活性低的成人易于接受。维生素 A、维生素 B_1、维生素 B_2 等的含量相似,但叶酸含量却增加了 1 倍左右,胆碱也明显增加。此外,酸奶的酸度增加,有利于保护维生素。乳酸菌进入肠道可抑制一些腐败菌的生长,调整肠道菌相,防止腐败胺类对人体的不良作用。

(2) 干酪:干酪也称奶酪,为一种营养价值很高的发酵乳制品,是在原料乳中加入适当量的乳酸菌发酵剂或凝乳酸,使蛋白质发生凝固,并加盐、压榨排除乳清之后的产品。

干酪中的蛋白质大部分为酪蛋白,经凝乳酶或酸作用而形成凝块。但也有一部分白蛋白和球蛋白被机械地包含于凝块之中。此外,经过发酵作用,奶酪中还含有肽类、氨基酸和非蛋白氮成分。除少数品种之外,大多数品种的蛋白质中包裹的脂肪成分多占干酪固形物的 45% 以上,而脂肪在发酵中的分解产物使干酪具有特殊的风味。奶酪制作过程中大部分乳糖随乳清流失,少量在发酵中起到促进乳酸发酵的作用,对抑制杂菌的繁殖有意义。

奶酪中含有原料乳中的各种维生素,其中脂溶性维生素大多保留在蛋白质凝块中,而水溶性的维生素部分损失,但含量仍不低于原料乳。原料乳中微量的维生素 C 几乎全部损失。干酪的外皮部分 B 族维生素含量高于中心部分。

(3) 炼乳:炼乳为浓缩奶的一种,分为淡炼乳和甜炼乳。新鲜奶在低温真空条件下浓缩,除去约 2/3 的水分,再经灭菌而成,称淡炼乳。因受加工的影响,维生素遭受一定的破坏,因此常用维生素加以强化,按适当的比例冲稀后,营养价值基本与鲜奶相同。淡炼乳在胃酸作用下,可形成凝块,便于消化吸收,适合婴儿和对鲜奶过敏者食用。

甜炼乳是在鲜奶中加约 15% 的蔗糖后按上述工艺制成。其中糖含量可达 45% 左右,利用其渗透压的作用抑制微生物的繁殖。因糖分过高,需经大量水冲淡,营养成分相对下降,不宜供婴儿食用。

(4) 奶粉:奶粉是经脱水干燥制成的粉。根据食用目的,可制成全脂奶粉、脱脂奶粉、配方奶粉等。

全脂奶粉是将鲜奶浓缩除去 70%~80% 水分后,经喷雾干燥或热滚筒法脱水制成。喷雾干燥法制奶粉粉粒小,溶解度高,无异味,营养成分损失少,营养价值较高。热滚筒法生产的奶粉颗粒大小不均,溶解度小,营养素损失较多,一般全脂奶粉的营养成分为鲜奶的 8 倍左右。脱脂奶粉是将鲜奶脱去脂肪,再经上述方法制成奶粉。此种奶粉脂肪含量仅为 1.3%,脱脂奶粉一般供腹泻婴儿及需要低脂膳食的患者食用。

配方奶粉是以牛奶为基础,参照人乳组成的模式和特点,进行营养素的调整和改善,使其更适合婴儿的生理特点和需要。目前,国家食品安全标准中已有多项婴儿配方奶粉标准,营养素组成明确,产品可依此制造。

(二) 影响因素和合理利用

1. 贮藏、加工对营养价值的影响　由于鲜奶水分含量高,营养素种类齐全,十分有利于微生物生长繁殖,因此须经严格消毒灭菌后方可食用。消毒方法常用煮沸法和巴氏消毒法。煮沸法是将奶直接煮沸,设备要求简单,可达消毒目的,但对奶的理化性质影响较大,营养成分有一定损失,多在家庭使用。大规模生产时采用巴氏消毒法。

奶应避光保存,以保护其中的维生素及延长保质期。研究发现,鲜牛奶经日光照射 1 分钟,B 族维生素很快消失。即使在微弱的阳光下,经 6 小时照射后,B 族维生素也仅剩下一半。

2. 乳的营养缺陷　奶类是一种营养价值很高的食物,但奶中铁含量很少却是不可忽视的缺陷。牛奶中含铁量为 0.3mg/100g,按照 11 岁男性每天需要 15mg 的铁计算,每天需要食用 5000g 的牛奶,这显然是不可能的,所以常喝牛奶的人一定要从其他食物中补充铁,如动物肝脏、动物血。

鲜奶中的蛋白质主要是酪蛋白,对于婴幼儿来说,酪蛋白是比较难以消化的蛋白质,所以,人工喂养婴幼儿时,一定要根据孩子月龄,按照一定比例兑水加糖。

鲜奶中的乳糖需要在人体乳糖酶的作用下分解成乳酸,才能被消化吸收。对于一些长期没有饮奶习惯的成年人来说,体内的乳糖酶活性过低,如果大量饮奶,会引起乳糖不耐受,出现腹胀、腹痛等症状。

奶中的维生素 B_2 遇光破坏。

3. 乳类的合理利用　目前生产的调制奶粉,强化了维生素 A、维生素 D、维生素 B_1、维生素 B_2、维生素 C 和微量元素铁、铜、锌、锰等,一定程度上弥补了奶类的营养缺陷,可以依据自身情况选择这些强化后的奶粉。

对于有乳糖不耐受症的人,可改用酸奶,因为酸奶经过乳酸杆菌的分解,乳糖含量低,可减轻不适感。另外,也可采取"由少到多"的饮用方式,逐渐让胃肠道适应乳糖,达到正常饮奶的目的。用固定化乳糖酶将乳糖水解为半乳糖和葡萄糖可以解决乳糖不耐受问题。

由于奶类很容易变质,紫外线又对维生素 B_2 造成损失,所以奶类应避光、低温保存,选择不透光的容器盛装奶类,并放入冰箱冷藏室中。

《中国居民膳食指南》建议每天平均喝奶 300ml。

四、蛋类及蛋制品

蛋类包括鸡蛋、鸭蛋、鹅蛋、鹌鹑蛋、鸽蛋、鸵鸟蛋、火鸡蛋、海鸥蛋等及其加工制成的咸蛋、松花蛋等。蛋类的营养素含量不仅丰富,而且质量也很好,是一类蛋白质、脂肪以及各种微量营养素含量丰富、营养价值较高的食品。

(一) 蛋类的营养价值

1. 鲜蛋的基本结构和营养特点　蛋类主要由蛋壳、蛋清和蛋黄三部分组成。

以鸡蛋为例,蛋壳占整个鸡蛋重量的 11%~13%。蛋壳的主要成分是碳酸钙。蛋壳的颜色与鸡的品种有关,与蛋的营养价值无关。

蛋清约占鸡蛋可食部分的 2/3,主要是卵清蛋白,营养价值高。蛋清中脂肪含量极少(0.1%)。

蛋黄占鸡蛋可食部分的 1/3,被两端的卵黄系带固定在鸡蛋的中央。蛋黄中的蛋白质比蛋清略高,且蛋黄中的主要蛋白质是与脂类相结合的脂蛋白和磷蛋白。蛋类脂肪98%集中在蛋黄中。蛋黄是磷脂的良好来源,蛋黄中的磷脂主要是卵磷脂和脑磷脂。卵磷脂具有降低胆固醇的作用,并能促进脂溶性维生素吸收。蛋黄中胆固醇含量极高,其中鹅蛋蛋黄含量最高(1696mg/100g),是猪肝的7倍;鸡蛋蛋黄含胆固醇1510mg/100g。蛋类的矿物质主要在蛋黄中,其中以磷、钙、钾、钠含量较多。蛋黄中虽然含铁量丰富,但由于铁与磷蛋白结合不易被机体吸收利用,所以蛋黄中铁的吸收率不足3%。维生素主要集中在蛋黄中,而且种类较为齐全。

以红皮鸡蛋为例,各部分营养组成见表4-8。

表 4-8　红皮鸡蛋各部分主要营养组成(%)

营养素	全蛋	蛋清	蛋黄	营养素	全蛋	蛋清	蛋黄
水分	73.8	84.4	51.5	碳水化合物	1.3	3.1	3.4
蛋白质	12.8	11.6	15.2	矿物质	1.0	0.6	1.1
脂肪	11.1	0.1	28.2				

2. 蛋类的主要营养成分　蛋的微量营养成分受到禽类品种、饲料、季节等多方面因素

的影响,但蛋中宏量营养素含量总体上基本稳定,各种蛋的营养成分有共同之处。

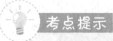

考点提示

蛋类及其制品的主要营养特点

(1) 蛋白质:全鸡蛋蛋白质的含量为12%左右,蛋清中略低,蛋黄中较高,加工成咸蛋或松花蛋后,略有提高。鸭蛋、鹅蛋和鹌鹑蛋的蛋白质含量与鸡蛋近似。

蛋白质氨基酸组成与人体需要最接近,因此生物价也最高,达94。蛋白质中赖氨酸和蛋氨酸含量较高,与谷类和豆类食物混合食用,可弥补其赖氨酸或蛋氨酸的不足。蛋类蛋白质中还富含半胱氨酸,加热过度使半胱氨酸部分分解产生硫化氢,与蛋黄中的铁结合可形成黑色的硫化铁,煮蛋中蛋黄面的青黑色和鹌鹑蛋罐头的黑色物质就来源于此。

(2) 脂类:蛋清中含脂肪极少,脂肪主要存在于蛋黄中。蛋黄中的脂肪几乎全部以与蛋白质结合的良好乳化形式存在,因而消化吸收率高。

鸡蛋黄中脂肪含量为28%~33%,其中中性脂肪含量占62%~65%,磷脂占30%~33%,固醇占4%~5%,还有微量脑苷脂类。蛋黄中性脂肪的脂肪酸中,以单不饱和脂肪酸油酸含量最为丰富,占50%左右,亚油酸约占10%,其余主要是硬脂酸、棕榈酸和棕榈油酸,含微量的花生四烯酸。蛋黄中还含有丰富的卵磷脂、类胡萝卜素对婴儿脑发育及老年人黄斑性病变有保护作用。

蛋中胆固醇含量极高,主要集中在蛋黄,其中乌骨鸡蛋黄含量最高(1696mg/100g),是猪肝的7倍;其次是鸭蛋黄,鸡蛋黄略低,但也达1510mg/100g;全蛋含量为500~700mg/100g,其中鹌鹑蛋最低;加工成咸蛋或松花蛋后,胆固醇含量无明显变化;蛋清中不含胆固醇。

(3) 碳水化合物:蛋中碳水化合物含量较低,为1%~3%,蛋清中主要是甘露糖和半乳糖,蛋黄中主要是葡萄糖,蛋黄略高于蛋清,加工成咸蛋或松花蛋后有所提高。

(4) 维生素:蛋中维生素含量十分丰富,且品种较为完全,包括所有的B族维生素、维生素A、维生素D、维生素E、维生素K和微量的维生素C。其中绝大部分维生素A、维生素D、维生素E和大部分维生素B_1都存在于蛋黄中。鸭蛋和鹅蛋的维生素含量总体而言高于鸡蛋,鸭蛋黄、鹅蛋黄中的维生素A含量高达1500μg/100g。此外,蛋中的维生素含量受到禽类品种、季节、日光照射和饲料中维生素含量的影响。

(5) 矿物质:蛋中的矿物质主要存在于蛋黄部分,蛋清部分含量较低。蛋黄中含矿物质为1.0%~1.5%,其中钙、磷、铁、锌、硒等含量丰富。蛋中的矿物质含量受饲料影响较大。

蛋中铁含量较高(鸡蛋2.0mg/100g,鸭蛋2.9mg/100g),但由于与蛋黄中的卵黄磷蛋白结合而对铁的吸收具有干扰作用,故蛋黄中铁的生物利用率较低,仅为3%左右。

(二)蛋类制品的营养特点

1. 松花蛋 又称皮蛋、变蛋等,是我国传统的风味蛋制品。松花蛋在制作过程中由于受到敷料的影响,以及温度、时间的影响,其营养成分与鲜蛋略有区别。如蛋白质、碳水化合物、维生素A、铁含量增加,而维生素B_1、维生素B_2、维生素E、钙含量略有减少。

2. 醋蛋 一般是用市售的9度米醋浸泡鸡蛋制成的。醋蛋不仅能使进入蛋类的微生物很快抑制或死亡,而且鸡蛋中的蛋白质在醋的浸泡分解下,形成分散状态,与蛋白质的消化酶接触表面积增大,因而更容易消化吸收。

3. 咸蛋 由于受到盐分的影响,咸蛋与鲜蛋的营养素有所不同,如碳水化合物、维生素E、钠、钙、铁含量增加,其中钠含量是鲜蛋的26倍,钙含量是鲜蛋的2倍,而维生素A、维生素B_1、维生素B_2、烟酸略有下降。

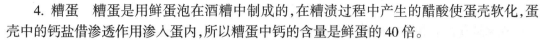

4. 糟蛋 糟蛋是用鲜蛋泡在酒糟中制成的,在糟渍过程中产生的醋酸使蛋壳软化,蛋壳中的钙盐借渗透作用渗入蛋内,所以糟蛋中钙的含量是鲜蛋的 40 倍。

(三) 影响因素和合理利用

1. 储藏、加工和烹调对营养价值的影响 蛋类可加工成皮蛋、醋蛋、咸蛋和糟蛋,新鲜鸭蛋制作成皮蛋,由于加工过程中加入盐和碱,使皮蛋中的矿物质含量增加,而 B 族维生素则由于碱的作用几乎被全部破坏;咸蛋中钙等矿物质的含量明显上升,蛋白质、脂肪和碳水化合物的含量因水分的减少而略有增加;糟蛋因蛋壳中的钙渗入蛋内,所以钙含量特别高。蛋类的烹调方法很多,煎、炸、炒、炖、煮、蒸均可。在烹调中,除了维生素 B_1、维生素 B_2 稍有损失,其他营养素损失不大。生鸡蛋蛋清中,含有能影响鸡蛋营养素吸收的物质(抗生物素蛋白和抗胰蛋白酶),需要加热才能破坏,但鸡蛋过度加热会使蛋白质过分凝固,形成硬块,反而不易消化吸收。

2. 蛋类的营养缺陷 蛋黄中的胆固醇含量很高,大量食用能引起高脂血症,是动脉粥样硬化、冠心病等疾病的危险因素,但蛋黄中还含有大量的卵磷脂,对心血管疾病有防治作用,因此,吃鸡蛋要适量,每天一个整鸡蛋是好的选择。蛋类含有影响营养素吸收的物质,如抗生物素蛋白和抗胰蛋白酶,抗生物素蛋白能与生物素在肠道内结合,影响生物素的吸收,食用者可引起食欲缺乏、全身无力、毛发脱落、皮肤发黄、肌肉疼痛等生物素缺乏的症状;抗胰蛋白酶能抑制胰蛋白酶的活力,妨碍蛋白质消化吸收。虽然蛋黄中含有较多的铁,但生物利用率仅为 3% 左右,因此,蛋类不是铁的良好食物来源。

3. 蛋类的合理利用

(1) 合理烹调:从避免营养素损失的角度出发,蛋类最好的烹调方法应该是蒸和煮。烹调时要加热彻底,使蛋清和蛋黄呈固态,破坏影响营养素吸收的物质。但是,鸡蛋不宜过度加热,一般情况下,整蛋煮 8 分钟左右就可食用。烹调鸡蛋一定要注意不能半生不熟,更不能直接吃生鸡蛋,这是因为蛋壳不是密不透风的,蛋壳上面有很多通气小孔,一些微生物可以通过蛋壳上的小孔侵入蛋内,如果不彻底加热鸡蛋,可能会导致细菌性食物中毒;其次,鸡蛋中含有影响营养素吸收的物质,这些物质必须在高温下才能被破坏,所以吃下半生不熟的鸡蛋,或者直接吃生鸡蛋,都会使鸡蛋的营养价值降低。用开水冲鸡蛋,或者煎、煮鸡蛋时鸡蛋黄呈流体状态,都是不可取的烹调方法。

(2) 适量摄入:一枚 50g 的鸡蛋中大约含胆固醇 293mg,相当于成年人一天胆固醇的适宜摄入量,因此,吃鸡蛋要适量。据研究,每人每天吃 1~2 枚鸡蛋,对血清胆固醇水平既无明显影响,又可发挥蛋类其他营养成分的作用。

我国居民膳食指南建议,成人每天摄入蛋类 25~50g,即半枚到一枚鸡蛋。

第四节 调味品和其他食品营养价值

一、调味品

调味品是指以粮食、蔬菜等为原料,经发酵、腌渍、水解、混合等工艺制成的各种用于烹调调味和食品加工的物质。调味品除具有调味价值之外,大多也具有一定的营养和保健价值。其中有部分调味品因为使用量非常少,其营养价值并不十分重要;但也有部分调味品构成了日常饮食的一部分,并对维持健康起着不可忽视的作用。

（一）盐

咸味是食物中最基本的味道，而膳食中咸味的来源是食盐，也就是氯化钠。钠离子可以提供最纯正的咸味，而氯离子为助味剂。钾盐、铵盐、锂盐等也具有咸味，但咸味不正且具有一定苦味。目前市场上还有低钠盐、钾盐。

健康人群每日摄入 6g 食盐即可完全满足机体对钠的需要。摄入食盐过量，与高血压病的发生有相关性。咸味和甜味可以相互抵消。在 1%~2% 的食盐溶液中添加 10% 的糖，几乎可以完成抵消咸味。食盐的浓度要比感觉到得更高。另一方面，酸味可以强化咸味，在 1%~2% 的食盐溶液中添加 0.01% 的醋酸就可以感觉到咸味更强，因此烹调中加入醋调味可以减少食盐的用量，从而有利于减少钠的摄入。

在我国，由于居民食用的精制食盐中强化加入了碘，而碘在遇热后很容易挥发，所以，烹调不当可导致碘从食盐中丢失，如炒菜时早加盐、不盖锅盖等，这些烹调习惯都需要纠正。

我国建议每人每天 6g 盐，实际上也包括了酱油、味精中的钠盐量。所以，在限盐的同时，还应限制酱油、味精的摄入量。一般 20ml 的酱油含有 3g 食盐，10g 黄酱含有 1.5g 食盐。

（二）酱油和酱类调味品

酱油和酱是以小麦、大豆及其制品为主要原料，接种曲霉菌种，经发酵酿制，蛋白质分解成氨基酸和多肽等含氮物质，形成了酱油特有的鲜味。其营养成分与原料有很大关系。以大豆为原料制作的酱蛋白质含量比较高，可达 10%~12%；以小麦为原料制作的甜面酱蛋白质含量在 8% 以下；若在制作过程中加入了芝麻等蛋白质含量高的原料，则蛋白质含量可达到 20% 以上，氨基酸态氮与酱油中的含量大致相似，黄酱在 0.6% 以上，甜面酱在 0.3% 以上。

酱油中含有少量还原糖以及少量糊精，它们也是构成酱油浓稠度的重要成分。糖的含量差异在不同品种之间较大，从 3% 以下到 10% 左右。黄酱中含糖很低，以面粉为原料的甜面酱含量可高达近 20%，高于以大豆为原料的大酱。

酱油中含有一定数量的 B 族维生素，其中维生素 B_1 含量在 0.01mg/100g 左右，而维生素 B_2 含量较高，可达 0.05~0.25mg/100g，烟酸含量在 1.0mg/100g 以上。酱类中维生素 B_1 含量与原料含量相当，而维生素 B_2 含量在发酵之后显著提高，含量为 0.1~0.4mg/100g，烟酸含量也较高，达 1.5~2.5mg/100g。此外，经过发酵产生了原料中不含有的维生素 B_{12}，对素食者预防维生素 B_{12} 缺乏有一定意义。

酱油和酱中的咸味来自氯化钠。酱油中所含的氯化钠为 12%~14%，酱类的含盐量通常为 7%~15%。

此外，酱油和酱中还含有多种酯类、醛和有机酸，是其香气的主要来源。

家庭使用的酱油分为老抽酱油和生抽酱油，老抽酱油色浓，多用于烧制菜肴；生抽酱油色淡，用于凉拌菜或餐桌佐餐。酱油在烹调中有两大作用：①增强菜肴美味，用酱油浸渍或烹炒的食物，能使膻腥味大大减轻；②增强食物的美色，激发用餐者的食欲。

（三）醋类

醋是一种发酵的酸味液态调味品，以含淀粉类的粮食（高粱、黄米、糯米、籼米等）为主料，谷糠、稻皮等为辅料，经过发酵酿造而成。醋在烹调中为主要的调味品之一，以酸味为主，且有芳香味，用途较广，是糖醋味的主要原料。

醋按原料可以分为粮食醋和水果醋，按照生产工艺可以分为酿造醋、配制醋和调味醋，按颜色可以分为黑醋和白醋。目前大多数食醋都属于以酿造醋为基础调味制成的复合调味酿造醋。醋中蛋白质和脂肪含量不高，碳水化合物含量差异较大，多数在 3%~4%，而陈醋可高达 17.9%。陈醋含铁量比一般醋高(13.9mg/100g),钙含量(125mg/100g)也远高于一般醋。食醋中的氯化钠成分低于酱油,氯化钠含量在 0~4%,多数在 3% 左右。

①凉拌海产品(如海蜇、海带)时加醋,可杀灭副溶血性弧菌,预防细菌性食物中毒;②烧煮猪、牛、羊肉时,加适量食醋可以使肉质易熟易烂,易于消化;③烹调鱼时,加醋可以去除腥味;④炒菜时加醋,可使菜肴中的维生素 C 保持较长时间不被氧化破坏。

(四)味精和鸡精

味精即谷氨酸钠结晶而成的晶体,是以粮食为原料,经谷氨酸细菌发酵产生出来的天然物质。味精的安全性很高,联合国食品添加剂委员会认定,除了 2 岁以内婴幼儿食品之外,味精可以添加到各种食品当中。但味精作为鲜味剂,浓度太高或太低都不能提高食欲,所以使用味精需要把握剂量。味精在以谷氨酸单钠形式存在时鲜味最强,二钠盐形式则完全失去鲜味。因而,它在 pH 6.0 左右鲜味最强,pH<6 时鲜味下降,pH>7 时失去鲜味。加热超过 120℃时谷氨酸钠会发生焦化,失去鲜味。味精同样含有一定的钠,使用时须注意。

目前市场上销售的"鸡精"等复合鲜味调味品中含有味精、鲜味核苷酸、糖、盐、肉类提取物、香辛料和淀粉等成分,调味后能赋予食品以复杂而自然的美味,增加食品鲜味的浓厚感和饱满度。核苷酸类物质容易被食品中的磷酸酯酶分解,最好在菜肴加热完成之后再加入。

二、食用油脂

食用油脂根据来源可分为植物油和动物油。常见的植物油包括豆油、花生油、菜籽油、芝麻油等;常见的动物油包括猪油、牛油、羊油、鱼油等。

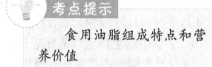
考点提示
食用油脂组成特点和营养价值

(一)油脂的组成特点与营养价值

油脂是甘油和不同脂肪酸组成的酯。植物油以不饱和脂肪酸多,熔点低,常温下呈液态,消化吸收率高;动物油以饱和脂肪酸为主,熔点较高,常温下一般呈固态,消化吸收率不如植物油高。但鱼油虽然是动物油脂,因多含不饱和脂肪酸,油脂常为液态,而椰子和棕榈油虽然来自于植物,但饱和脂肪酸含量高,常温为固态。油脂加工可以改变本来形态,如氢化技术改变饱和度,减少双键数目,提高油脂稳定性,但部分氢化油,如反式脂肪酸又会给人体健康带来不利影响。

膳食中脂类的主要来源为植物油和动物脂肪。植物油的脂肪含量通常在 99% 以上,此外含有丰富的维生素 E、植物固醇和微量的钾、钠、钙等。动物油的脂肪含量在未提炼前一般为 90% 左右,提炼后,也可达 99% 以上。

一般来说,橄榄油、茶油、菜籽油等含单不饱和脂肪酸较多;核桃油、葡萄籽油、亚麻籽油、葵花子油、玉米油等含多不饱和脂肪酸比例在 60%~80%;芝麻油、花生油含单不饱和脂肪酸为 30%~40%。

(二)油脂的合理利用

植物油是必需脂肪酸的重要来源,为了满足人体的需要,在膳食中不应低于总脂肪来源的 50%。动物油的脂肪组成以饱和脂肪酸为主,长期大量食用,可引起血脂升高,增加心脑血管疾病的危险性,因此在高血脂患者中要控制食用。

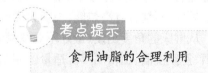
考点提示
食用油脂的合理利用

植物油含有较多的不饱和脂肪酸,易发生酸败,产生一些对人体有害的物质,因此不宜长时间储存。动物油脂虽然不如植物油容易发生酸败,但存储时间也不宜过长,一般储存温度在0℃时,可保存2个月左右;在-2℃时,可保存10个月左右。

我国居民膳食指南建议,每人每天油脂的摄入量为25~30g,以植物油为主,动物油为辅。

三、酒

酒是指供人们饮用且乙醇(酒精)含量在0.5%~65.0%(V/V)(体积比)的饮料。我国有着悠久的"酒文化"历史,加之传统医学对各种酒类的辨证认识,使得我国饮酒者众多,18岁以前开始饮酒的比例达到8.8%。

(一)酒的分类

酒的主要成分是乙醇。其基本生产原理是将原料中的糖类在酶的催化作用下,分解成乙醇,这个过程叫做酿造。单纯的酿造只能使酒精达到15%左右(啤酒只有3%~5%),通过蒸馏可以提高酒精度数。酒按其生产工艺一般可分为三类:发酵酒、蒸馏酒和配制酒。

1. 发酵酒 发酵酒指以粮谷、水果、乳类等为原料,主要经酵母发酵等工艺制成的酒精含量小于24%(V/V)的饮料酒,包括啤酒、葡萄酒、果酒、黄酒等。

2. 蒸馏酒 蒸馏酒指以粮谷、薯类、水果等为主要原料,经发酵、蒸馏、陈酿、勾兑而成,酒精度在18%~60%(V/V)。世界蒸馏酒一般分为6大类:白兰地、威士忌、福特加、锦酒(杜松子酒)、劳姆酒、白酒。白酒是我国特有的传统蒸馏酒。

3. 配制酒 配制酒(露酒)指以发酵酒、蒸馏酒或食用酒精为酒基,加入可食用的辅料或食品添加剂,进行调配、混合或再加工制成的、已改变了其原酒及风格的饮料酒。

(二)酒中的营养与非营养成分

无论什么样的酒都含有不同数量的乙醇、糖和微量肽类或氨基酸,这些都是酒的气味和能量来源。酒提供能量主要取决于酒所含乙醇的量,1g酒精能产生29.2kJ(7kcal)热能。酒中的蛋白质主要以其降解产物(如氨基酸和短肽)的形式存在。由于酒的配料和酿造方法不同,氨基酸、短肽、乙醇含量相差较大。黄酒、葡萄酒、啤酒等发酵酒类中,氨基酸和短肽的含量较多,蒸馏酒类几乎不含氨基酸。矿物质的含量与酿酒的原料、水质和工艺有着密切的关系。葡萄酒、黄酒和啤酒中矿物质含量最多,其中钾的含量较为丰富,一般为0.3~0.8g/L;其他矿物质(如钠、镁、钙、锌等)都有不同程度的存在。在啤酒和葡萄酒中还含有各种维生素,国内外食物成分数据资料表明,啤酒和葡萄酒内含有多种B族维生素,如维生素B_1、维生素B_2、维生素B_6等。

酒类还含有一些非营养成分,如有机酸、酯、醇、醛、酮等,虽然含量少,但可以直接或间接地影响酒的色泽、香型、风味、口感等各种品质特性,从而决定着酒类的种类、档次和质量,也决定着酒的营养作用、保健作用或其他生理作用。

(三)酒的合理利用

酒的主要有效成分是酒精。酒精在胃内吸收,却需要经肝脏分解。肝脏是人体最大的解毒器官,如果经常酗酒,势必加重肝脏的负担,久而久之,肝脏功能受损,出现酒精性肝硬化。另外,酒精含有高热能,长期大量饮酒可能导致体重增加。

从健康的角度出发,最好不要饮酒。如果饮酒,建议饮用果酒。果酒有葡萄酒、梨酒、苹果酒、猕猴桃酒、山楂酒等。适量饮用果酒,可以促进胰腺分泌消化液,增强胃肠道对食物的消化和吸收,还可能预防心血管疾病,使人精神愉快,缓解忧虑和紧张心理,提高生活兴趣。

目前,各国营养学会都不鼓励饮酒。如果一定要饮酒,应适量饮用低度果酒,每天饮酒量小于120ml。另外,不宜空腹饮酒。糖尿病患者要在血糖控制良好的状态下限量饮用。

四、茶

(一) 茶的分类

茶在我国有着悠久历史。以茶叶加工过程中发酵程度的不同,可分为发酵茶、半发酵茶和不发酵茶;以茶叶的色泽不同而分为红茶、绿茶、青茶、黄茶、白茶和黑茶;以茶叶商品形成而分为条茶、碎茶、包装茶、速溶茶和液体茶;也有以采制工艺和茶叶品质特点为主,结合其他条件划分为绿茶、红茶、乌龙茶、白茶、花茶、黑茶和再加工茶共七大类。

1. 绿茶 绿茶属不发酵茶,制造过程主要采用高温杀青(蒸青或炒青)以钝化酶的活性,在短时间内阻止茶叶内含化学物质的酶促氧化、分解,将有效成分迅速固定下来,构成了绿茶的特征,即香醇、清汤、绿叶。我国主要有炒绿茶、晒青绿茶(滇青、川青、陕青等)和蒸青绿茶(煎茶、玉露)等品种。

2. 红茶 红茶属发酵茶,是酶性氧化最充分的茶叶,发酵过程中水溶性茶多酚的保留量一般在 50%~55%。茶叶中茶多酚类物质经过酶促氧化聚合和其他一系列的特质转化,形成了有色的茶黄素、茶红素和茶褐素。我国红茶主要有小种红茶(正山小种、烟小种)、工夫红茶和红碎茶(叶茶、碎茶、片茶、末茶)等品种。

3. 乌龙茶 乌龙茶属半发酵茶,乌龙茶品质的形成是经晒青、凉青、和青等工序逐步完成的。我国乌龙茶主要有闽北乌龙(武夷岩茶、水仙、大红袍、肉桂)、闽南乌龙(铁观音、奇兰、水仙、黄金桂)、广东乌龙(凤凰单枞、凤凰水仙、岭头单枞)和台湾乌龙(冻顶乌龙、包种、乌龙)等品种。

4. 黑茶 黑茶类是我国边疆少数民族日常生活中不可缺少的饮料。初加工包括杀青、揉捻、渥堆、干燥四道工序,鲜叶中原料较为粗老,多为立夏前后采摘。我国主要有湖南黑茶(安化黑茶)、湖北老青茶(蒲圻老青茶)、四川边茶(南路边茶、西路边茶)和滇桂黑茶(普洱茶、六堡茶)等品种。

5. 黄茶 黄茶按鲜叶老嫩分为黄芽茶、黄小茶和黄大茶,是经绿茶发展而来的。初加工有杀青、闷黄、干燥三道基本工序。品质特点是黄叶、黄汤、香气清悦、味厚爽口。我国主要有黄芽茶(君山银针、蒙顶黄芽)、黄小茶(北港毛尖、沩山毛尖、温州黄汤)和黄大茶(霍山黄大茶、广东大叶青)等品种。

6. 白茶 白茶类按茶树品种不同可分为大白、水仙白和小白;按采摘标准不同可分为白毫亮银针、白牡丹、贡眉和寿眉。我国主要有白芽茶(银针)和白叶茶(白牡丹、贡眉)等品种。

7. 再加工茶 再加工茶包括花茶类、茶饮料和药用保健茶等。花茶是配以香花窨制而成,既保持了纯正的茶香,又兼备鲜花馥郁的香气。所用的香花有茉莉花、白兰地、珠兰花、玳玳花、栀子花、桂花、玫瑰花等,其中以茉莉花茶最为常见。茶饮料是茶叶的新型加工品种,包括固体和液体茶饮料制品,如罐装饮料茶、浓缩茶和速溶茶。药用保健茶是茶和茶与某些中草药或食品拼和调配后制成各种保健茶。保健茶种类繁多,功效也有不同。

(二) 茶叶中的营养与非营养成分

茶叶中的营养成分包括蛋白质、脂质、碳水化合物、多种维生素和矿物质。蛋白质含量一般为 20%~30%,但能溶于水的只有 1%~2%;所含的多种游离氨基酸为 2%~4%,则易溶于水而被吸收利用。脂肪含量为 2%~3%,包括磷脂、硫脂、糖脂和各种脂肪酸,其中亚油酸和亚麻酸含量较多,部分可为人体所利用。碳水化合物含量为 20%~25%,多数是不溶于水的多糖,能溶于水可为机体所利用的糖类仅占 4%~5%。维生素含量丰富。矿物质有 30 多种,含量为 4%~6%。

茶叶中的非营养成分较多,主要包括多酚类、色素、茶氨酸、生物碱、芳香物质、皂苷等。茶叶中多酚类的含量一般在18%~36%(干重),包括儿茶素、黄酮及黄酮苷类、花青素和无色花青素类、酚酸和缩酚酸类等,其中儿茶素在茶叶中含量达12%~24%(干重),是茶叶中多酚类物质的主体成分。色素是一类存在于茶树鲜叶或成品茶中的有色物质,是构成茶叶外形、色泽、汤色及叶底色泽的成分,其含量及变化对茶叶品质起着重要作用。茶叶中含有嘌呤碱类衍生物,这类化合物主要有咖啡碱、可可碱和茶叶碱。咖啡碱是茶叶生物碱中含量最多的,一般含量为2%~4%,夏茶比春茶含量高。茶中含有的芳香气物质,大部分是在茶叶加工过程中形成的,包括碳氢化合物、醇类、酮类、酸类、醛类、酯类、内酯类、酚类、过氧化物类、含量硫化合物类、吡啶类、吡嗪类、喹啉类、芳胺类等。

(三) 茶叶的合理利用

因茶叶含有咖啡碱,故容易失眠的人睡前不宜饮浓茶。咖啡碱能促进胃酸分泌,增加胃酸浓度,故患溃疡病的人饮茶会使病情加重。营养不良的人也不宜多饮茶,因茶叶中含茶碱和鞣酸,可影响人体对铁和蛋白质等的吸收,对缺铁性贫血患者尤其不宜。茶叶苦寒,宜喝热茶,喝冷茶会伤脾胃。体形肥胖者宜多饮绿茶,体质瘦弱者宜多饮红茶和花茶。夏季饮绿茶,可清热祛火降暑;秋冬季节最好饮红茶,以免引起胃寒腹胀。

第五节　营养强化食品和保健食品

随着社会经济的快速发展,我国在改善居民的食物与营养状况方面取得了巨大成就。但是,由于各地区的经济发展不平衡,以及管理、教育、营养知识普及等多方面原因,当前在我国居民中仍然存在着比较严重的营养不良问题。

应对我国存在的营养问题的挑战,需要采取多种措施,提倡平衡膳食、合理营养是最根本的解决方法。此外,研制和推广营养强化食品以预防大规模人群的营养缺乏问题,研制生产各种保健食品以减少某些慢性疾病的发生率,都是行之有效的措施。

一、营养强化食品

(一) 概念

根据不同人群的营养需要,向食物中添加一种或多种营养素或某些天然食物成分的食品添加剂,用以提高食品营养价值的过程称为食品营养强化,或简称食品强化。这种经过强化处理的食品称为营

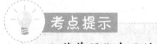

考点提示

营养强化食品的概念

养强化食品。所添加的营养素(包括天然的和人工合成的)称为食品(营养)强化剂。营养强化剂应为公认的营养素,如维生素、矿物质和氨基酸等。目前,我国批准使用的营养强化剂有100多种。2012年,我国修订了有关营养强化剂使用的国家标准(GB14880-2012),在促进和规范食品营养强化方面取得了明显的成效。

我国最经典的强化食品是碘盐。食盐在这里被作为营养强化的载体,碘化钾是食品营养强化剂。在我国,被确定作为营养强化的载体通常有面粉、大米、食盐、酱油、食用油。之所以选择这些食品作为载体,是因为它们是居民餐桌上每天都少不了的食物,如果把食品强化剂添加到这些食物中,就可以让食用者每天都能获得一定量的营养强化剂,达到营养需求,防止营养缺乏病的发生。

(二) 营养强化的意义

1. 弥补天然食物的营养缺陷　自然界中除母乳以外没有一种天然食品能满足人体的各种营养素需要。有针对性地进行食品强化、增补天然食物缺少的营养素,可有效改善人们的营养健康水平。

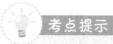

考点提示

营养强化食品的意义

2. 补充食品在加工、储存及运输过程中营养素的损失　食品在这些过程中受到机械、化学、生物等因素影响,均会引起部分营养素的损失。为了弥补营养素的损失,在食品中适当增补一些营养素是很有意义的。

3. 简化膳食处理,方便摄食　天然的单一食物大多数不可能含有人体所需全部营养素,人们必须同时进食多种食物。例如,婴儿在 6 个月以后,要增加辅助食品,若在其乳品中强化多种维生素和矿物元素等,可以方便地满足婴儿的营养需要。

4. 适应不同人群的营养需要　对于不同年龄、性别、工作性质以及处于不同生理、病理状况的人来说,他们所需营养是不同的,对食品进行不同的营养强化可分别满足需要。

5. 预防营养不良　营养强化是营养干预的主要措施之一,在改善人群的营养状况中发挥着巨大的作用。例如,对缺碘地区的人采取食盐加碘可大大降低甲状腺肿的发病率;用维生素 B_1 防治食米地区的维生素 B_1 缺乏病等。营养强化食品对于改善营养缺乏不仅效果良好,而且价格低廉,适于大面积推广。

(三) 食品营养强化的基本要求

1. 有明确的针对性　进行食品营养强化前必须对本国本地区的食物种类及人们的营养状况做全面细致的调查研究,从中分析缺少哪种营养成分,然后选择需要进行强化的食物载体以及强化剂种类和用量。如碘化食盐的食用对象应该是缺碘地区的人群,某些高碘地区就无需再食用碘化食盐。

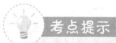

考点提示

营养强化食品的基本要求

2. 符合营养学原理　人体所需各种营养素在数量之间有一定的比例关系,应注意保持各营养素之间的平衡。比如向粮谷类食品中添加赖氨酸,就是基于粮谷类食品含有的必需氨基酸不适合人体氨基酸模式的需要,导致蛋白质的吸收率和生物利用率降低。添加了赖氨酸以后,8 种必需氨基酸在种类和数量上更加接近人体需要,这就提高了粮谷类食物的营养价值。

3. 符合国家的卫生标准　食品营养强化剂的使用应符合相应国家标准,如《食品营养强化剂使用卫生标准》(GB14880-2012)等。向营养强化的载体中添加多少营养强化剂,这是需要严谨而翔实的大量科学数据作为依据。不同地区的不同人群缺乏某种营养素的程度不同,食品中添加的营养强化剂剂量应该有所差异。

4. 尽量减少食品营养强化剂的损失　通过改善强化工艺条件和储藏条件等措施减少营养强化剂在产生过程中遇光、热和氧等引起的分解和破坏。

5. 保持食品原有的色、香、味等感官性状　食品强化的过程,不应损害食品的原有感官性状而影响消费者的接受性。有些奶制品的营养强化片面强调某营养素的作用,不考虑牛奶本身的含有量,忽略了营养素间的平衡和相互作用。如奶制品营养强化钙时,由于牛奶中的钙与酪蛋白结合在一起,因此过多的钙使牛奶蛋白质的热稳定性降低,导致产品灭菌时结垢或在贮藏过程中出现沉淀和分层等现象。再如铁强化酱油,如果添加的铁剂过多,会影响酱油的口感,使食用者产生厌恶心理。

6. 经济合理、便于推广 食品的营养强化增加了一定的生产成本,但应注意是营养强化食品一定要在经济上合理,便于推广,使消费者能够承受,否则将无法达到营养强化的目的。目前我国有关部门推荐的四类强化食品是:铁强化酱油、碘强化食盐、维生素 A 强化食用油和"7+1 营养"强化面粉。这些强化食品的针对性强、经过严谨的科学实验和论证,营养素的使用量安全可靠。

二、保健食品

(一)概念

保健食品是指具有某种特定保健功能的食品,即适宜于特定人群食用,具有某种调节机体功能,不以治疗疾病为目的的食品。

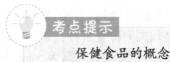
考点提示

保健食品的概念

(二)保健食品常用的功效成分

保健食品常用的功效成分可分为以下几类。

1. 蛋白质和氨基酸类 此类包括大豆多肽、牛磺酸、辅酶 Q_{10}、超氧化物歧化酶等。

2. 功能性碳水化合物类 此类包括膳食纤维、低聚糖、植物多糖和动物多糖等。

3. 功能性脂类和脂肪酸 油脂中的功能性成分主要为磷脂、功能性脂肪酸、植物甾醇、共轭亚油酸、DHA 等。

4. 具有保健功能的微量营养素 例如增强抗氧化功能的维生素 C、维生素 E 和硒,促进体内铅排出的钙、锌等。

5. 功能性植物化学物 大蒜素、花青素、有机酸等都属于植物化学物,另外还有酚类化合物、萜类化合物及有机硫化合物等更多类型的植物化学物。中草药中的多种成分对生理功能具有调节作用,是我国植物化学物的宝贵资源。

6. 益生菌 常见的益生菌有双歧杆菌、乳杆菌、链球菌属等。

(三)保健食品的功能分类

目前中国食品药品管理局(SFDA)公布受理的保健食品按照功能划分共有 27 种:增强免疫力功能,辅助降血脂功能,辅助降血糖功能,抗氧化功能,辅助改善记忆力功能,缓解视疲劳功能,促进排铅功能,清咽功能,辅助降血压功能,改善睡眠功能,促进泌乳功能,缓解体力疲劳功能,提高缺氧耐受力功能,对辐射危害有辅助保护功能,减肥功能,改善生长发育功能,增加骨密度功能,改善营养性贫血功能,对化学性肝损伤有辅助保护功能,祛痤疮功能,去黄褐斑功能,改善皮肤水分功能,改善皮肤油分功能,调节肠道菌功能,促进消化功能,通便功能,对胃黏膜有辅助保护功能。

上述功能大致可归为以下三个方面。

1. 调整生理功能的保健食品 由于生活特点、工作性质和特殊环境的需要,人们要求增强某一方面的生理功能,以提高工作效率或减轻机体损伤。具有增强免疫、辅助改善记忆、抗氧化、缓解体力疲劳、缓解视疲劳、改善睡眠、调节肠道菌群、促进消化等功用的保健食品即属此类。

2. 预防慢性疾病的保健食品 鉴于高血压、冠心病、糖尿病、骨质疏松、肥胖等许多慢性病的发生发展与不合理饮食密切相关,因此列入了具有辅助调节血脂、血糖、血压、体重,增加骨密度等功用的保健食品。

3. 增强机体对外界有害因素抵抗力的保健食品 针对目前环境污染和机体受到内外

有害因素损伤的状况,保健食品涉及促进排铅、抗辐射、对化学性肝损伤有辅助保护功能、去黄褐斑等许多能够增强机体对有害因素抵抗力的功能。

保健食品必须通过功效成分的定性与定量分析,以及动物或人群功能实验,证实确实含有有效成分并具有显著、稳定的调节人体功能的作用。其功能实验必须由国家有关部门认定的有资格的保健食品学评价单位完成。

(四)保健食品的特点

1. 保健食品是食品 保健食品一定是食品,具备食品所应具备的所有特征,如满足色、香、味、形等感官需求。

2. 保健食品必须具有功能性 这是它与一般食品不同之处。它至少应具有调节人体功能作用的某一功能,如"调节血糖"、"调节血脂"等。保健食品的功能必须经国家卫生和计划生育委员会指定机构进行动物功能试验、人体功能试验和稳定性试验,证明其功能明确、可靠。功能不明确、不稳定者不能作为保健食品。

3. 保健食品不是药品 保健食品对人体的保健作用只能是"调理"和"预防",而不是"治疗",这是与药品的根本区别。

4. 保健食品适合特定人群食用 保健食品应用范围远远小于普通食品,应用对象是某特定人群而不是全体人群。适宜于全体人群的保健食品是不存在的。

从以上四个基本特点可以看出,保健食品是一种特殊的食品,它具有"调理"和"预防"的功能,它不是药物,不能治疗疾病。保健食品有一定的适用人群,而不是所有的人。

保健食品不仅需由国家卫生和计划生育委员会指定的单位进行功能评价和其他检验,而且必须经地方卫生行政部门初审同意后,报国家卫生和计划生育委员会审批。国家卫生和计划生育委员会审查合格后发给保健食品批准证书及批号(国食健字 ×× 第 ×× 号),才能使用保健食品标志,才能称为保健食品。我国保健食品的标志见图 4-2。

卫食健字(4 位年份代码)第 ···· 号
中华人民共和国卫生部批准
(2003 年以前的国产保健食品
批准文号、保健食品标志)

卫食健进字(4 位年份代码)第 ···· 号
中华人民共和国卫生部批准
(2003 年以前的进口保健食品
批准文号、保健食品标志)

国食健字 G20·····
国家食品药品监督管理局批准
(2003 年以后的国产保健食品
批准文号、保健食品标志)

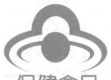

国食健字 J20·····
国家食品药品监督管理局批准
(2003 年以后的进口保健食品
批准文号、保健食品标志)

图 4-2 国产和进口保健食品新旧标识

（五）保健食品的功能评价

目前我国保健食品功能评价的技术规范性文件是 2003 年版的《保健食品检验与评价技术规范》,对前述 27 种功能的评价方法和技术要求进行了系统规定。随着科技水平的发展,保健食品的功能项目和相应的评价方法会不断增加、改进和更新。

申报单位提交的用于功能评价的受试物必须符合下述要求。

(1) 必须具有受试物的原料组成和(或)尽可能提供受试物的物理、化学性质(包括化学结构、纯度、稳定性等)等有关资料。

(2) 受试物必须是规格化的产品,即符合既定的生产工艺、配方及质量标准。

(3) 已经具有受试物安全性毒理学评价的资料以及卫生学检验报告,受试物必须是已经通过食品安全性毒理学评价确认安全的物质。

(4) 应提供受试物功效成分或特征成分、营养成分的名称和含量。

(5) 根据需要,提供违禁药物的检测报告。

功能试验对试验动物的要求有:根据不同功能试验的具体要求,合理选择试验动物。常用有大鼠和小鼠,品系不限,推荐使用近交系动物。动物的性别可根据试验进行选择。动物数量的要求为小鼠每组至少 10 只(单一性别),大鼠每组至少 8 只(单一性别)。动物的年龄可根据具体试验要求而定。动物应符合国家对试验动物的要求。

（六）保健食品的安全性评价

由于保健食品不必在医师指导下食用,因此其安全性评价非常重要,是确保人群食用安全的前提。对保健食品的安全性评价应严格按照 2015 年实施的《食品安全性毒理学评价程序》(GB15193.1-2014)进行。

（七）选用保健食品的原则

首先,要弄清保健食品的地位和作用。人的衰老是不可抗拒的自然规律,但是延缓衰老、延长健康年龄是可以争取的,其次,牢记保健食品的选用原则。

1. 因人而宜 保健品选择要以每个人不同的自身健康状况、年龄、身体素质酌定,最好在医师指导下进行。如高血压患者应慎用人参制剂;患有肾脏病的人不应服用含微量元素镁、钾的制品等。

2. 因时制宜 区别不同季节、不同环境选用适宜的保健食品。如夏季高温多雨,日照强烈,人体易出现烦躁、口渴、疲倦困乏、食欲下降、抵抗力下降、注意力不集中等现象,可适当食用一些具有缓解体力疲劳功能、改善睡眠功能、增强抵抗力功能、促进消化功能的保健食品。

3. 适度为宜 保健食品用量不宜过多、时间不宜过长,要把握适度,切忌滥补、过补。不适状况消除后,应停用保健食品。

本章小结

食物营养价值主要取决于营养素的种类、数量、比例,以及消化吸收的程度。评定食物营养价值主要从营养素的种类及含量和营养素的质量两方面进行。INQ 可以直观地、综合地反映该食物营养质量的高低。谷、薯类是碳水化合物和 B 族维生素的良好来源,还含有蛋白质、膳食纤维;豆类提供优质植物蛋白质,丰富的必需脂肪酸,无机盐、B 族维生素较丰富;蔬菜、水果是膳食纤维和维生素 C 的良好来源,并含矿物质、胡萝卜素;动物性食品是优质蛋白质、无机盐和维生素的良好来源,但饱和脂肪酸、胆固醇含量较高;调味品分为发酵调味品、酱腌菜类、香辛料类、复合调味品类以及盐、糖等,调味品除具有调味价值外,大多也具有一定的营养和保健价值;植物油含不饱和脂肪酸多,熔点低,消化吸收率高;动物油含饱和脂肪酸多,熔点高,消化吸收率不如植物油;植物油含丰富的维生素E,动物油含少量维生素A,应以植物油为主,动物油为辅;按照酿造方法分类,酒可分为发酵酒、蒸馏酒和配制酒,酒的主要营养成分是乙醇,酒提供能量主要取决于乙醇含量,酒的非营养成分包括有机酸、酯、醇等;茶分为绿茶、红茶等七大类,营养成分包括蛋白质、脂质、碳水化合物、多种维生素和矿物质,非营养成分有多酚类、色素、茶氨酸等;食品营养强化的意义在于可以弥补天然食物的营养缺陷、补充食品加工、储存及运输过程中营养素的损失、方便摄食、适应不同人群的营养需要、预防营养不良,食品营养强化的基本要求包括强化食品要有明确的针对性、符合营养学原理、符合国家的卫生标准、尽量减少食品营养强化剂的损失、保持食品原有的感官性状、经济合理有利于推广;我国保健食品常用的功效成分分为6类:蛋白质和氨基酸类、功能性碳水化合物类、功能性脂肪和脂肪酸类、具有保健功能的微量营养素、功能性植物化学物和益生菌。

(张伶俐 陈愉)

 目标测试

A1 型题

1. 能量密度正确的计算方法是

    A. 能量密度 $= \dfrac{\text{一种食物提供的能量值}}{\text{能量推荐摄入量}}$
    B. 能量密度 $= \dfrac{\text{一种食物提供的能量值}}{\text{当日能量摄入量}}$

    C. 能量密度 $= \dfrac{\text{一定量食物提供的能量值}}{\text{能量推荐摄入量}}$
    D. 能量密度 $= \dfrac{\text{一定量食物提供的能量值}}{\text{当日能量摄入量}}$

    E. 能量密度 $= \dfrac{\text{食物提供的能量值}}{\text{能量推荐摄入量}}$

2. 有关 INQ 的评价标准,表述错误的是

    A. INQ=1,表示食物提供营养素的能量与提供热能的能力相当,两者满足人体需要的程度相等,为"营养质量合格食物"

    B. INQ<1,表示食物提供营养素的能力不低于提供能量的能力

    C. INQ<1 的食物为"营养价值低的食物",若长期食用,会发生该营养素不足或能量过剩的危险

    D. INQ>1,表示食物提供营养素的能力大于提供能量的能力,特别适合体重超重和肥胖者选择

    E. INQ>1 的食物为"营养质量合格的食物"

3. 谷类蛋白质氨基酸组成中氨基酸含量相对较低的是

    A. 色氨酸　　　　B. 蛋氨酸　　　　C. 亮氨酸　　　　D. 赖氨酸　　　　E. 缬氨酸

4. 谷物中含量最多的营养成分是

    A. 蛋白质　　　　　　　　B. 碳水化合物　　　　　　　　C. 脂肪

D. 膳食纤维   E. 维生素 E

5. 下列方法能保护蔬菜中的营养素的是
     A. 先切后洗   B. 旺火急炒   C. 炒煮的时间要长
     D. 长时间浸泡   E. 文火慢煮

6. 下列对叶菜类的营养特点描述不正确的是
     A. 脂肪含量不足 1%   B. 膳食纤维素含量在 1.5% 左右
     C. 维生素 C 的含量多在 35mg/100g 以上   D. 蛋白质含量丰富
     E. 是维生素 B_2 的主要来源

7. 根茎类蔬菜碳水化合物的含量最高可达
     A. 20% 以上   B. 30% 以上   C. 35% 以上   D. 40% 以上   E. 50% 以上

8. 下列对谷类叙述不正确的是
     A. 合理加工谷类有利于使用和消化
     B. 加工精度越高,谷类的营养价值越高
     C. 加工精度越高,谷类的营养损失越大
     D. 加工精度越高,谷类的感观性状越好
     E. "九五米"比"九二米"保留了更多的维生素和矿物质

9. 在米的淘洗过程中,主要损失的营养素是
     A. 矿物质和 B 族维生素   B. 碳水化合物   C. 蛋白质
     D. 膳食纤维   E. 脂肪

10. 下列食物中属于优质蛋白质的是
     A. 大米   B. 小米   C. 大豆   D. 玉米   E. 小麦

11. 每 100g 食物中蛋白质含量最高的是
     A. 菠菜   B. 绿豆   C. 芸豆   D. 赤小豆   E. 黄豆

12. 维生素 A 含量丰富的食物是
     A. 鸡肝   B. 猪肉   C. 玉米   D. 山药   E. 牛奶

13. 植物油中亚油酸含量最低的是
     A. 棉油   B. 玉米油   C. 椰子油   D. 橄榄油   E. 豆油

14. 对于鸡蛋中铁的叙述正确的是
     A. 含量较低   B. 营养价值很低   C. 人体吸收率较高
     D. 主要存在于蛋清中   E. 以上都不正确

15. 母乳中含量最低的营养素是
     A. 钙和维生素 D   B. 钙和维生素 A   C. 铁和维生素 A
     D. 铁和维生素 D   E. 维生素 A 和维生素 D

16. 目前中国食品药品管理局(SFDA)公布受理的保健食品按照功能划分共有几种
     A. 27   B. 37   C. 24   D. 25   E. 30

17. 动物性食物是人类摄取哪种营养素的主要来源
     A. 碳水化合物   B. 脂肪   C. 无机盐
     D. 维生素   E. 蛋白质

18. 健康人群每日摄入多少克食盐即可完全满足机体对钠的需要
     A. 4   B. 5   C. 6   D. 7   E. 8

19. 食品的营养强化剂不包括

    A. 钙   B. 磷   C. 铁   D. 碘   E. 硒

20. 国家允许的保健食品的功能不包括

    A. 减肥功能   B. 调节血压   C. 改善睡眠

    D. 延缓衰老   E. 增长身高

21. 下列动物性食品中脂肪含量最高的是

    A. 猪肉   B. 牛肉   C. 鸡   D. 鱼   E. 羊肉

22. 下列属于富钙的食物是

    A. 奶类   B. 蛋类   C. 畜肉类   D. 大米   E. 大豆

23. 生物学价值最高的蛋白质存在于下列哪类食物中

    A. 谷类   B. 肉类   C. 大豆   D. 奶类   E. 蛋类

24. 和肉类相比较,鱼类中

    A. 脂肪含量较高,且多为饱和脂肪酸

    B. 脂肪含量较低,且多为饱和脂肪酸

    C. 脂肪含量较高,且多为不饱和脂肪酸

    D. 脂肪含量较低,且多为不饱和脂肪酸

    E. 蛋白质含量高,且氨基酸比例合适

25. 牛奶与蛋类比较,含量差别最大的营养素是

    A. 乳糖   B. 蛋白质   C. 矿物质   D. 脂肪   E. 无机盐

26. 动物肌肉内碳水化合物的存在形式为

    A. 葡萄糖   B. 乳糖   C. 半乳糖   D. 淀粉   E. 糖原

27. 为改善缺铁性贫血,对食品进行铁的强化,最适合作为载体的是

    A. 果冻   B. 冰激凌   C. 早餐饼   D. 酱油   E. 食盐

A2 型题

28. 某男,22 岁,公司职员,100g 炸薯片可提供能量 2561kJ,维生素 B_1 0.09mg,则 100g 炸薯片中维生素 B_1 的 INQ 为多少

    A. 0.24   B. 4.23   C. 3.06   D. 1.26   E. 0.27

29. 女,40 岁,喝牛奶后常出现腹痛、腹泻等症状,可建议食用下列哪种奶制品

    A. 脱脂奶   B. 炼乳   C. 奶粉   D. 酸奶   E. 奶酪

30. 某人食用刚从送奶站送来的当日消毒牛奶后,发生腹痛、胀气、腹泻。经检查排除了微生物引起的可能性。此人在此前饮用牛奶后,也曾发生过类似的情况。其最可能的原因是该人体内缺乏哪种物质

    A. 蛋白酶   B. 蔗糖酶   C. 乳糖酶   D. 果糖酶   E. 胰岛素

第五章 平衡膳食

随着我国经济的不断发展，人民物质文化生活水平的逐步提高，食物的营养与人体健康的关系也倍受人们的关注。当膳食结构合理，营养平衡时，就能满足人体的生长发育和各种生理以及体力活动的需要，促进机体健康；反之，当膳食结构不合理，摄入的热能、营养素不平衡时，则可导致营养失调或疾病的发生，给人体健康带来影响。因此，平衡膳食是维持人体生存与促进健康的重要条件。

第一节 概 述

案例

20 世纪 90 年代以来，我国居民的膳食结构发生了明显变化：谷类、薯类、蔬菜所占比例明显下降，动物性食物摄入增多，奶类摄入稍有增加，但远低于每人每天 300ml，豆制品摄入变化不大，油脂和食盐摄入量过多。
　　请问：1. 这种膳食结构是否有利于人体健康？
　　　　　2. 请说出您的膳食建议。

人类的食物是多种多样的，各种食物所含的营养成分不完全相同。而天然食物中除母乳可满足 4 个月内婴儿营养需要外，任何一种天然食物所含的营养素都不完全，需要通过摄入多种食物并进行合理搭配，获得营养平衡的膳食，才能满足人体对各种营养素的需要。

一、平衡膳食概念

（一）合理营养

合理营养是指通过合理的膳食和科学的烹调加工，向机体提供足够的能量和各种营养素，并保持各种营养素之间的平衡，以满足人体的正常生理需要，并维持健康。对健康人而言，合理营养也是平衡而全面的营养。合理营养包括两个方面：一是满足机体对各种营养素

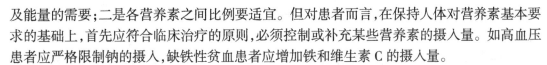

及能量的需要;二是各营养素之间比例要适宜。但对患者而言,在保持人体对营养素基本要求的基础上,首先应符合临床治疗的原则,必须控制或补充某些营养素的摄入量。如高血压患者应严格限制钠的摄入,缺铁性贫血患者应增加铁和维生素 C 的摄入量。

合理营养的卫生要求主要有以下几个方面:

1. 满足机体所需要的能量和各种营养素 膳食中必须含有蛋白质、脂肪、碳水化合物、维生素、矿物质、水和膳食纤维等人体必需的营养素及相应营养素提供的热能,才能保证机体生长发育、组织修复、维持和调节体内的各种生理活动和劳动所需要的能量,提高机体免疫力和抵抗力,适应各种环境和条件下的机体需要。

2. 食物对人体无毒无害、保证安全 为保证人群的生存质量,应保证食物的新鲜和清洁卫生,食物中不应含有对人体造成危害的各种有害因素。食品中的微生物、有害成分、化学物质、农药残留、食品添加剂、真菌及其毒素等应符合国家食品卫生标准的规定。

3. 合理的膳食制度和良好的进餐环境 膳食制度是把每天的食物定时、定质、定量地分配给人们食用的一种制度。合理的膳食制度要根据人们的生理需要、生活特点进行适当安排。按照我国人民的生活习惯,在正常情况下,餐次一般习惯为每日三餐,间隔时间为4~6 小时,与一般混合性食物在胃中停留时间相符。各餐食物数量分配最好是早餐占全天总能量的 25%~30%,午餐占 40%,晚餐占 30%~35%。每天供给的产能营养素中,蛋白质产能应占总能量的 10%~15%,脂肪占 20%~30%,碳水化合物占 55%~65%;蛋白质中优质蛋白占总蛋白的 30% 以上;并注意维生素和无机盐的摄入。同时还要有整洁的用餐环境和愉快的进餐情绪。

4. 对食物进行科学的加工和烹调 食物经过合理的加工烹调,可提高人体对食物的消化吸收率,并具有良好的食品感官性状,引起人们的食欲;科学的加工烹调还能杀灭病原微生物,预防食源性疾病。在食物的加工烹调中应注意尽量减少营养素的损失。

(二) 平衡膳食

平衡膳食是指由多种食物构成的能达到合理营养要求的膳食,亦称合理膳食。因为任何一种食物都不能在质与量上同时满足人类对营养素的全部需求,必须通过对多种食物进行合理的搭配,使膳食中所含的营养素种类齐全、数量充足、比例适当,才能满足人类对营养素的需求。因此,合理营养是健康的物质基础,而平衡膳食又是合理营养的核心。

二、平衡膳食的基本要求

1. 食物品种多样、数量充足 平衡膳食必须包括粮豆类、动物性食物类、乳类、水果蔬菜类和烹调油类等五大类食物。并且同一类食物中的不同品种要经常变换,才能满足人体对各种营养素的需要。

2. 能量来源比例合理 一方面提供能量的食物来源构成要合理,一般粮谷类应占60%~70%,薯类占 5%~10%,豆类占 5%,动物类占 20%~25%;另一方面三大供能营养素的比例要合理,蛋白质、脂肪、碳水化合物的摄入量应分别占供能总量的 10%~15%,20%~30%,55%~65%。

3. 蛋白质来源组成合理 膳食中优质蛋白质(即动物蛋白和大豆蛋白)摄入比例应占总蛋白质的 1/3 以上,老人、儿童及患者等特殊人群要求达到 1/2。

4. 脂肪来源组成合理 膳食中脂肪的供给量易受人们饮食习惯和季节的影响而有较大的变化,一般认为每日膳食中有 50g 脂肪即可满足人体的需要。我国推荐的居民膳食脂肪摄入量规定成人每日摄入脂肪所提供能量占总能量的 20%~30% 为宜。一般建议饱和脂肪酸、单不饱和脂肪酸、多不饱和脂肪酸摄入量的适宜比值为 1:1:1。

5. 其他营养素的来源与摄入量要合理　其他营养素的摄入量按照膳食营养素参考摄入量标准为宜。对有些营养素,如维生素 A、维生素 B_2 以及钙等容易发生摄入量不足或缺乏的营养素,应适当予以补充,保持各种维生素及无机盐之间的平衡。

第二节　膳 食 结 构

一、膳食结构的概念

膳食结构亦称膳食模式,指各类食物的数量及其在膳食中所占的比例。它是膳食质量与营养水平的物质基础。

由于影响膳食结构的因素是在逐渐变化的,所以膳食结构不是一成不变的,人们可以通过适当的干预,促进膳食结构向更利于人体健康的方向发展。

二、膳食结构的类型及特点

当今世界的膳食模式主要有下列四种类型:

(一) 动物性食物为主的模式

以欧洲发达国家为代表。动物性食物提供的能量达到总能量的 50%,谷类等植物性食物所提供能量较少。即高蛋白、高脂肪、高能量膳食的"三高"模式。这类人群易发生营养过剩,其肥胖症、心血管疾病、糖尿病及肿瘤等疾病较为多见。目前我国大、中城市的部分人群也有这种膳食类型倾向。

(二) 植物性食物为主的模式

即温饱型模式,以发展中国家为代表。谷类、根茎类等食物提供的能量达到总能量的 80% 以上,肉类等动物性食物极少。这类膳食人群普遍易患各种营养缺乏症,体质低下,健康状况不良,易发生传染病、寄生虫病等,劳动能力相应降低。

(三) 动、植物食物比例适当的模式

即营养型模式,以日本为代表。膳食以植物性食物为主,动物性食物占有一定的比重。要求植物性食物提供的能量占总能量的 50%~60%,蛋白质 40%~50% 来源于动物性食物。这类膳食人群心血管疾病等发病率较低,营养缺乏病较少见。这种均衡的膳食模式是目前较为科学、合理的膳食结构模式。

(四) 地中海膳食结构模式

地中海膳食模式是一种值得推崇的膳食结构。由于这种膳食结构具有独特的地域性,因此普通家庭一般不容易做到。这种膳食模式的特点是植物性食物较多,食物加工程度低,新鲜度高;以橄榄油为主要食用油,每餐后吃新鲜水果,每天都有适量的奶制品,每周食用适量鱼、禽,每月食用适量红肉(畜肉),习惯饮用葡萄酒。地中海式饮食是一种特殊的饮食方式,当地居民心脑血管疾病发病率较低。

三、我国居民膳食结构的特点

我国地域辽阔,全国的经济发展水平很不平衡,其膳食结构的形成与当地的生产力发展

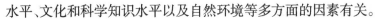

水平、文化和科学知识水平以及自然环境等多方面的因素有关。

（一）我国居民膳食结构现状

目前我国居民的营养状况还处于较低水平，传统的膳食结构正受到社会经济发展等方面带来的冲击，食物消费结构正逐步发生深刻的变化。近十年来，我国居民营养与健康状况出现了十大变化，包括：

（1）动物油脂和饱和脂肪酸的摄入量下降。

（2）盐的摄入量下降。

（3）蔬菜、水果摄入水平趋于稳定。

（4）蛋类、水产类摄入量有所上升。

（5）儿童青少年生长发育水平稳步提高。

（6）学龄前儿童营养不良率进一步降低。

（7）贫血患病率显著下降。

（8）低出生体重率显著下降。

（9）全民增加身体活动的比例显著提高。

（10）对膳食和营养的认识显著提高。

与此同时，随着我国社会经济的快速发展，我国城市化速度将逐步加快，与膳食营养相关的慢性疾病对我国居民健康的威胁将更加突出。同时，贫困地区营养不良的问题依然存在。目前面临的主要挑战体现在：

（1）膳食结构仍然不尽合理。

（2）营养不良和营养缺乏在贫困地区依旧较高。

（3）孕妇、学龄前儿童贫血患病率依旧较高。

（4）不健康生活方式较为普遍。

（5）肥胖和营养相关慢性病对城市居民健康造成的威胁愈发严重。

（二）我国居民膳食结构的优点

我国居民的膳食结构是在传统理念、生活习惯和生活水平的影响下，逐步形成的以植物性食物为主，谷类、薯类和蔬菜摄入量较高，肉类摄入量较低，奶类食物消费较少的一种膳食模式。此种膳食特点为高碳水化合物、高膳食纤维、低动物脂肪，容易出现营养不良。这种传统的膳食结构具有两个优点：

（1）脂肪的摄入量低，且脂肪中大多数是富含不饱和脂肪酸的植物油，不易引起"富裕型"疾病。

（2）膳食中的热量来源主要是碳水化合物，按照我国居民的体力劳动水平，基本可保持能量的平衡状态，不易引起肥胖症。

（三）我国居民膳食结构的缺点

（1）各地区、各类人群间膳食结构的差别较大：由于我国地域辽阔、人口众多，各地区经济发展极不平衡，造成各地区、各类人群间膳食结构与营养水平的较大差别。经济发达地区和大中城市已出现"营养过剩"现象。我国一些大中城市和发达地区膳食结构已明显地西方化，其疾病谱正向着经济发达社会迁移，即"贫困型"疾病逐渐减少，"富裕型"疾病不断上升。根据统计，肿瘤、脑血管疾病和缺血性心脏病已占疾病死亡原因的前三位；相反，急性传染病和结核病的死亡率明显下降。

对不同膳食习惯的城区、农村、渔区、牧区以及半农半牧区进行综合营养调查，结果表明不同地区的膳食组成差别很大。在牧区居民膳食中,以肉类和奶类的消费最高,豆类几乎为零,牧民脂肪摄入量80%是动物性脂肪,而膳食中的维生素C摄入量几乎为零,高血压和冠心病的患病率在牧民中最高,渔民中最低。

(2)营养缺乏性疾病的患病率较高:我国居民的蛋白质、脂肪、碳水化合物供给量,总的来说已基本满足儿童生长、妇女妊娠、授乳及一般工作和适当体力活动的需要。但是在某些微量元素方面,全国人均摄入量偏低。在不同地区人群中,缺铁性贫血十分普通。

(3)动物性食品摄入量少且品种单一:我国居民膳食结构中的动物性食品,所占的比例很小且品种单一,其主要肉食品为猪肉,而牛肉、羊肉、兔肉、禽肉、鱼肉,蛋与蛋制品、乳与乳制品的量很少或极少。猪肉是肉类中营养质量最低的一种,脂肪高而蛋白质低于其他肉类。在人类蛋白质的合成过程中,蛋白质的来源过分单一会影响氨基酸的选择和利用,因此,应努力改变这种现状,增加肉类的花色品种。

(4)食品加工烹调方式不当:不合理的食物加工方式对营养成分影响很大,如谷类食物加工时,过分强调感官性状,使米和面更白更细,导致营养素损失严重。在烹调过程中,如食物加热时间过长、高温油炸、过多淘洗都会加速营养素的流失。腌制食品中含有较高的亚硝酸盐,熏烤食物中含有过量的多环芳烃类,反复高温加热的油脂中含有多种较强的毒物或致癌物。

(5)奶和奶制品消费水平低:在我国居民的膳食结构中,奶和奶制品的平均消费水平很低,与世界平均水平相差很远,人均消费量仅为日本的1/4,有可能导致人群中优质蛋白质、钙等营养素摄入不足。

(6)食盐摄入过多:WHO建议,每人每天食盐摄入量不应超过6g,但我国居民习惯在食物加工过程中加入过多的食盐来改善味觉刺激,特别是在北方更为普遍。我国某些地区居民每天摄入食盐的量超过15g,甚至超过20g。

四、调整我国膳食结构的基本原则

根据我国居民膳食结构的特点,提倡和坚持合理的膳食结构,对预防和减少与营养相关的慢性疾病的发生,具有重要的意义。具体应掌握以下原则:

1. 坚持粮谷类食物为主食　粮谷类供能比例应达到60%~70%,同时要重视粗细粮搭配。粗粮含丰富的矿物质、维生素、膳食纤维等营养素,可以弥补精白米面丢失的大量营养成分。

2. 多吃新鲜蔬菜和水果　蔬菜和水果中膳食纤维比较丰富,并含有多种人体必需的维生素和矿物质,特别是绿叶菜富含维生素C和胡萝卜素。由于每种蔬菜和水果所含的营养素不一样,吃的品种要多样化。

3. 适当摄入动物性食物　动物性食物不宜多吃,同时要调整品种,适当增加水产和禽类食品的摄入比例,如鱼、鸡、鸭的摄入。

4. 多吃大豆和豆制品　要充分发挥我国传统大豆资源优势,推进大豆制品规模化生产,增加大豆及其制品的摄入量,同时,还可摄入一些坚果类,如花生、核桃等。

5. 吃一定量的奶和奶制品　目前我国居民膳食中,普遍存在着钙的摄入量不足,而奶类是钙质的最佳来源,要提倡增加奶类及其制品的摄入。

6. 适量摄入各种调味品　改变我国居民摄入食盐、烹调油较多的饮食习惯,通过健康宣传,不断减少其摄入量。

2014 年国务院发布《中国食物与营养发展纲要(2014—2020 年)》(以下简称"纲要"),纲要的指导思想是:①把保障食物有效供给、促进营养均衡发展、统筹协调生产与消费作为主要任务;②把重点产品、重点区域、重点人群作为突破口;③着力推动食物与营养发展方式转变;④着力营造厉行节约、反对浪费的良好社会风尚;⑤着力提升人民健康水平,为全面建成小康社会提供重要支撑。纲要还提出了基本原则:①坚持食物数量与质量并重;②坚持生产与消费协调发展;③坚持传承与创新有机统一;④坚持引导与干预有效结合。同时,明确提出了"推广膳食结构多样化的健康消费模式,控制食用油和盐的消费量"的食物消费目标,"保障充足的能量和蛋白质摄入量,控制脂肪摄入量,保持适量的维生素和矿物质摄入量"的营养素摄入量目标,以及"基本消除营养不良现象,控制营养性疾病增长"的营养性疾病控制目标。重点发展优质食用农产品、方便营养加工食品和奶类与大豆食品。对于贫困地区、农村地区和流动人群集中及新型城镇化地区的重点人群,包括孕产妇与婴幼儿、儿童青少年、老年人要加强营养和健康教育,加大营养监测和干预。

第三节 中国居民膳食指南

每个国家都有自己的膳食指南,以教育国民如何科学而可行地选择食物,调整膳食结构,促进合理营养,改善健康状况。中国居民膳食指南是根据营养学原则,结合我国国情制定的,是教育和引导人们合理选择与搭配食物的指导性文件。其目的在于优化饮食结构,减少与膳食失衡有关的疾病发生,提高全民健康素质。中国居民膳食指南的核心思想是平衡膳食、合理营养、促进健康。

我国于 1989 年首次发布了《中国居民膳食指南》,1997 年、2007 年和 2014 年进行了三次修订,目前 2015 年版的《中国居民膳食指南》尚在修订中。中国营养学会先后发布了《中国居民膳食指南》、《中国居民平衡膳食宝塔》、《中国居民膳食营养素参考摄入量》三个技术性的标准,旨在通过改善膳食结构,起到引导食物生产与消费、促进健康政策发展等重要作用。

一、一般人群膳食指南

《中国居民膳食指南(2007)》对我国一般人群的膳食,提出以下 10 条指南:

1. 食物多样,谷类为主,粗细搭配　人类的食物是多种多样的,单纯的食用某种天然食物或者某几种天然食物都不足以满足人体对营养物质的需求,而谷类食物是中国传统膳食的主体,人体能量 55%~65% 来源于谷类食物,也比较经济。坚持以谷类为主是平衡膳食的基本保证,同时应注意粗细粮搭配,如小米、高粱、玉米、荞麦、燕麦、薏米、红小豆、绿豆等。同时,对稻米、小麦加工不要太精细,以免维生素、矿物质和膳食纤维的丢失。一般成年人每天摄入谷类食物 250~400g 为宜,粗粮每天摄入量在 50g 以上。

2. 多吃蔬菜水果和薯类　新鲜的蔬菜和水果也是平衡膳食的重要组成部分,蔬菜水果水分高,供能低,并含有丰富的矿物质、维生素和膳食纤维。薯类含有丰富的淀粉、膳食纤维以及多种维生素和矿物质。建议我国成年人每天吃蔬菜 300~500g,水果 200~400g,并注意增加薯类的摄入,对维持身体健康、预防心脑血管疾病有一定的益处。应选择新鲜、时令的蔬菜和水果。

3. 每天吃奶类、大豆或其制品　奶类除含丰富的优质蛋白质和维生素外,含钙量及利用率较高,是天然钙质的极好来源。豆类是我国的传统食品,含大量的优质蛋白质、不饱和脂肪酸、钙及维生素 B_1、维生素 B_2、烟酸等,为提高农村人口的蛋白质摄入量及防止城市中过多消费肉类带来的不利影响,应大力提倡豆类,特别是大豆及其制品的生产和消费。建议每人每天饮奶 300g 或相当量的奶制品(酸奶 300g、奶粉 40g),摄入 40g 大豆或其制品,约相当于 200g 豆腐、100g 豆腐干、30g 腐竹、700g 豆腐脑或 800g 豆浆。

4. 常吃适量的鱼、禽、蛋和瘦肉 鱼、禽、蛋、瘦肉等动物性食物是优质蛋白质、脂溶性维生素和矿物质的良好来源。动物性蛋白质的氨基酸组成更适合人体需要,且赖氨酸含量较高,有利于补充植物性蛋白质中赖氨酸的不足。肉类中铁的利用较高,鱼类特别是海产鱼所含不饱和脂肪酸有降低血脂和防止血栓形成的作用。动物肝脏含维生素 A 极为丰富,还富含维生素 B_{12}、叶酸等。每天应吃适量的鱼(50~100g)、蛋(25~50g)、禽肉和瘦肉(50~75g)。

5. 减少烹调油用量,吃清淡少盐饮食 烹调油包括植物油和动物油。长期摄入过多的烹调油,会引起肥胖、高血脂、动脉粥样硬化等多种慢性疾病。膳食盐的摄入量过高与高血压的患病率密切相关。食用油和食盐摄入过多是我国城乡居民共同存在的营养问题。为此,建议我国居民应养成吃清淡少盐膳食的习惯,即膳食不要太油腻、太咸,不要摄食过多的动物性食物和油炸、烟熏、腌制食物。建议每人每天烹调油用量不超过 25g 或 30g;食盐摄入量不超过 6g,包括酱油、酱菜、酱中的食盐量。

6. 食不过量,天天运动,保持健康体重 进食量和运动是保持健康体重的两个主要因素,食物提供人体能量,运动消耗能量。所以,应保持进食量和运动量的平衡,使摄入的各种食物所提供的能量既能满足机体需要,又不造成体内能量过剩,使体重维持在适宜范围。建议成年人每天进行累计相当于步行 6000 步以上的身体活动,如果身体条件允许,最好进行 30 分钟中等强度的运动。1997 年 WHO 建议,成人正常 BMI 范围为 18.5~24.9kg/m²,<18.5kg/m² 为消瘦,≥25kg/m² 为超重,≥30kg/m² 为肥胖。

7. 三餐分配要合理,零食要适当 健康的饮食行为习惯是保证充足、均衡营养摄入的前提。应根据身体的生理需求,特别是消化系统的活动规律,并考虑日常生活、工作或学习等情况来安排一天的餐次和食用量。做到三餐定时定量,一般情况下,早餐安排在6:30~8:30,午餐在 11:30~13:30,晚餐在 18:00~20:00。早餐提供的能量应占全天总能量的 25%~30%、午餐占 40%、晚餐占 30%~35% 为宜。零食作为一日三餐之外的食物,可以补充机体所需的能量和营养素,应当选择一些含营养素量高而能量低的食物,如新鲜水果和奶类,但来自零食的能量应计入全天能量摄入之中。另外,还特别强调了吃零食要注意口腔健康。由于零食所提供的能量和营养素不如正餐全面、均衡,所以零食的摄入量不宜过多。

8. 每天足量饮水,合理选择饮料 水是膳食的重要组成部分,是一切生命必需的物质,在生命活动中发挥着重要作用。一般成年人每天应喝够1200ml 水(约 6 杯),饮水应少量多次,养成主动喝水的习惯,最好选择白开水。

9. 如饮酒应限量 成年男性一天饮用酒的乙醇量不超过 25g,相当于啤酒 750ml,或葡萄酒 250ml,或 38 度的白酒 75g,或高度白酒 50g;成年女性一天饮用酒的乙醇量不超过15g,相当于啤酒 450ml,或葡萄酒 150ml,或 38 度的白酒 50g。

10. 吃新鲜卫生的食物 吃新鲜卫生的食物是防止食源性疾病、达到食品安全的根本措施。食物放置时间过长就会引起变质,可能产生对人体有毒有害的物质。另外,食物中还可能含有或混入各种有害因素,如致病微生物、寄生虫和有毒化学物等。

二、特定人群膳食指南

特定人群膳食指南是根据各人群的生理特点及其对膳食营养需要而制定的。特定人群包括孕妇、乳母、婴幼儿、学龄前儿童、学龄儿童、青少年和老年人群。其中6岁以上各特定人群的膳食指南是在一般人群膳食指南10条的基础上进行增补形成的。

(一) 孕期妇女和哺乳期妇女膳食指南

1. 孕期妇女膳食指南 孕期妇女在内分泌系统、血液、肾脏、消化系统和体重等方面都会出现相应的变化。孕期妇女应适当增加能量、充足的蛋白质、脂类、矿物质、维生素等。若营养供给缺乏或失衡,会使母体罹患营养缺乏症等。

(1) 孕前期(孕前3~6个月)妇女膳食指南:孕前期妇女膳食指南是在一般人群膳食指南的基础上,增加了以下四项内容:

1) 多摄入富含叶酸的食物或补充叶酸:妊娠前4周是胎儿神经管分化和形成的重要时期,此期叶酸缺乏可增加胎儿发生神经管畸形及早产的危险。从孕前3个月开始补充叶酸至整个孕期,可多吃动物肝脏、蛋类、芹菜等,也可在医师的指导下服用叶酸补充剂。

2) 常吃含铁丰富的食物:孕前缺铁易导致早产、孕期母体体重增长不足以及新生儿低出生体重,故孕前女性应储备足够的铁为孕期利用。缺铁或贫血的育龄妇女可适量摄入铁强化食物或在医师指导下补充小剂量的铁剂。

3) 保证摄入加碘食盐及增加海产品的适当摄入:孕期妇女碘缺乏可增加新生儿出现克汀病的危险性,导致智力障碍。因此,应在孕前和孕早期除摄入碘盐外,至少每周摄入一次富含碘的海产食品,如海带、紫菜。

4) 戒烟、禁酒:夫妻一方或双方经常吸烟或饮酒,不仅影响精子或卵子的发育,造成精子或卵子的畸形,而且影响受精卵在子宫的顺利着床和胚胎发育,导致流产。乙醇可以通过胎盘进入胎儿血液,造成胎儿宫内发育不良、中枢神经系统发育异常、智力低下等。

(2) 孕早期(1~12周)妇女膳食指南:孕早期由于胚胎生长发育速度缓慢,胚盘及母体的有关组织增长变化也不明显,对各种营养素的需要量比妊娠中、末期相对要少。但妊娠早期正处于胚胎组织的分化增殖和主要器官系统的形成阶段,是胎儿发生、发育的最重要时期,任何不利因素均可使胎儿发育不良或造成先天缺陷(畸形)。早孕反应一般出现于妊娠6周左右。因此,孕早期妇女膳食指南在一般人群膳食指南的基础上,增加了以下五项内容:

1) 膳食清淡适口:清淡、适口的膳食能促进食欲、易于消化,并有利于减轻孕早期的妊娠反应,使孕妇尽可能摄取更多食物,满足其营养需要。

2) 少食多餐:怀孕早期反应较重的孕妇,不必像常人那样强调饮食的规律性,应根据孕妇的食欲和反应的轻重及时进行调整,采取少食多餐的办法,保证进食量。为减轻妊娠反应,可口服少量的B族维生素,以缓解症状。随着妊娠反应的减轻,应逐步过渡到平衡膳食。

3) 保证摄入足量富含碳水化合物的食物:怀孕早期应尽量多摄入富含碳水化合物的谷类、水果,保证每天至少摄入150g碳水化合物;妊娠反应严重而完全不能进食的孕妇,应及时就医,以避免因脂肪分解产生酮体对胎儿早期脑发育造成不良影响。

4) 多摄入富含叶酸的食物或补充叶酸:孕早期应多摄入富含叶酸的食物,如动物肝脏、深绿色蔬菜及豆类;由于叶酸补充剂中的叶酸比食物中的叶酸能更好地被机体吸收利用,因此建议怀孕后每日应继续补充一定量的叶酸直至整个孕期。孕期叶酸的推荐摄入量(RNI)

为每日 600μg。

5) 戒烟、禁酒:烟草中的尼古丁会导致胎儿缺氧、营养不良和发育迟缓;孕妇饮酒,乙醇可通过胎盘进入胎儿血液,造成胎儿乙醇综合征。

(3) 孕中期(13~27 周)、孕末期(28 周 ~ 分娩)妇女膳食指南:妊娠 13 周起,由于胎儿和母体变化明显,胎儿各器官系统迅速增长发育,对各种营养素的需要量显著增加。同时,母体各器官系统也随之发生巨大的适应性变化,如子宫逐渐增大,宫腔随之扩张。孕妇在妊娠中期对各种营养素需求量明显增加,表现为食欲改善,饮食量增加。胎儿在妊娠 7~9 个月时生长最快,胎儿体重的一半是在这时期增加的,此时胎儿体内需贮存营养素最多。如胎儿在妊娠 6~8 个月便开始大量贮存钙,以满足迅速生长的骨骼和牙齿的需要。因此,孕中期每天热量需要量比平时增加 1.25MJ,蛋白质增加 15g,钙增加 200mg,铁增加 4mg;孕晚期每天热量需要量比平时增加 1.9MJ,蛋白质增加 30g,钙增加 200mg,铁增加 9mg。

因此,孕中期、孕末期妇女膳食指南在一般人群膳食指南的基础上,增加了以下五项内容:

1) 适当增加鱼、禽、蛋、瘦肉的摄入:动物蛋白占总蛋白质的 2/3,鱼、禽、蛋、瘦肉是优质蛋白质的良好来源,每天应摄入 50~150g。鱼类作为动物性食物的首选,对孕 20 周后胎儿的脑和视网膜功能的发育极为重要,每周最好能摄入 2~3 次。蛋类尤其是蛋黄是卵磷脂、维生素 A 和维生素 B_2 的良好来源,每天应食用 1~2 个鸡蛋。除食用加碘盐外,每周至少进食 1 次海产品,以满足孕期碘的需要。

2) 适当增加奶类的摄入:奶或奶制品富含蛋白质,同时也是钙的良好来源。从孕中期开始,每日摄入 250~500ml 的牛奶或相当量的奶制品,补充 300mg 的钙,或喝 400~500ml 的低脂牛奶,以满足钙需要。

3) 常吃含铁丰富的食物:伴随着从孕中期开始的血容量和血红蛋白的增加,孕妇成为缺铁性贫血的高危人群。此外,基于胎儿铁储备的需要,宜从孕中期开始增加铁的摄入量。建议孕妇要多摄入含铁丰富的食物,如动物血、肝脏、瘦肉等,必要时可在医师指导下补充小剂量的铁剂。同时,注意多摄入富含维生素 C 的蔬菜、水果,或在补充铁剂时补充维生素 C,以促进铁的吸收和利用。

4) 适量身体活动,维持体重的适宜增长:适宜的身体活动有利于维持体重的适宜增长和自然分娩,户外活动还有助于改善维生素 D 的营养状况,以促进胎儿骨骼的发育和母体自身的骨骼健康,因此孕妇应根据自身的体能,每天进行不少于 30 分钟的低强度身体活动,最好是 1~2 小时的户外活动,如散步、做体操等。

5) 禁烟戒酒,少吃刺激性食物:孕期必须戒烟禁酒,并要远离吸烟环境。浓茶、咖啡应尽量避免,刺激性食物亦应尽量少吃。

2. 哺乳期妇女膳食指南 哺乳期妇女一方面要逐步补偿妊娠、分娩时所消耗的营养素储备,促进各器官、系统功能的恢复;另一方面还要分泌乳汁、哺育婴儿。哺乳期妇女乳汁分泌主要受内分泌因素、营养状况、情绪状态三个因素影响,保证乳汁的正常分泌并维持乳汁质量的恒定是哺乳期妇女营养需要的特点。此期应保证足够优质蛋白质的摄入量、供给充足的能量、摄入足够的脂肪,并注意钙、铁以及水分的摄入。因此,哺乳期妇女膳食指南在一般人群膳食指南的基础上,增加了以下五条内容:

(1) 增加鱼、禽、蛋、瘦肉及海产品的摄入:乳母每天应增加总量 100~150g 的鱼、禽、蛋、瘦肉,其提供的蛋白质应占总蛋白质的 1/3 以上。为预防或纠正缺铁性贫血,应多摄入一些

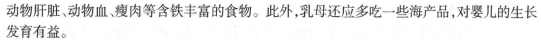

动物肝脏、动物血、瘦肉等含铁丰富的食物。此外,乳母还应多吃一些海产品,对婴儿的生长发育有益。

(2) 适当增饮奶类及多喝汤水:奶类含钙量高,易于吸收利用,是钙的最好食物来源。乳母每日若能饮用 500ml 牛奶,则可从中得到约 600mg 的钙。或适当多摄入可连骨带壳食用的小鱼、小虾、大豆及其制品以及芝麻酱和深绿色蔬菜等;必要时可在保健医师的指导下适当补充钙制剂。此外,鱼、禽、畜类等动物性食品宜采用煮或煨的烹调方法,促使乳母多饮汤水,以便增加乳汁的分泌量。

(3) 产褥期食物多样,不过量:产褥期的膳食同样应是多样化食物构成的平衡膳食,以满足营养需要为原则,无需特别禁忌。要注意纠正食物选择和分配不均衡的问题,保持产褥期食物多样、充足而不过量,以利于乳母健康,保证乳汁质、量和持续地进行母乳喂养。

(4) 忌烟、酒,避免喝浓茶和咖啡:乳母吸烟(包括被动吸烟)、饮酒会危害婴儿健康;浓茶、咖啡也能通过乳汁影响婴儿健康。因此,为了婴儿的健康,哺乳期应继续忌烟、酒,避免饮用浓茶或咖啡。

(5) 科学运动和锻炼,保持健康体重:大多数妇女生育后,体重都会较孕前有不同程度的增加。有的妇女分娩后体重居高不下,导致生育性肥胖。因此,哺乳期妇女除注意合理膳食外,还应适当运动和做产后健身操。坚持母乳喂养有利于减轻体重,而哺乳期妇女进行一定强度的、规律性的身体活动和锻炼,也不会影响母乳喂养的效果。

(二) 婴幼儿及学龄前、学龄期儿童膳食指南

1. 婴幼儿膳食指南 婴幼儿期是指从出生至 3 岁这一时期。这一时期体内各器官增大增重,功能逐渐完善,身高、体重有了明显增加,神经系统、大脑皮质的结构和功能也不断成熟和完善,心智功能发展迅速。由于婴幼儿生长发育迅速,代谢旺盛,但胃肠消化能力尚未健全,在消化和吸收功能方面易发生消化紊乱,在饮食习惯上需培养与建立良好的饮食习惯。此期应注意供给能量、质优量足的蛋白质、脂肪、碳水化合物、矿物质(钙、铁、锌)和维生素和水。

(1) 0~6 月龄婴儿喂养指南:产后应尽早开奶,初乳营养最好;3~4 月龄视婴儿身体发育情况逐步添加辅食;尽早抱婴儿到户外活动或适当补充维生素 D;不能用纯母乳喂养时,宜首选婴儿配方奶粉喂养;定期检测婴儿生长发育状况。

(2) 6~12 月龄婴儿喂养指南:奶类优先,继续母乳喂养;及时合理添加辅食;尝试多种多样的食物,膳食少糖、无盐、不加调味品;逐渐让婴儿自己进食,培养良好的进食行为;定期检测婴儿生长发育状况;注意饮食卫生。

(3) 1~3 岁幼儿喂养指南:可继续给予母乳(至 24 月龄)或乳制品喂养,逐步过渡到食物多样;选择营养丰富、易消化的食物;采用适宜的烹调方式,单独加工制作膳食;在良好环境下规律进餐,重视良好饮食习惯的培养;鼓励幼儿多做户外游戏与活动,合理安排零食,避免过瘦与肥胖;每天足量饮水,少喝含糖高的饮料;定期监测生长发育状况;确保饮食卫生,严格餐具消毒。

2. 学龄前儿童膳食指南 学龄前儿童(3~6 岁)身高、体重稳步增长,神经系统发育逐渐完善,咀嚼及消化能力仍有限,心理发育有自我作主的倾向,且模仿能力极强,因此,这一时期应特别注意培养儿童良好的饮食习惯。在营养需要上注意能量(一般男童高于女童)、蛋白质(优质蛋白质应占 1/2)、碳水化合物(以淀粉类食物为主,避免糖和甜食的过多摄入)、矿物质(钙、铁、锌)、维生素和水的供给。

学龄前儿童膳食指南主要有:

(1) 食物多样,谷类为主:学龄前儿童应广泛食用多种食物,其中谷类食物是人体能量的主要来源,可为处在生长发育阶段的学龄前儿童提供碳水化合物、蛋白质、膳食纤维和 B 族维生素等多种营养素。同时注意粗细粮的合理搭配。

(2) 多吃新鲜蔬菜和水果:蔬菜和水果所含的营养成分不完全相同,不能相互替代。在准备儿童膳食时,应注意将蔬菜切小、切细,以方便儿童咀嚼和吞咽,同时还要注重蔬菜、水果的品种、颜色和口味,经常变换以提高儿童多吃蔬菜、水果的兴趣。

(3) 经常吃适量的鱼、禽、蛋、瘦肉:这些动物性食物是优质蛋白质、脂溶性维生素和矿物质的良好来源。动物性蛋白的氨基酸组成更适合人体需要,且赖氨酸含量较高,有利于补充植物性蛋白中赖氨酸的不足;肉中的铁吸收利用较好;鱼类特别是海产鱼所含不饱和脂肪酸有利于儿童神经系统的发育;动物肝脏含有丰富的维生素 A、维生素 B_2、叶酸等。

(4) 每天饮奶,常吃大豆及其制品:奶类是一种营养成分齐全、组成比例适宜、易消化吸收、营养价值较高的天然食品。大豆含丰富的植物优质蛋白质、不饱和脂肪酸、钙及维生素 B_1、维生素 B_2 等,可避免过多消费肉类带来的不利影响。

(5) 膳食清淡少盐,正确选择零食,少喝含糖高的饮料:为保护儿童的消化系统,避免干扰或影响儿童对食物本身的感知和喜好、预防偏食和挑食的不良饮食习惯,在烹调加工食物时,应尽可能保持食物的原汁原味,让孩子首先品尝和接纳各种食物的自然味道。零食是一日三餐以外添加的食物,也是学龄前儿童饮食中的重要内容,合理选择能补充能量和营养素的食物,少喝含糖高的饮料。

(6) 食量和体力活动要平衡,保证正常体重增长:进食量与体力活动是控制体重的两个主要因素。如果进食量过大而活动量不足时,多余能量就会在体内以脂肪的形式沉积而使体重过度增长,发生肥胖;相反,若食量不能满足运动能量所需时,则可能引起消瘦。因此,消瘦的儿童则应适当增加食量和油脂的摄入,也可以选择一些营养补充奶合理加餐。而肥胖儿童则应适当控制食量和高油脂食物的摄入,并增加活动强度及活动持续时间。

(7) 不挑食,不偏食,吃清洁卫生未变质的食物,培养良好的饮食习惯:学龄前儿童开始具有一定的独立性活动,模仿能力强,兴趣增加,易出现饮食无规律,零食过多,食物过量等状况。天气变化、疾病或情绪均容易影响消化功能。因此,要特别注意培养儿童良好的饮食习惯,定时、定点、定量;自己进食、专心进食、细嚼慢咽;不挑食、不偏食、礼貌就餐等。

(三) 学龄期儿童膳食指南

学龄期儿童(6~12 岁)体格维持稳步增长,除生殖系统外的其他器官和系统,包括脑的形态和发育逐渐接近成人水平,可接受成人的大部分饮食。此期儿童生长迅速、代谢旺盛,体重、身高增长较快,必须保证有关能量代谢、蛋白质代谢和维持正常视力的维生素(尤其是维生素 A 和维生素 B_2)的供给。学龄期儿童膳食指南主要有:

1. 保证吃好早餐 这一时期的孩子大部分时间是在学校度过,所以保证吃好早餐非常重要。因为大脑工作的唯一能量来源是碳水化合物(血糖),如果早餐中的能量供给不足,会使孩子学习时的注意力不集中,易困,学习效率低。除了影响学习以外,还会导致孩子在中餐的时候过量饮食,这样容易导致胃肠道疾病和肥胖的发生。

2. 少吃零食,饮用清淡饮料,控制食糖摄入 摄取零食应适量。过多摄入零食会影响肠胃的消化功能,使肠胃功能失调。同时,过多饮用含糖饮料,会产生饱胀感,影响食欲,最终导致营养不足,影响生长发育。过多食用糖果和甜食还会引起龋齿。此外,要教育孩子养成良好的卫生习惯,饭前便后要洗手。

3. 重视户外活动 这一时期的孩子在语言能力、观察能力、想象能力、思维能力等智力方面发展较快,重视户外活动,不仅有利于孩子的体格发育,而且还有利于孩子的智力发育。

(四)青少年期膳食指南

青少年期(12~18岁)是儿童和成人之间的过渡时期。其体格和智力发育明显加快,性发育成熟,生殖系统迅速发育,第二性征逐渐明显,心理发育逐渐成熟,是生长发育的第二个高峰期,也是一生中长身体、长知识的最重要时期。因此,除能量和各种营养素的需要量比成年人高外,还对能量、蛋白质均要求达到正平衡,对钙的需要量增加,要多吃谷类,保证足量的鱼、禽、蛋、奶、豆类和新鲜蔬菜水果的摄入。因此,青少年膳食指南在一般人群膳食指南的基础上,增加了以下四项内容:

1. 三餐定时定量,保证吃好早餐,避免盲目节食 2002年中国营养状况调查结果显示,一日三餐不规律、不吃早餐的现象在儿童青少年中较为突出,影响到他们的营养摄入和健康。三餐定时定量,保证吃好早餐对于青少年的生长发育、学习都非常重要,还应注意不要盲目节食。

2. 吃富含铁和维生素C的食物 青少年期生长迅速,铁需要量增加,特别是女孩月经期生理性铁丢失,更易发生贫血。贫血对青少年生长发育和健康造成不良影响。为防止贫血,应吃富含铁和维生素C的食物。

3. 每天进行充足的户外运动 充足的户外运动,能够增强体质和耐力,提高机体各部位的柔韧性和协调性;保持健康体重,预防和控制肥胖。对一些疾病有一定的预防作用;有利于体内维生素D的合成,保证骨骼健康发育。

4. 不抽烟,不饮酒 青少年正处在身体迅速生长发育阶段,机体器官和功能尚未完全发育成熟,抽烟、饮酒对青少年的不利影响远远超过成人。

(五)老年人膳食指南

由于老年人基础代谢率下降、脂质代谢能力降低、消化系统功能减退、代谢功能降低、体内氧化损伤加重、免疫功能下降等因素影响,对能量的需要降低,因此,老年人应维持能量摄入与消耗的平衡,膳食蛋白质以优质蛋白质占1/3以上为宜,脂肪和碳水化合物的摄入不宜过多,增加膳食中膳食纤维的摄入,重视补充钙、铁、锌等矿物质和注重维生素的摄入。老年人膳食指南在一般人群膳食指南的基础上,增加了以下四项内容:

1. 食物要粗细搭配、松软、易于消化吸收 粗粮含丰富B族维生素、膳食纤维、钾、钙、植物化学物质等。老年人消化器官生理功能有不同程度的减退,咀嚼功能和胃肠蠕动减弱,消化液分泌减少,发生便秘、高血压、血脂异常、心脏病、糖尿病的危险性增加。因此,老年人选择食物要粗细搭配,食物的烹制宜松软易于消化吸收,保证均衡营养,预防疾病,促进健康。

2. 合理安排饮食,提高生活质量 家庭和社会应从各方面保证其饮食质量、进餐环境和进食情绪,使其得到丰富的食物,保证其需要的各种营养素摄入充足,以促进老年人身心健康,减少疾病,延缓衰老,提高生活质量。

3. 重视预防营养不良和贫血 60岁以上的老年人由于生理、心理和社会经济情况的改变,可能使老年人摄取的食物量减少而导致营养不良。另外,随着年龄增长而体力活动减少,并因牙齿、口腔问题和情绪不佳,可能致食欲减退,能量摄入降低,必需营养素摄入减少,而造成营养不良。60岁以上老年人低体重、贫血患病率也远高于中年人群。

4. 多做户外活动,维持健康体重 老年人适当多做户外活动,在增加身体活动量、维持

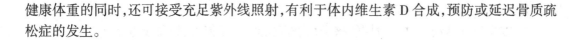

健康体重的同时,还可接受充足紫外线照射,有利于体内维生素 D 合成,预防或延迟骨质疏松症的发生。

第四节 中国居民平衡膳食宝塔

中国居民平衡膳食宝塔是根据中国居民膳食指南,由中国营养协会推出,结合中国居民的膳食习惯,将平衡膳食的原则转化成各类食物的重量,便于大家在日常生活中实行。平衡膳食宝塔提出了一个营养上比较理想的膳食模式。但是,由于中国幅员辽阔,各地的饮食习惯及物产不尽相同,只有因地制宜充分利用当地资源才能有效地应用平衡膳食宝塔。应用平衡膳食宝塔需要自幼养成习惯,并坚持不懈,才能充分体现其对健康的重大促进作用。

一、中国居民平衡膳食宝塔结构

中国居民平衡膳食宝塔结构,是根据中国居民膳食指南十条原则,以形象的图解的方式来解读中国居民膳食指南。膳食宝塔结构共分五层,包含每天应摄入的主要食物种类,膳食宝塔利用各层位置和面积的不同反映了各类食物在膳食中的地位和应占的重量(图 5-1)。

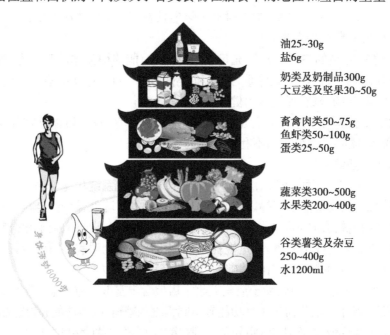

图 5-1 中国居民平衡膳食宝塔(2007 年)

(一)平衡膳食宝塔结构

平衡膳食宝塔共分为五层,包含了每天应吃的主要食物种类。

第一层:粮谷薯类及杂豆。成人每天摄入 250~400g,多种谷类混合食用营养价值更高。

第二层:蔬菜、水果类。每天分别摄入蔬菜 300~500g 和水果 200~400g,红、绿、黄三色较深的蔬菜和深黄色水果富含营养素。

第三层:肉、鱼、蛋。每天应摄入 125~225g,其中畜禽肉 50~75g、鱼虾类 50~100g、蛋类25~50g。

第四层:奶及其制品、大豆类及坚果。每天应喝鲜奶 300g,大豆类及坚果 30~50g。

第五层:食盐和油脂类。每天摄入烹调油不应超过 25g 或 30g,食盐不超过 6g。

此外,平衡膳食宝塔还强调足量饮水和增加身体活动的重要性。水是膳食的重要组成部分,是一切生命必需的物质。其需要量主要受年龄、环境温度、身体活动等因素的影响。在温和气候条件下生活的轻体力活动的成年人每日至少饮水 1200ml(约 6 杯)。在高温或强体力劳动的条件下,应适当增加。

目前我国大多数成年人身体活动不足或缺乏体育锻炼,应改变久坐少动的不良生活方式,养成天天运动的习惯。建议成年人每天进行累计相当于步行 6000 步以上的身体活动,如果身体条件允许,最好进行 30 分钟中等强度的运动。

我国居民目前平均食糖的消费量较少,少吃或适当多吃可能对健康的影响不大。因此,平衡膳食宝塔没有建议食糖的摄入量。但多吃糖有增加龋齿的危险,尤其是儿童、青少年不应吃太多的糖和含糖食品。食盐和饮酒的问题在《中国居民膳食指南(2007)》中已有说明。

(二) 平衡膳食宝塔说明

平衡膳食宝塔建议的各类食物的摄入量一般是指食物的生重。各类食物的组成是根据全国营养调查中居民膳食的实际情况计算的,所以每一类食物的重量不是指某一种具体食物的重量。

1. 谷类食物　谷类食物指的是五谷杂粮,特别提出要多吃杂粮类。谷类包括小麦面粉、大米、玉米、高粱等及其制品,如米饭、馒头、烙饼、玉米面饼、面包、饼干、麦片等。薯类包括红薯、马铃薯等,可替代部分粮食。杂豆包括大豆以外的其他干豆类,如红小豆、绿豆、芸豆等。要以谷类为主,粗细粮搭配,这样增加膳食纤维以及 B 族维生素的摄入量。

2. 蔬菜和水果　蔬菜包括嫩茎、叶、花菜类、根菜类、鲜豆类、茄果、瓜菜类、葱蒜类及菌藻类。深色蔬菜是指深绿色、深黄色、紫色、红色等颜色深的蔬菜,一般含维生素和植物化学物质比较丰富。蔬菜和水果富含许多种维生素、矿物质及其他营养素,两者各有优势,不能完全相互替代。蔬菜含的维生素比较多,水果里面含的植物化学物质比较多,比如多糖、抗氧化物质等,这些都是对人体有益的。

3. 鱼、禽、肉、蛋等　鱼、禽、肉、蛋等是动物性食品,主要提供动物性蛋白质和一些重要的矿物质和维生素。但它们彼此间也有明显区别。畜肉类包括猪肉、牛肉、羊肉、禽肉及动物内脏类。目前我国居民的肉类摄入以猪肉为主,但猪肉含脂肪较高,应尽量选择瘦畜肉或禽肉。动物内脏有一定的营养价值,但因胆固醇含量较高,不宜过多食用;水产品包括鱼类、甲壳类和软体类动物性食物,其特点是脂肪含量低,蛋白质丰富且易于消化,是优质蛋白质的良好来源,有条件的可以适当多吃一些;蛋类包括鸡蛋、鸭蛋、鹅蛋、鹌鹑蛋、鸽蛋及其加工制成的咸蛋、松花蛋等,蛋类的营养价值较高。

4. 奶类、豆类和坚果食物　奶类有牛奶、羊奶和马奶等,牛奶最常见。乳制品包括奶粉、酸奶、奶酪等,不包括奶油、黄油;大豆包括黄豆、黑豆、青豆,其常见的豆制品包括豆腐、豆浆、豆腐干及豆筋等。提供人体的钙质和优质蛋白,还有矿物质等营养素。坚果包括花生、瓜子、核桃、杏仁、榛子等,由于坚果的蛋白质与大豆相似,有条件的居民每周可吃 50g 坚果替代相应量的大豆。

5. 烹调油和食盐　烹调油包括各种烹调用的动物油和植物油,植物油包括花生油、豆油、菜籽油、芝麻油、调和油等,动物油包括猪油、牛油、黄油等。每天烹调油的建议摄入量为25~30g,尽量少食用动物油。健康成年人一天食盐(包括酱油和其他食物中的食盐)的建议摄入量为不超过6g。如果菜肴需要用酱油和酱类,应按比例减少食盐用量。

二、中国居民平衡膳食宝塔应用

(一) 根据自己的能量水平确定食物摄入量

膳食宝塔中建议的每人每日各类食物适宜摄入量范围适用于一般健康成人,在实际应用时要根据个人年龄、性别、身高、体重、劳动强度、季节等情况适当调整。膳食宝塔中所标示的各类食物的建议量的下限为适应能量水平7550kJ(1800kcal)的摄入量,上限为适应能量水平10 900kJ(2600kcal)的摄入量。《中国居民膳食指南(2007)》列出了不同能量消费水平的各类食物适宜摄入量,可供个体根据具体情况进行选择。

(二) 食物同类互换,调配丰富多彩的膳食

应用膳食宝塔可把营养与美味结合起来,按照同类互换、多种多样的原则调配一日三餐。膳食宝塔包含的每一类食物中都有许多品种,虽然每种食物都与另一种不完全相同,但同一类中各种食物所含营养成分往往大体上近似,在膳食中可以互相替换。例如50g瘦猪肉相当于30g牛肉干,相当于80g生鸡翅;又如50g大豆相当于110g豆腐干,相当于350g内脂豆腐。

(三) 要因地制宜,充分利用当地资源

我国幅员辽阔,各地的饮食习惯及物产不尽相同,只有因地制宜,充分利用当地资源才能有效地应用膳食宝塔。例如农村山区可提高山羊奶、花生、瓜子、核桃、榛子的摄入量,牧区奶类资源丰富,可适当提高奶类摄入量;渔区水产品资源丰富,则可适当提高鱼及其他水产品的摄入量。在某些情况下,由于地域、经济或物产所限无法采用同类互换时,也可以暂用豆类代替乳类、肉类;或用蛋类代替鱼、肉;不得已时也可用花生、瓜子、榛子、核桃等坚果代替大豆或肉、鱼、奶等动物性食物。

(四) 合理安排三餐,保证能量供给合理

为了保持身体健康,必须保证每日三餐按时进食;在每日摄入的总能量中,早、中、晚餐的能量比例应当合理,一般早、晚餐各占30%,午餐占40%,特殊情况可适当调整。同时,蛋白质、脂肪、碳水化合物的摄入量应分别占供能总量的10%~15%,20%~30%,55%~65%。

(五) 要养成习惯,长期坚持

膳食对健康的影响是长期性的,应用平衡膳食宝塔需要自幼养成习惯,并坚持不懈,才能充分体现其对健康的重大促进作用。

本章小结

合理营养是健康的基石,而平衡膳食是实现合理营养的根本途径。平衡膳食的基本要求共5点:食物品种多样、数量充足;能量来源比例合理;蛋白质来源组成合理;脂肪来源组成合理;其他营养素的来源与摄入量合理。中国居民膳食指南从10个方面阐述了实现平衡膳食的指导原则,平衡膳食宝塔共分5层:第一层粮谷类、豆类;第二层蔬菜、水果类;第三层肉、鱼、蛋;第四层奶及其制品、大豆类及坚果;第五层食盐和油脂类。调整我国膳食结构的基本原则包括:坚持粮谷类食物为主食;多吃新鲜蔬菜和水果;适当摄入动物性食物;多吃大豆和豆制品;吃一定量的奶和奶制品;适量摄入各种调味品。

(张晓琼)

第五章 >> 平 衡 膳 食

 目标测试

A1 型题

1. 平衡膳食对碳水化合物供能比例的要求是
   A. 10%~15%　　　B. 20%~30%　　　C. 35%~55%　　　D. 55%~65%　　　E. 65%~85%

2. 老人、儿童及患者等特殊人群膳食中优质蛋白质应占总蛋白质摄入量的比例是
   A. 1/4　　　　　B. 1/3　　　　　C. 1/2　　　　　D. 1/5　　　　　E. 1/6

3. 为了增加乳汁分泌,乳母的膳食应充分补充哪些食物
   A. 固体食物　　　　　　　B. 半固体食物　　　　　C. 捞饭或精制米面
   D. 流质食物及汤类　　　　E. 保健食品

4. 以下不符合老年人营养需要特点的是
   A. 能量摄入量应高于成人　　　B. 碘的摄入量应高于成人
   C. 铁的摄入量应高于成人　　　D. 钙的摄入量应高于成人
   E. 维生素的摄入量应高于成人

5. 牛奶及其制品是给老年人提供哪种矿物质的最好食物来源
   A. 钙　　　　　B. 碘　　　　　C. 镁　　　　　D. 钠　　　　　E. 铁

6. 中国居民平衡膳食宝塔分为几层
   A. 2　　　　　B. 3　　　　　C. 4　　　　　D. 5　　　　　E. 6

7. 《中国居民膳食指南(2007)》包括几条内容
   A. 7　　　　　B. 8　　　　　C. 9　　　　　D. 10　　　　　E. 11

8. 培养良好饮食习惯的关键时期是
   A. 婴儿期　　　　　　　B. 幼儿及学龄前期　　　C. 学龄期
   D. 少年期　　　　　　　E. 青春期

9. 中国居民膳食指南的核心思想是
   A. 如何选择食物　　　　　B. 如何计划膳食
   C. 如何评价膳食　　　　　D. 平衡膳食、合理营养、促进健康
   E. 合理消费,因地制宜

10. 地中海膳食模式中食用油主要是
    A. 橄榄油　　　B. 亚麻籽油　　　C. 菜籽油　　　D. 豆油　　　E. 鱼油

11. 下列饮食习惯符合平衡膳食基本要求的是
    A. 多吃煎、炸食品　　　　B. 少吃青菜和水果　　　C. 常吃麦当劳、肯德基
    D. 食物多样,谷类为主　　　E. 多吃腌制食品

12. 中国居民平衡膳食宝塔的最底层,即居民膳食中最基本的组成部分是
    A. 鱼、禽、肉、蛋　　　　B. 谷类　　　　　　　C. 奶类
    D. 蔬菜、水果类　　　　　E. 油脂类

13. 下列哪项是我国居民传统膳食结构的优点
    A. 食盐摄入量偏重　　　　B. 牛奶及奶制品摄入不足
    C. 高膳食纤维　　　　　　D. 低动物脂肪
    E. 油炸、腌制、熏烤等加工烹调方式制作食品

14. 下列哪一组食物都是富含蛋白质的食物

133

  A. 牛肉、虾、大豆、鸡蛋、粉条   B. 猪肉、鸭蛋、萝卜、豆浆、草鱼

  C. 鸡肉、土豆、豆腐、鲤鱼、香蕉   D. 牛肉、奶粉、豆腐干、鸡蛋

  E. 猪肉、山楂、核桃、花生、豆浆

15. 中国居民平衡膳食宝塔建议每人每天油脂摄入量不超过

  A. 10g   B. 15g   C. 20g   D. 25g   E. 30g

16. 关于平衡膳食宝塔的说法不正确的是

  A. 平衡膳食宝塔共分为6层,包含了人们每天应吃的主要食物种类

  B. 宝塔中提出了油脂类和食盐的建议摄入量

  C. 宝塔各层位置和面积不同,在一定程度上反映出各类食物在膳食中的地位和应占的比重

  D. 宝塔建议的各类食物的摄入量一般是指食物的生重

  E. 第三层为畜禽肉类、鱼虾类和蛋类

17. 一般人早、中、晚三餐的能量分配应为

  A. 10%、50%、40%   B. 30%、40%、30%   C. 40%、40%、20%

  D. 20%、50%、30%   E. 0%、50%、50%

18. 下列哪种膳食结构的人群主要营养问题是营养缺乏病

  A. 以动植物食物为主的平衡膳食结构   B. 以植物性食物为主的膳食结构

  C. 以动物性食物为主的膳食结构   D. 日本的膳食结构

  E. 地中海膳食结构

19. 中国居民平衡膳食宝塔和中国居民平衡膳食指南的适用对象是

  A. 对营养有兴趣的人士   B. 营养指导师等专业人员

  C. 医护人员   D. 食品企事业单位管理人员

  E. 全体中国居民

20. 在温和气候条件下,轻体力活动的成年人每日至少饮水量为

  A. 1200ml(约6杯)   B. 1400ml(约7杯)   C. 1600ml(约8杯)

  D. 1800ml(约9杯)   E. 2000ml(约10杯)

B1 型题

(21~23 题共用备选答案)

  A. 400~600g、300~500g、25~50g   B. 250~500g、300~400g

  C. 300~500g、200~400g   D. 250~400g、50g

  E. 50~75g、50~100g、25~50g

21. 中国居民平衡膳食宝塔中粮谷类、豆类成人每天摄入量为

22. 中国居民平衡膳食宝塔中蔬菜、水果成人每天摄入量为

23. 中国居民平衡膳食宝塔中肉、鱼、蛋成人每天摄入量为

(24~25 题共用备选答案)

  A. 动物性食物为主的模式   B. 植物性食物为主的模式

  C. 地中海膳食结构模式   D. 动、植物食物比例适当的模式

  E. 以上都不是

24. 以欧洲发达国家为代表的膳食结构模式是

25. 目前较为科学、合理的膳食结构模式是

第六章　食品的腐败变质与食品污染

学习目标

1. 掌握:影响食品腐败变质的因素、保藏方法;食品的霉菌与霉菌毒素污染、N-亚硝基化合物和多环芳烃化合物的污染及其防治。
2. 熟悉:食品腐败变质的鉴定指标、食品污染的概念、原因、分类。
3. 了解:蛋白质、脂肪、碳水化合物的腐败分解过程、二噁英的污染及其防治;新鲜食品的选择与保藏方法。

　　随着人类食物品种和数量的增多,食品的储藏与保鲜成为日常生活中不可回避的话题。任何食物都可能发生腐败变质,有些食物容易发生,有些食物不容易发生。食品的腐败变质究竟与哪些因素有关? 如何防止食品的腐败变质呢?

第一节　食品腐败变质

一、概念

　　食品腐败变质是指食品在一定的环境因素影响下,由微生物的作用而引起的食品成分及感官性状的改变,并失去食用价值的一种变化。这种变化包括食品的感官性状和组成成分发生改变。如肉、鱼、禽、蛋的腐臭、粮食的霉变、蔬菜水果的溃烂、油脂的酸败等。

考点提示

食品腐败变质的原因

二、影响因素

　　食品腐败变质是以食品本身的组成和性质为基础,在环境因素影响下主要由微生物的作用而引起;是食品本身、环境因素和微生物三者互为条件、相互影响、综合作用的结果。

(一) 微生物的作用

　　在食品腐败变质中,微生物起到了重要作用。腐败变质的程度往往与污染食品的微生物数量有关,而微生物的繁殖决定了其数量,也间接影响到食品的腐败程度。

　　引起食品腐败变质的微生物主要有细菌、霉菌和酵母。通常情况下,细菌比酵母和霉菌更占优势。常见的引起食品腐败变质的细菌有假单胞菌属、微球菌属、葡萄球菌属等。

　　微生物引起食品腐败变质主要是因为它们含有能分解食品中特定成分的酶。这些酶不但可以将食物中的碳水化合物、蛋白质、脂肪等分解,而且还能产生使食品具有不良气味和味道的小分子化合物。

随着食品腐败变质程度的加深,食品中微生物的种类会发生变化,如常温放置的肉类,腐败变质早期常以需氧的芽胞杆菌、微球菌和假单胞菌污染为主,中期肠杆菌会逐渐增多,到了中后期,变形杆菌会占较大比例。

(二)食品本身组成和性质

食品本身的因素均可影响食物中微生物的繁殖速度,如食品的营养成分、各种酶、水分含量、pH、渗透压等。

1. **食品的营养成分** 食品中的营养成分既是人体的营养需要,也是微生物的营养需要,所以,营养价值高的食物也是最容易发生腐败变质的食物,如奶类、肉类、蛋类、鱼类和豆制品。

2. **动植物含有的各种酶** 动植物食品本身含有各种酶类,这些酶类不因动植物体生命的停止而活性丧失,甚至在适宜的环境温度下,各种酶类活性反而增强,使食品发生各种变化。如肉类、鱼类的后熟、蔬菜水果的呼吸等。这些作用可以引起食品组成成分分解,加速食品的腐败变质。如果蔬类食品在体内氧化酶的催化作用下,其呼吸作用加强,营养成分消耗加快,使新鲜、绿色的蔬菜逐渐变得发黄、枯萎,失去原有的外观和风味;同时因呼吸作用加强,释放出的热量增加,使温度升高,加速食品的腐败变质。

3. **食品中水分含量** 微生物的生长繁殖离不开水,因此食物中的水分与食品腐败变质有密切关系。食物中的水分并非都能被微生物利用。结合水不能被微生物利用,游离水才能被微生物利用。食品中能被微生物利用的水称为自由水,其比值常用水分活性(A_w)表示。食品水分活性 A_w 是指食品中水分蒸汽压(P)与同样条件下纯水蒸气压(P_0)之比。一般情况下食品的 A_w 越小,越不利于微生物的繁殖。

考点提示

食品水分活性对微生物的影响

4. **食品的 pH** 食品的 pH 几乎都在 7.0 以下。根据食品 pH 的大小,将食品分为酸性食品(pH≤4.5)和低酸性食品(pH>4.5),食品的酸度不同,影响到食品中微生物群的不同。大多数细菌最适宜生长的 pH 是 7.0 左右,酵母菌和霉菌生长的 pH 范围较宽,适合在酸性环境下生长。动物性食物,如肉、鱼、奶等属于低酸性食品,适合大多数细菌及酵母菌、霉菌的生长繁殖;各种水果属于酸性食品,细菌生长受到抑制,而霉菌和酵母生长良好。

5. **渗透压** 如果向食品中添加食盐和食糖,能提高食品的渗透压,使食品中的微生物,尤其是绝大多数细菌无法生存,这样就可以减少食品腐败变质的程度,有利于食品保藏。但嗜盐菌可以在高浓度食盐环境中(28%~32%)生长,多数霉菌和少数酵母菌能够耐受高渗环境,因此,并非盐腌食品不会发生腐败变质。

6. **食品的完整状态** 食品组织结构是否完整,将影响微生物的污染程度。外观完好的食物一般不易发生腐败变质。碾磨、粉碎,或者挤压、磕碰的食物,因组织结构不完整,为微生物的侵入提供了条件。所以,在保藏之前最好先挑拣出有破损的食物。

(三)环境因素

微生物的生长繁殖离不开周围的环境条件,如食品保藏的温度、相对湿度、紫外线和是否厌氧等。微生物适宜生长的温度在 20~30℃,在此温度下,各种微生物都可生长繁殖,引起食品腐败变质;环境的相对湿度大时,如果包装不严密,食品会出现返潮,使食物水分活性增大,有利于微生物繁殖;紫外线和氧通常会促进油脂酸败。

三、主要过程及其产物

食品腐败变质实质上就是食品的组成成分发生分解。由于各类食物所含的营养素存在较大区别,因此不同种类的食物发生腐败变质的结局有很大不同;即便是同一种类的食物,也会因污染食物的微生物种类和数量不同,以及周围环境不同而出现不同的腐败结局。

(一) 蛋白质类食品的腐败变质

肉、蛋、奶、禽、鱼及大豆类是富含蛋白质的食物,其发生腐败变质的特性以蛋白质分解为主。蛋白质在微生物酶的作用下,分解为氨基酸,氨基酸继续分解,通过脱羧基、脱氨基、脱硫基,产生多种腐败产物,如组胺、尸胺、腐胺、硫化氢等,这些腐败产物有的可以对人体产生直接危害,有的可导致食物产生恶臭(图 6-1)。

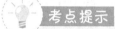

考点提示

蛋白质、脂肪、碳水化合物在腐败过程中的变化特点

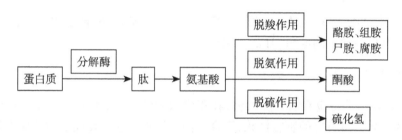

图 6-1　蛋白质分解过程

蛋白质类食物的腐败变质鉴定可以从感官、物理、化学和微生物等四个方面进行评价,尤其以感官指标最为敏感可靠,通过嗅觉可以判定食品是否有极轻微的腐败变质。

(二) 脂肪类食品的腐败变质

食用油脂、油料作物,以及油炸类食品是富含脂肪的食物,其腐败变质的发生与脂肪酸的饱和程度、油脂杂质、阳光、氧气、水分、天然抗氧化物质以及食品中微生物的解脂酶等因素有关。

含多不饱和脂肪酸丰富的油脂,如花生油、大豆油等更容易被氧化;油脂中的杂质很适合微生物的繁殖,可以加速脂肪酸败;水分是参与脂肪水解的重要介质,并能助长酶的活性与微生物的繁殖,油脂中混入水分,会加速油脂的水解而酸败变质;空气中的氧是促使油脂氧化酸败的主要因素,如果油脂长期与空气接触,空气中的氧就会加速不饱和脂肪酸的氧化而酸败变质;油脂在较高温度下,能加速微生物繁殖,同时可使解脂酶活性增强,加速脂肪酸败;日光照射不仅会增加油脂的温度,还能促进脂肪分解。

食物中的中性脂肪被水解为甘油和脂肪酸,脂肪酸进一步分解成酮和酮酸;同时多不饱和脂肪酸被氧化,可形成过氧化物、羰基化合物,进一步分解成为醛和酮酸,使食物的酸度(酸价)增高,并产生特殊的异味(图 6-2)。

脂肪分解的早期,受阳光、空气、铜、铁等因素的影响,可产生过氧化物;之后,由于酮酸、醛酸的增高,使油脂的酸度(酸价)增高,因此,过

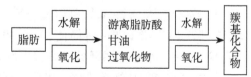

图 6-2　脂肪分解过程

氧化值和酸价是判断脂肪酸败的常用指标,醛、酮等羰基化合物形成的酸败油脂特有的"哈喇味"也可作为油脂酸败较为敏感而实用的感官指标。

(三) 碳水化合物类食品的腐败变质

谷类、薯类、蔬菜、水果和糖类及其制品等含有丰富的碳水化合物,这类食物在细菌、霉菌和酵母产生的相应酶以及动植物组织本身含有的酶的作用下发酵或酵解,经过产生双糖、单糖、醇、有机酸、醛等,最后分解成二氧化碳和水。当这类食品发生腐败变质时,食品的酸度升高,并带有甜味、醇类气味等,俗称"馊味"(图6-3)。

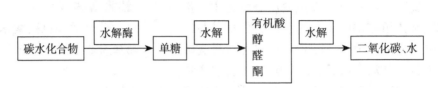

图6-3　碳水化合物分解过程

碳水化合物类食品发生腐败变质,可产酸、产气、产水,同时散发出"馊味",因此,可通过感官鉴定、有机酸含量测定和 pH 的变化进行判断。

四、腐败变质食品的安全性

人类食物必须具备应有的营养价值,在正常摄食情况下,不能对人体产生任何有害影响,并且食物应该具有良好的感官性状,符合人们的饮食习惯。食品腐败变质不仅降低了食物原有的营养价值,而且使食品存在安全性隐患。

(一) 食品腐败变质的常见类型

1. 变黏　腐败变质食品变黏主要是由于细菌生长代谢形成的多糖所致。少数酵母也会使食品腐败变黏,常出现在以碳水化合物为主的食物中,如粮谷类食品。

2. 变酸　食品变酸常发生在以碳水化合物为主的食物和乳制品腐败时,主要是由于腐败微生物生长代谢产酸所致。

3. 变臭　食品变臭主要出现在以蛋白质为主的食物腐败时,由于细菌分解蛋白质产生具有恶臭味的有机胺、硫化氢等所致。

4. 发霉和变色　鲜肉在保存时由于环境阴暗、潮湿、温度过高、通风不畅,容易在表面长出灰白色、灰绿色或黑色霉斑。

5. 变浊　变浊主要发生在各类液体食物中,如果汁、肉汤等。酵母菌的乙醇发酵能引起果汁浑浊,肉汤浑浊主要由细菌引起。

6. 变软　水果中的果胶可被微生物产生的果胶酶分解,从而使新鲜水果软化。

(二) 腐败变质食品的鉴定方法

鉴定食品腐败变质的方法主要以感官性状为主,结合一定的物理、化学和微生物指标进行判定。

1. 感官鉴定　感官鉴定是以人们的感觉器官(眼、鼻、舌、手等)对食品的感官性状(色、香、味、形)进行判断,是一种简便、灵敏、准确的方法。判断一种食品是否变质,首先应进行感官检查,一旦确定,往往不需要再经实验室的进一步鉴定。

感官鉴定需要从视觉、嗅觉、味觉、触觉四个方面对食品是否腐败变质进行甄别。

2. 物理指标　由于食品腐败变质时大分子有机物质被微生物或食物组织酶分解成许

多小分子物质,因此,通过测定食品浸出物量、浸出液电导度、折光率、冰点、黏度等指标可以判断其腐败程度,其中肉浸液的黏度测定尤为敏感,能反映腐败变质的程度。

3. 化学指标　微生物的代谢,可以引起食品化学组成的变化,并产生多种腐败性产物,因此,直接测定这些腐败产物可作为判断食品质量的依据。

(1) 挥发性盐基氮(TVBN):肉、鱼类食品浸出液在碱性条件下与水蒸气一起蒸馏出来的总氮量称为挥发性盐基氮。这类食品中含有的丰富蛋白质在组织酶和细菌的作用下进行分解,产生含氮化合物。TVBN 也适用于大豆制品腐败变质的鉴定。在我国食品卫生标准中该指标已被列入鱼、肉类蛋白质腐败鉴定的化学指标。

(2) 三甲胺:三甲胺是季铵类含氮物经微生物还原产生的,新鲜鱼、虾等水产品、肉中没有三甲胺。对于鱼、虾等水产品可用三甲胺测定来表示其新鲜程度。

(3) 组胺:在鱼、虾等水产品的腐败中,通过细菌的组氨酸脱羧酶使组氨酸脱羧生成组胺。当鱼肉中的组胺达到 4~10mg/100g 时,可引起人类变态反应样的食物中毒。

(4) K 值(K value):指 ATP 分解的低级产物肌酐(HxR)和次黄嘌呤(Hx)低级产物占 ATP 系列分解产物 ATP+ADP+AMP+IMP+HxR+Hx 的百分比。K 值主要用来鉴定鱼类早期腐败变质。K 值≤20%,说明鱼体绝对新鲜;K 值≥40%,说明鱼体开始有腐败迹象。

(5) 过氧化值(POV):油脂在氧化过程中产生的过氧化物很不稳定,能氧化碘化钾成为游离碘,用硫代硫酸钠标准溶液滴定,根据析出的碘计算过氧化值,以此判断油脂的腐败程度。

(6) 羰基价:油脂氧化所生成的过氧化物可进一步分解为含羰基的化合物。随着贮藏时间的延长和不良条件的影响,一般油脂的羰基价的数值呈不断增高的趋势,以此判断油脂的腐败程度。

(7) pH:食品腐败变质早期,食物的 pH 变化很小,因此该指标不作为食品早期腐败变质的指标。蛋白质类食物腐败变质会出现 pH 上升,碳水化合物类食物腐败变质会出现 pH 下降。

4. 微生物指标　微生物生长繁殖数量的多少与食品腐败变质程度有着密切的关系。在国家卫生标准中,常用菌落总数和大肠菌群来判断食品的卫生质量。

(1) 菌落总数:菌落总数是指被检测样品单位重量(g)、单位容积(ml)或单位表面积(cm²)内,所含能在严格规定的条件下(培养基、pH、培养温度与时间、计数方法等)培养所生长的细菌菌落总数。菌落总数没有考虑细菌的种类,可能包括致病菌和非致病

考点提示

菌落总数和大肠菌群的卫生学意义

菌,可作为食品被污染程度即洁净状态的标志,可预测食品的耐保藏性,但并不能将食品中的全部细菌数反映出来。

(2) 大肠菌群:大肠菌群指一群在 37℃、24 小时能够发酵乳糖,并产酸、产气,需氧或兼性厌氧生长的革兰阴性无芽胞杆菌。由于大肠菌群全部来自于人或温血动物的粪便,所以大肠菌群可以作为食品被粪便污染的指示菌,以及肠道致病菌污染食品的指示菌。由于大肠菌群是嗜中温菌,5℃以下基本不能生长,所以该指标对低温菌占优势的水产品,特别是冷冻食品并不适用。

(三) 食品腐败变质的危害

日常生活中,因储藏不当,食品发生腐败变质的现象时有发生。尽管导致食品腐败变质的微生物多是非致病菌,但这类食物仍然存在安全隐患。食品腐败变质可能产生以下三方面的危害。

1. 产生厌恶感　食品腐败变质,首先会出现感官性状改变。由于微生物在生长繁殖过程中分解了食物中的蛋白质,产生有机胺、硫化氢、硫醇、吲哚、粪臭素等,使得食物具有蛋白质分解所特有的恶臭,使人产生难以忍受的厌恶感。细菌和霉菌在繁殖过程中能产生色素,使食品染上各种非正常颜色,也使人产生不快的厌恶感。油脂酸败的"哈喇味"和碳水化合物分解后产生的特殊"馊味",也往往使人们难以接受。

2. 降低食品的营养价值　发生腐败变质时,食品中原有的蛋白质、脂肪、碳水化合物出现分解,产生低分子物质,甚至一些维生素、无机盐等也有大量破坏和流失,因而降低了食品原有的营养价值。

3. 引起中毒或潜在危害　腐败变质的食物一般都有微生物的严重污染,这些微生物的菌相复杂,数量很多,因而增加了致病菌和产毒霉菌存在的机会,容易造成肠源性疾病和食物中毒。轻者多以急性胃肠炎症状出现,如呕吐、恶心、腹痛、腹泻、发热等,经过治疗可以恢复健康;重者可出现呼吸、循环、神经等系统症状,抢救及时可转危为安,如贻误时机可危及生命。另外,蛋白质、脂肪、碳水化合物的分解产物对人体是否存在直接危害目前尚不明确,但有关不良反应与中毒的报道越来越多,如某些鱼类发生腐败变质时,蛋白质分解会产生大量的组胺,引起过敏反应。同时,腐败变质的食物还可为亚硝胺类化合物的形成提供大量的前体物质,如胺类。

有些腐败变质食品中的有毒物质含量少,或者由于本身毒性作用的特点不会引起急性中毒,但长期食用,可造成慢性中毒,甚至可以表现为致癌、致畸、致突变的作用。

(四) 腐败变质食品的处理原则

食品腐败变质是一个渐进的过程,并非所有发生腐败变质的食品都不能继续食用。腐败变质食品的处理原则是:在确保食用者健康的前提下,按照食品腐败变质的程度区别处理,最大限度地利用食物的经济价值,减少经济损失。如轻度腐败变质的鱼、肉类,可以通过煮沸消除异味;局部发生腐败变质的水果、蔬菜,可以通过拣选清除变质部分;严重腐败变质的食品,一定要销毁或用作工业生产。

第二节　食品污染

 案例

2011 年 12 月 24 日,国家质量监督检验检疫总局对外发出《关于公布 2011 年 17 类产品质量国家监督抽查结果的公告》,此次共抽查了北京、天津、河北等 21 个省、自治区、直辖市 128 家企业生产的 200 种液体乳产品,抽查发现有 2 种产品黄曲霉毒素 M_1 项目不符合标准的规定,其中包括蒙牛乳业(眉山)有限公司 2011 年 10 月 18 日生产的 250ml/ 盒包装的纯牛奶产品,黄曲霉毒素 M_1 实测值为 1.2μg/kg,而国家规定的最高值为 0.5μg/kg,黄曲霉毒素超标 140%。另一产品来自福建长富乳品有限公司生产的长富纯牛奶(精品奶),黄曲霉素 M_1 实测值为 0.9μg/kg,超标 80%。

请问:1. 此次事件的黄曲霉毒素可能会通过哪些途径进入牛奶中?

2. 黄曲霉毒素对人体有哪些危害?

3. 生活中,我们应该如何防范?

一、概念

食品污染是指在各种条件下,导致有毒有害物质进入食物,造成食品安全性、营养性和(或)感官性状发生改变的过程。

食品从种植、养殖到生产、加工、贮藏、运输、销售、烹饪,直至餐桌的整个过程中,每一个环节都可能受到外来有毒有害物质的污染,对人体健康造成威胁。为保证食品安全,保障公众身体健康和生命安全,我国早在 1995 年就颁布了《中华人民共和国食品卫生法》。为了适应新形势发展的需要,从制度上解决现实生活中存在的食品安全问题,更好地保证食品安全,2009 年 2 月 28 日,第十一届全国人大常委会第七次会议通过了《中华人民共和国食品安全法》,确立了以食品安全风险监测和评估为基础的科学管理制度,明确食品安全风险评估结果作为制定、修订食品安全标准和对食品安全实施监督管理的科学依据。

二、食品污染分类

按照污染物的性质,食物污染可分为生物性污染、化学性污染和物理性污染。

1. 生物性污染 生物性污染包括微生物、寄生虫及其虫卵、昆虫污染。其中以微生物污染最为常见,危害也最大。微生物污染主要有细菌、霉菌及其产生的毒素污染,另外还有少量病毒污染,如轮状病毒、甲型肝炎病毒、乙型肝炎病毒、戊型肝炎病毒、疯牛病病毒等。食物中常见的寄生虫及其虫卵包括菱角、荸荠、莲藕中常有的姜片虫,小龙虾中常有的肺吸虫,生鱼片中常有的肝吸虫,以及猪、狗、牛、羊肉中的旋毛虫、绦虫、弓形虫等。昆虫污染主要包括粮食中的甲虫、螨类、蛾类,动物性食品和某些发酵食品中的蝇蛆等。

2. 化学性污染 化学性污染种类繁多,主要是食品受到各种有害的无机或有机化合物或人工合成物的污染。农药是食品中最常见的化学污染物,其次是有害金属、非金属、硝基化合物、多环芳烃类等。

3. 物理性污染 物理性污染主要包括放射性污染,以及掺入到食物中的非正常成分,如毛发、玻璃、灰尘、草籽等。

三、食品污染来源

1. 食品中微生物的污染来源 微生物是自然界分布最广、数量最多的一类生物,可以通过空气、水、土壤,以及人和动植物污染食物。如病畜体内含有大量病原微生物,使食品原料被污染;食品在生产、贮藏、运输、销售过程中,被携带病原体的昆虫、鼠类等接触,也会导致微生物污染;食品从业人员用污染的手接触食物,或者经飞沫、飞沫核及尘埃造成污染;烹调加工过程中因生熟不分,或者用不干净的水洗涤蔬菜、水果和餐具等,都可能造成微生物污染。

2. 食品中化学物质的污染来源 食品中化学物质来源复杂,如农药使用不当,导致农药在食物中的残留;工业"三废"中的有害金属(铅、汞、镉等)通过空气、水、土壤进入食物,并产生富集作用;食品加工不当产生的有害化学物质,如多环芳烃类、N-亚硝基化合物等;滥用食品添加剂和掺杂、掺假过程中加入的有害化学物质,如苏丹红、孔雀石绿等;食品容器包装材料质量低劣,使一些有害物质渗入食物。

3. 食品中物理性污染的来源 物理性污染主要来自食品在生产、储藏、运输、销售等过程中发生的掺杂、掺假,如粮食收割时混入其中的草籽,不法商贩向粮食中掺入沙石;放射性物质的开采、冶炼、生产,以及在生活中的应用与排放;核爆炸、核废物的污染。

四、常见食品污染的危害与预防

各种食品污染物通过食物进入人体,可以产生急性、慢性和远期性危害。

(一) 黄曲霉毒素对食品的污染与预防

霉菌是真菌中菌丝体比较发达,且没有子实体的一部分真菌。霉菌在自然界广泛存在,且种类繁多。有些霉菌对人类有益,在发酵酿造工业和抗生素医药制造等方面起着重要作用。有些霉菌污染食品,造成食品的腐败变质,使食品失去原有的食用价值。有些霉菌在一定条件下产生霉菌毒素,对人体产生危害。

目前已知的霉菌毒素大约200种,一般按其产生毒素的主要霉菌名称命名。与食品卫生关系密切的霉菌主要有黄曲霉毒素、杂色曲霉毒素、镰刀菌毒素、展青霉素、黄绿青霉素以及黄变米毒素,其中黄曲霉毒素尤为重要。联合国粮农组织(FAO)估计,全世界谷物供应的25%受霉菌毒素污染,其中每年至少有2%的农产品因黄曲霉毒素污染而不能食用。

1. 黄曲霉毒素的化学结构和理化特性 黄曲霉毒素(AF 或 AFT)是由黄曲霉和寄生曲霉产生的一类结构相似的化合物,具有极强的毒性和致癌性。1993 年,国际癌症研究机构(IARC)将黄曲霉毒素确定为一级致癌物质。黄曲霉毒素的基本结构中有一个二呋喃环和一个氧杂萘邻酮(又叫香豆素),其结构与毒性和致癌性有关。凡二呋喃环的末端有双键者,其毒性较强,并有致癌性,如黄曲霉毒素 B_1、黄曲霉毒素 M_1 和黄曲霉毒素 G_1(图 6-4)。

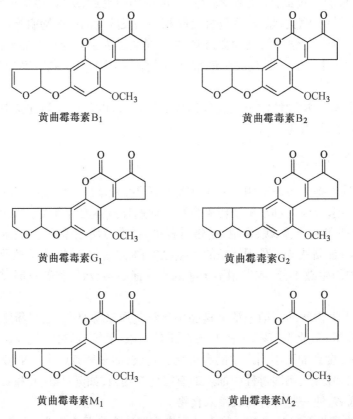

图 6-4 几种黄曲霉毒素的结构式

黄曲霉毒素在紫外线下都能发出荧光,根据荧光颜色、电泳分离特性(Rf值)及其结构分别命名为 B_1、B_2、G_1、G_2、M_1、M_2、P_1、Q_1、H_1、毒醇、GM 等。黄曲霉毒素的毒性顺序依次为 $B_1>M_1>G_1>B_2>M_2$。

黄曲霉毒素耐热,在280℃时可发生裂解,毒性被破坏。

黄曲霉毒素易溶于油和一些有机溶剂,如三氯甲烷、甲醇和乙醇等,不溶于水、己烷、石油醚和乙醚中。

黄曲霉毒素在中性和酸性环境下稳定。在加氢氧化钠的碱性条件下,黄曲霉毒素的内酯环被破坏,形成香豆素钠盐,可溶于水,故可利用这一特性除去花生油中的黄曲霉毒素。

在有氧条件下,紫外线照射可以去除毒性。

2. 黄曲霉毒素的产毒条件 外部条件对黄曲霉和寄生曲霉的产毒影响很大。天然基质培养基(玉米、大米、花生粉)比人工合成培养基产毒量高。除基质外,温度、湿度、水分、空气均是黄曲霉和寄生曲霉生长繁殖和产毒的必要条件。在相对湿度为80%~90% 时,大多数霉菌繁殖最适宜的温度是 25~30℃,在 0℃以下不能产毒。黄曲霉毒素最低繁殖温度范围是 6~8℃,最高繁殖温度范围是 44~46℃,最适宜生长温度是 37℃,最适宜产毒温度是25~33℃。缓慢通风下,霉菌更容易繁殖产毒。一般在热带、亚热带地区,食品中黄曲霉毒素的检出率比较高,我国黄曲霉毒素污染较重的地区是长江流域以及长江以南的广大高温、高湿地区,北方各省污染较轻。

3. 黄曲霉毒素对食物的污染 黄曲霉毒素主要污染花生、花生油、玉米,其次是大米、小麦、面粉,豆类一般很少受到污染。由于黄曲霉毒素广泛存在于饲料原料中,如玉米、高粱、花生粉、豆粕、棉籽粕等,进而污染畜牧产品。

在粮油食品天然污染中,以黄曲霉毒素 B_1 最多见,而且毒性和致癌性最强,因此,在食品卫生监测中常以黄曲霉毒素 B_1 作为污染指标。

> **考点提示**
> 黄曲霉毒素对食物的污染

4. 黄曲霉毒素的毒性及危害 黄曲霉毒素是一种毒性极强的物质。黄曲霉毒素的半数动物致死量(LD_{50})为 0.249mg/kg,其毒性是氰化钾的 40 倍,是砒霜的近 60 倍。

黄曲霉毒素主要通过食物摄入后经消化道吸收,大部分分布在肝脏,少部分分布在肾脏、血液、肌肉和脂肪中。黄曲霉毒素具有较强的肝脏毒性,对肝脏有特殊亲和性并有致癌作用。

黄曲霉毒素体内代谢过程主要为羟基化、去甲基化和环氧化等作用,主要代谢产物也具有毒性或致癌、致突变作用。

> **考点提示**
> 黄曲霉毒素的毒性、致癌性

黄曲霉毒素可以引起人类的急性、慢性和远期性危害。

(1) 急性中毒:一次大量食用受黄曲霉毒素污染的食品,会出现急性中毒。主要以肝实质细胞坏死、肝管上皮增生、肝脂肪浸润及肝出血等急性病变为主。临床表现多伴有黄疸,并有呕吐、厌食和发热等症状。重症者在 2~3 周后出现腹水、下肢水肿,甚至死亡,死亡前出现胃肠道出血。

(2) 慢性中毒:如果是长期小剂量摄入受黄曲霉毒素污染的食品,会出现慢性中毒。主要以肝实质细胞坏死、变性、胆管上皮增生、肝纤维细胞增生、形成结节,甚至肝硬化等病理变化。临床表现为动物生长障碍,肝脏出现亚急性或慢性损害,肝功能降低,出现肝硬化、体重减轻、食物利用率下降等症状。

(3) 致癌性:黄曲霉毒素是公认的最强化学致癌物质,可诱发猴、大鼠、禽类等多种动物的实验性肝癌。尽管目前对于黄曲霉毒素对人类是否有致癌性尚不能肯定,但从亚非国家以及我国肝癌流行病学调查研究表明,某些地区人群膳食中黄曲霉毒素的污染水平与该地区居民原发性肝癌的发生率呈正相关。

5. 黄曲霉毒素的预防措施 预防黄曲霉毒素对食品的污染,主要是防霉、去毒、经常性食品卫生监测。

(1) 防霉措施:由于黄曲霉毒素易产生,难消除,因此预防黄曲霉毒素污染的关键是防霉。

考点提示
黄曲霉毒素的预防措施

适合霉菌生长繁殖的条件中,湿度最为重要。所以控制粮食中的水分是防霉的关键。在收获季节,应及时挑除霉变的玉米棒,粮食脱粒后及时晾晒,将水分降至安全水分之下,即粮粒含水分在13%以下,玉米在12.5%以下,花生仁在8%以下,使霉菌不易繁殖,以除去产毒温床。粮食入仓后,应注意通风,保持干燥,采用除氧充氮的保藏方法。采用辐射防霉,选用和培育抗霉的粮豆新品种都是今后值得推广的措施。

(2) 去毒措施:黄曲霉毒素的去毒方法有物理法和化学法,目前,有关生物降解黄曲霉毒素的方法尚处于实验研究阶段。

1) 剔除霉粒法:由于黄曲霉毒素在整批粮食中的污染分布不均匀,且霉粒容易辨认,所以在烹饪前剔除霉烂、长毛的花生、玉米显得尤为重要。这种方法比较适合家庭用餐人数少,每次烹饪用量不是很大时。

2) 加水搓洗法:大米中黄曲霉毒素主要分布在大米的表层,尽管黄曲霉毒素不溶于水,但在淘洗大米时,用手反复搓洗大米,还是可以去除一部分黄曲霉毒素。

3) 高温、高压去毒法:家庭中使用高压锅煮饭可以除去一部分黄曲霉毒素。

4) 脱胚法:适用于处理霉变的玉米和大米。具体有两种方法:一是将玉米或大米碾碎,然后加入清水,搅拌、轻搓,霉变部分将随外皮漂浮在水面上被去除;二是碾轧法,将玉米或大米碾轧,去除外皮和胚部。

5) 加碱破坏毒素法:适用于含黄曲霉毒素较高的植物油。

6) 吸附法:在含黄曲霉毒素的植物油中加入活性白陶土或活性炭等吸附剂,经搅拌、静置,毒素可被吸附除去。

7) 其他:如紫外线照射、氨气处理法、盐炒法等都有一定的去毒效果。

(3) 制定食品中黄曲霉毒素最高允许量标准:黄曲霉毒素危害性大,存在范围广,为了预防黄曲霉毒素中毒事件的发生,世界上已有70多个国家和地区对食品中黄曲霉毒素的含量作了限量要求。我国食品中黄曲霉毒素 B_1 允许量标准(GB2761-81)规定:玉米、花生仁、花生油中不得超过 $20\mu g/kg$,玉米及花生仁制品(按原料折算)中不得超过 $20\mu g/kg$,大米、其他食用油中不得超过 $10\mu g/kg$,其他粮食、豆类、发酵食品中不得超过 $5\mu g/kg$,婴儿代乳食品中不得检出。我国还规定婴幼儿奶粉中不得检出 AFM_1,牛奶中 AFM_1 含量不得超过 $0.5\mu g/L$。

(二) N-亚硝基化合物对食品的污染与预防

1. 结构与分类 N-亚硝基化合物是一类毒性和致癌性很强的物质,根据其化学结构可分为亚硝胺和亚硝酰胺两大类(图6-5,图6-6)。

$$R_1 \diagdown N{-}N{=}O$$
$$R_2 \diagup$$

$$R_1 \diagdown N{-}N{=}O$$
$$R_2CO \diagup$$

图 6-5　亚硝胺的基本结构　　　　图 6-6　亚硝酰胺的基本结构

亚硝胺中的 R_1 和 R_2 为烷基或环烷基,也可以是芳香环或杂环化合物。R_1 和 R_2 相同者称为对称性亚硝胺,如甲基亚硝胺;R_1 和 R_2 不相同者,称为非对称性亚硝胺,如甲基苯基亚硝胺。

亚硝酰胺的 R_1 和 R_2 为烷基或芳基,R_2 也可以是 NH_2、NHR、NR_2(称为 N- 亚硝基脲)或 RO 基团(即亚硝基氨基甲酸酯)。

2. 理化特性　亚硝胺在中性和碱性环境下性质稳定,在酸性和紫外线照射下可缓慢分解;亚硝酰胺在酸性、碱性环境下化学性质活泼。

3. N- 亚硝基化合物的合成及影响因素　形成 N- 亚硝基化合物的前体包括硝酸盐、亚硝酸盐和胺类物质,这些前体物质在一定条件下可以通过化学或生物学途径合成 N- 亚硝基化合物。

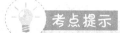

考点提示

N- 亚硝基化合物的前体物质

(1) 硝酸盐和亚硝酸盐:硝酸盐和亚硝酸盐广泛存在于自然界中,是最普遍的含氮化合物。蔬菜等植物可以通过根部的吸收,将土壤中的硝酸盐摄入体内,经过与光合作用产生的有机酸反应,生成氨基酸、蛋白质和核酸等。当光合作用不充分时,植物体内可积蓄大量的硝酸盐。蔬菜的保存和处理过程也对硝酸盐、亚硝酸盐有一定的影响。腌制的蔬菜在 1~2 周,亚硝酸盐浓度最高。腐败变质的蔬菜中,腐败菌可将硝酸盐还原为亚硝酸盐,导致蔬菜中亚硝酸盐含量增高。动物食物中的硝酸盐和亚硝酸盐主要来自于腌制、蒸煮及肉类制品的制作过程中,亚硝酸钠作为护色剂,除了抑菌作用外,其分解产生的 NO 可与肌红蛋白结合,形成亚硝基肌红蛋白,使腌鱼、腌肉呈现较好的色泽。

(2) 有机胺类化合物:胺类化合物同样在自然界广泛存在。胺类是合成氨基酸、蛋白质、磷脂等的主要原材料,因此在动植物食物中含量较多。在所有胺类化合物中,以仲胺(即二级胺)合成 N- 亚硝基化合物的能力最强。鱼类和某些蔬菜中的胺类物质含量较高,尤其是腌鱼、鱼干、熏鱼中含量更高。不新鲜的肉类、鱼类食品中,蛋白质发生分解,也可导致仲胺含量较高。

(3) 体内合成:天然食品中,N- 亚硝基化合物的含量甚微,一般在 $10\mu g/kg$ 以下。但能够合成 N- 亚硝基化合物的前体物质则广泛存在于自然界。这些前体物质的产生为 N- 亚硝基化合物在体内、体外的合成提供了必备条件。由于在 pH<3 的酸性环境下合成亚硝胺的反应较强,胃液酸度 pH 为 1~3,因此胃可能是人体内合成亚硝胺的主要场所。此外,口腔卫生条件差、尿路出现感染时都可能为合成亚硝胺提供便利条件。

(4) 影响因素:影响 N- 亚硝基化合物合成的因素主要有前体物质的浓度、pH,以及微生物的作用。仲胺亚硝基化的最适宜 pH 为 2.5~3.4。微生物可将硝酸盐还原为亚硝酸盐,还可参与胺类的形成,故能促进 N- 亚硝基化合物的生成。另外,肠道硝酸盐还原菌能将仲胺及硝酸盐合成亚硝胺;某些霉菌,如黄曲霉、黑曲霉菌也能促进亚硝胺的合成。

4. N- 亚硝基化合物对人体的危害　N- 亚硝基化合物可以引起急性、慢性和远期性危害。一次大剂量摄入,可以产生以肝坏死和出血为特征的急性肝损害。长期小剂量摄入,可产生以纤维增生为特征的肝硬变,并在此基础上发展为肝癌。

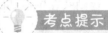
考点提示
N- 亚硝基化合物的致癌性

亚硝胺是前致癌物,需要在体内活化、代谢产生自由基,使核酸或其他分子发生烷化而致癌;亚硝酰胺本身就是终末致癌物,无须在体内活化就有致癌作用。已知 N- 亚硝基化合物有 300 多种,其中 80% 以上经动物实验有致癌作用。最多见的是肝癌、食管癌和胃癌,肺癌、膀胱癌和鼻咽癌偶有发生。对于 N- 亚硝基化合物与人类癌症的关系,目前尚缺乏直接证据。近年来研究表明,有些 N- 亚硝基化合物与人类食管癌、胃癌等的发生有密切关系。

5. 防治措施　预防 N- 亚硝基化合物的危害,要注意两个主要环节:一是减少进入人体的硝酸盐和亚硝酸盐的量,二是阻断 N- 亚硝基化合物在体内的合成。具体措施有:

考点提示
N- 亚硝基化合物的预防措施

(1) 制定食品中硝酸盐、亚硝酸盐使用量及残留量标准:我国规定,在肉类罐头及肉类制品中硝酸盐最大使用量为 0.5g/kg,亚硝酸盐为 0.15g/kg,残留量以亚硝酸钠计,肉类罐头不得超出 0.05g/kg,肉制品不得超过 0.03g/kg。

(2) 防止微生物污染及食物霉变:在制作香肠、咸鱼等食品时,应选择新鲜干净的食材;腌制蔬菜时,加入食盐量应不少于 4%,腌制 1 个月后再食用,食用前要冲洗干净。

(3) 阻断亚硝胺合成:维生素 C 具有阻断 N- 亚硝基化合物合成的作用。平时应经常食用富含维生素 C 的蔬菜和水果。维生素 E、维生素 A、大蒜及大蒜素可抑制亚硝胺的合成,茶叶、猕猴桃、沙棘果汁也有阻断亚硝胺合成的作用。

(4) 合理施用钼肥:钼在植物中的作用主要是固氮和还原硝酸盐。如植物体内缺乏钼,则硝酸盐含量增加。在土壤缺钼的地区,应适当施用钼肥,这样既可提高产量,又能减少硝酸盐在农作物中的累积,并可提高蔬菜的品质。

(5) 改进食物贮藏和加工的方法:在鱼、肉制品中应控制加入亚硝酸盐量。当食用香肠、咸鱼、火腿等食品时,要避免油炸,可用蒸、煮方法,使亚硝胺随蒸气逸散。

(三) 多环芳烃化合物对食品的污染与预防

多环芳烃类 (PAH) 是由两个以上苯环稠合在一起并在六碳环中杂有五碳环的一系列芳香烃化合物及其衍生物。多环芳烃在环境中广泛存在,其来源主要是有机物热解或不完全燃烧,如木材、煤和石油的不完全燃烧。多环芳烃是最早被发现的,数量较多,分布较广的一类环境致癌物。苯并 (a) 芘 [B (a)P] 是其中的一种主要食品污染物,具有代表性。

1. B (a)P 的理化特性　B (a)P 是一种由 5 个苯环构成的多环芳烃,在水中溶解度极小,稍溶于甲醇和乙醇,溶于苯、甲苯、二甲苯和环己烷等有机溶剂中。在碱性溶液中较为稳定,对酸不稳定。日光和荧光都可使之发生光氧化作用,臭氧也可使之氧化。B (a)P 能被带正电荷的吸附剂如活性炭、氢氧化铁所吸附,并失去荧光,但不能被带负电荷的吸附剂所吸附。

2. 食品中 B (a)P 的来源　食品中的 B (a)P 可能来源于自然生物合成。但真正造成食品污染的主要还是来源于人类活动及食品的加工、贮存和烹饪过程。

(1) 熏烤食品污染:鱼类、肉类使用木炭、木材进行明火熏烤时直接受到污染,同时在高温烹调加工时,食物成分发生裂解或热聚反应,产生 B (a)P。如熏鱼中的 B (a)P 含量为 1.7~7.5μg/kg,烤牛肉和烤羊肉中的 B (a)P 含量分别为 3.3~11.1μg/kg 和 1~20μg/kg。

（2）食品包装材料污染：油墨中含有炭黑，炭黑含有多种具有致癌作用的多环芳烃。用浸有油墨的纸包装食品，炭黑中的多环芳烃可以转移到食品中。通过包装纸上的不纯石蜡油，也可以使食品污染多环芳烃。

（3）沥青污染：沥青中含有多环芳烃，在沥青马路上晾晒粮食，是导致粮食污染的主要原因。

（4）环境污染：煤炭、石油等燃料不完全燃烧时产生的废气，化工企业排放的"三废"污染大气，均能通过污染物的降落、接触等方式造成食品污染。

3. B(a)P对人体的危害　B(a)P主要通过食物或饮水进入机体，在肠道被吸收，并在机体中分布广泛，几乎所有脏器、组织均有，但在脂肪组织中含量最多。动物实验发现，B(a)P能够通过胎盘屏障进入胚胎体内，引起毒性及致癌作用。B(a)P主要经过肝脏、胆道，随粪便排出体外。

B(a)P是间接致癌物，对兔、豚鼠、大鼠、小鼠、鸭、猴等多种动物均能引起胃癌，并可经胎盘使子代发生肿瘤，胚胎死亡，仔鼠免疫功能下降。B(a)P对人类的致癌作用尚无肯定结论。目前关于流行病学调查研究多集中在探讨多环芳烃与胃癌的关系方面。

4. 防治措施

（1）减少环境污染：加强环境污染的监管和治理，尤其要对工业"三废"和交通运输工具排放的尾气进行治理，以减少对食品的污染。

考点提示

预防多环芳烃化合物污染食品的措施

（2）改进食品工艺：可以选用电热烘烤食品减少B(a)P的污染。如果使用发烟燃料烘烤食品，不要使食品与燃烧产物直接接触，同时要掌握好加热温度、时间，防止烤焦或炭化。

（3）加强食品储藏、加工环节的管理：粮食、油料种子不在沥青马路上晾晒，机械化生产食品要防止润滑油污染食品。

（4）限制食品中B(a)P的含量：我国目前制定的卫生标准（GB2762-2005）中规定，粮食和熏烤动物性食品中B(a)P含量≤5μg/kg，食用油中B(a)P含量≤10μg/kg。

（5）去毒措施：可用活性炭吸附法、机械脱粒法和紫外线照射法除去部分B(a)P。

（四）二噁英对食品的污染与预防

2010年底，德国二噁英毒饲料事件震惊世界。二噁英之所以引起关注，是因其具有很强的潜在毒性。实验证明，二噁英可以损害多种器官和系统。

1. 二噁英化合物的理化特性　二噁英是一组非常稳定的亲脂性固体化合物，对环境具有持久性污染力。二噁英的熔点较高，分解温度大于700℃，极难溶于水，可溶于大部分有机溶剂，容易在生物体内，尤其是动物脂肪组织中积蓄。二噁英在体内的半衰期估计为7~11年。

2. 食品中二噁英化合物的来源　环境污染、饲料污染、食品包装材料污染是食品中二噁英化合物的主要来源。

垃圾焚烧是导致环境污染的主要原因。一般认为，是由于含氯有机物不完全燃烧，通过复杂热反应形成的。另外，金属冶炼、纸浆漂白、化学农药生产（除草剂、杀虫剂），以及含铅汽油的使用等，是环境污染的次要来源。这些进入大气中的二噁英可以通过沉降作用降落到土壤和水源中，经植物根系吸收污染农作物，农作物可直接被人体食用或作为饲料造成畜禽产品的污染。

人类接触二噁英化合物,90% 以上是通过食物,主要是肉类、乳制品、鱼类和贝壳类食品。由于二噁英可经食物链的生物富集作用在人体内达到较高浓度,因此食物链中每种食物的污染都可能最终转移到人体内。遭受污染的动物饲料往往是食品中二噁英化合物的根源。动物饲料中的二噁英化合物污染主要来自于生产企业将工业用脂肪酸违法用于生产动物饲料。2010 年底发生在德国的二噁英毒饲料事件,正是由于饲料制造商涉嫌将工业用脂肪酸用于生产饲料脂肪,供应给其他商家,该公司生产的部分饲料脂肪样本被发现二噁英含量超出法定标准 77 倍。

3. 二噁英的毒性和致癌性　二噁英是一类剧毒物质,其急性毒性相当于氰化钾的 10 000 倍,可导致急性、慢性和远期性危害。

短期大剂量接触二噁英,可导致人体皮肤损害,如氯痤疮和皮肤色素沉着,还可改变肝脏功能。长期小剂量接触,会损害免疫系统,影响神经系统、内分泌系统以及生殖功能,导致行为异常、月经不调、

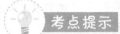

考点提示

二噁英的毒性和致癌性

受孕率下降等。根据动物实验和人类流行病学调查数据,2,3,7,8- 四氯二苯并二噁英(2,3,7,8-TCDD)是迄今为止发现的最具致癌潜力的物质,对多种动物均有致癌作用,受影响的脏器包括肝脏、甲状腺、肺脏、皮肤、硬腭、鼻甲和软组织等。不过,2,3,7,8-TCDD 并不影响遗传物质,并且低于一定剂量的接触,致癌风险可以忽略不计。

4. 防治措施

(1) 控制环境中二噁英的污染:预防或减少人类接触二噁英的最佳途径是控制环境中二噁英的污染。减少含有二噁英化合物农药的使用;严格控制有关农药和工业化合物中杂质的含量,控制垃圾焚烧和汽车尾气对环境的污染。工业废油中含有高浓度的二噁英,长期储存以及不当处置,可能导致二噁英泄漏到环境中,最终进入人类和动物体内,因此,工业废油最好在专门的设施中通过高温焚烧处理。

(2) 制定大气二噁英的环境质量标准以及每日可耐受摄入量:我国于 2008 年 8 月 1 日起施行的《国家危险废物名录》列出的 49 类危险废物中,至少有 13 类与二噁英直接有关或者在处理过程中可能产生二噁英。目前我国正在发展实用的二噁英检测方法,只有在此基础上才能加强环境和食品中二噁英化合物的监测,并制定出食品中的允许限量标准,对防止二噁英类化合物的危害起到积极作用。

第三节　食品保藏与选择

食品保藏的目的是为了防止食品腐败变质,延长其食用期限。常用的方法有低温保藏、高温保藏、脱水保藏、提高食品的渗透压、提高食品的氢离子浓度、辐照保藏、隔绝空气、加入防腐剂和抗氧化剂等。

食物的保藏方法很多,各种保藏方法都是围绕着杀灭食品中的微生物、减弱其生长繁殖能力或者破坏组织酶的分解作用。但事实上,几乎所有的保藏方法都不能将微生物全部杀灭,而只能减缓微生物的生长繁殖速度,延长食物的保质期。

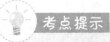

考点提示

常见食品的保藏方法

一、食品保藏方法

(一) 低温保藏

低温保藏是最常见的食物保藏方法。在低温条件下,食物中的酶活性下降,化学反应速度减慢,食物水分蒸发减少,食物中的微生物因低温变得生长繁殖缓慢,这样就能使食物保持较好的品质。

根据食物内部是否出现冻结现象,低温保藏一般可分为冷藏和冷冻两种方式。

1. 冷藏 冷藏是指在不结冻的状态下低温贮藏。一般温度设定在 –1~10℃。病原菌和腐败菌大多是中温菌,在 10℃ 以下大多数微生物难以生长繁殖;温度维持在 10℃ 以下,食品内原有的酶的活性大大降低,因此冷藏可延缓食品的变质过程。

新鲜蔬菜、水果、鸡蛋、奶类的贮藏一般采用冷藏方法。来自热带或亚热带地区的蔬菜、水果不适合放置于 0~10℃ 下储藏,如香蕉、凤梨、芒果、甘薯、黄瓜、番茄等,会产生品质下降,应放置在 10℃ 以上的环境中。

在冷藏温度下,大多数微生物的生长得到抑制,但仍有一些微生物能缓慢生长。因此冷藏的食品仍然会缓慢出现变臭、变色和油脂氧化。

2. 冷冻 冷冻是指在 –18℃ 以下保藏。在 –18℃ 以下,几乎所有的微生物不再发育,因此,冷冻保藏的食品可以较长时间不变质。肉类、水饺、馒头等的贮藏一般采用冷冻方法。肉类食物在冷冻过程中,脂质氧化过程仍然在进行,尤其是含有丰富的多不饱和脂肪酸的鱼类,常因脂质氧化造成食品的风味下降,色泽不良,因此防止脂质氧化最常使用的方法是先用保鲜膜阻断空气与食物的接触,然后置于低温环境保藏。

冷冻又可分为缓慢冷冻和急速冷冻。缓慢冷冻的食品通常需要 3~72 小时才能达到冷冻温度,食品组织中的冰晶较大,形状不规则,主要在细胞间隙,易造成细胞受损,食品品质变差,解冻时流汁多。急速冷冻的食品在 30 分钟内迅速冻结,使食品中生成的冰晶小而均匀,形状多为球形,细胞受损较轻,食品解冻时流汁少,仍能保持优良品质。

但是,无论是冷藏还是冷冻,都不能完全达到杀灭微生物的目的,也就是说,冰箱和冰柜不是保险柜,食物放进去不能无限期地存放。冷藏食品只能短期保藏,一般为几天到几周,冷冻食品可保藏几个月,但家庭冰箱冷冻时,最好不要超过 6 个月。

冷藏和冷冻对食物营养素的影响并不大,关键是保藏时要防干燥、防氧化、防霉变和科学解冻。蔬菜和水果在冷藏前,最好清洗干净,淋干水分,然后用保鲜膜或吸水纸包好,放入冰箱中。另外,冷冻室的温度虽然达到了 –18℃ 以下,但仍然会有一些耐寒的霉菌生长,所以要经常检查冷冻室的肉质,一旦发现肉块上有霉斑形成,就要立刻清理掉。

解冻的方法有:①冷藏解冻:即将冷冻食品置于冷藏室内缓慢解冻;②室温解冻:利用室温空气的传导对流作用进行缓慢解冻;③流水解冻:以 10℃ 左右的流水加速解冻时间;④盐水解冻,此法多适用于鱼的解冻;⑤加热解冻:直接加热快速解冻;⑥微波解冻:利用微波极强的穿透能力,可以在短时间内解冻。如果从保持营养素这方面考虑,最好的解冻方法是缓慢解冻,即提前将冷冻食品拿出来,放在冷藏室或室温下解冻。

(二) 高温保藏

食品经过高温处理,杀死其中绝大部分微生物,破坏食物中的酶,使得食物保质期延长。但高温后的食物还须密闭、真空、冷却等,才能保藏较长时间。高温保藏方法有五种。

1. 高温高压保藏 家用高压蒸汽压力锅,可使锅内食物的温度达到 110~121℃,如果持续 20 分钟,足以杀灭所有的细菌。这种方法通常适用于肉类制品,以及中酸性、低酸性罐头食品。

2. 巴氏消毒法　巴氏消毒有两种方法,一是低温巴氏消毒法,采用的温度是 63℃、30 分钟;二是高温瞬间巴氏消毒法,采用的温度是 72℃、15 秒。适用巴氏消毒的食品有牛奶和 pH 小于 4 的蔬菜和果汁罐头、啤酒、醋等。由于温度不高,这种保藏方法可以最大限度地保留食物的营养成分。

3. 超高温瞬时杀菌　超高温瞬时杀菌利用直接蒸汽或热交换器,使食品在 130~150℃,保持几秒或者几十秒加热杀菌后,迅速冷却,使细菌无法存活、生长。超高温瞬时杀菌既可达到一定的杀菌要求,又能最大程度地保持食品品质,因此更适合牛奶制品。

4. 微波杀菌　利用微波炉加热,使食品中细菌蛋白质变性而杀死细菌。用微波杀菌,能保留更多的活性物质和营养成分。

5. 煮沸法　煮沸法是家庭常用的高温保藏方法。加热 100℃、10 分钟,可以杀死所有繁殖型细菌,但不能杀死有芽胞的细菌,所以,煮沸过的食物不能放置过久。

(三) 干燥脱水保藏

绝大多数食物都含有一定量的水分,水是微生物生长的必备条件之一。减少食物中水分含量,可以达到抑制腐败微生物生长的目的。

各种微生物生长对水分需求不一样,如细菌的水分活性(A_w)需求为≥0.9,酵母的水分活性(A_w)需求为≥0.88,霉菌的水分活性(A_w)需求为≥0.8,所以,降低食品的 A_w,除去微生物可利用的有效水分,就可以延长食品的保质期。另外,降低食品的 A_w,还可以降低油脂的氧化反应速率,防止食品的品相下降。

食物中的水分与大气中的水分有关。将食物放置在相对湿度大的地方,食品会吸收大气中的水分,使食品中的水分逐渐增加,达到一定量后维持平衡;反之,将食品放置在干燥的地方,食品逐渐失去水分,达到一定量后维持平衡。干燥保藏法就是利用了这一原理,通过降低食品中的水分活性,达到杀灭或抑制微生物生长繁殖的目的。通常将含水量在 15% 以下或 A_w 值在 0.00~0.60 的食品称为干燥、脱水或低水分含量食品。食物经过脱水后,不但可以延长食物的保质期,而且干燥后的食物重量减轻,体积缩小,方便运输,提高经济价值。

家庭常用的干燥脱水方法有:日晒和阴干。因为日晒和阴干时温度较高,时间较长,直接将生鲜食物拿来日晒和阴干,容易腐烂变质,通常在日晒和阴干前要先对食物进行预处理,如热烫、加盐等,同时提高干燥温度,扩大食品表面积,加快通风速度,降低环境中的水分。

经过日晒和阴干的食品,保质期大大延长,但维生素丢失也不少,所以,建议要多吃时令蔬菜和水果。

(四) 腌渍保藏

腌渍保藏是指将食盐或者食糖渗入到食品中,降低食品的水分活性,提高渗透压,达到抑制和杀灭腐败菌,延长食物储藏期的目的。微生物处于高渗状态的介质中,菌体原生质脱水收缩,与细胞膜脱离,原生质凝固,从而使微生物死亡。一般盐腌浓度达到 10%,大多数细菌受到抑制,但糖渍时必须浓度达到 60%~65% 才比较可靠。

根据微生物的生长情况,腌制保藏可分为发酵性和非发酵性两大类。发酵性腌制保藏的食品中,食盐含量低,主要是靠乳酸发酵,醋酸起到抑菌灭菌效果,常见的发酵性腌制食品有四川泡菜、韩国泡菜等;非发酵性腌制保藏食品分为腌菜、酱菜和糖渍食品,如咸菜、甜酱、

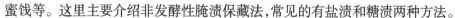

蜜饯等。这里主要介绍非发酵性腌渍保藏法,常见的有盐渍和糖渍两种方法。

1. 盐渍法　腌渍分为干腌和湿腌两种基本方法。

干腌法又称为撒盐腌制法,是将盐等腌制剂直接涂擦在食品表面,通过食物的水分将其溶解、渗透的方法。使用干腌法,食品耐贮藏,蛋白质损失少。由于长时间腌制,食品脱水严重,并且失去对水分的膨胀能力。另外,干腌时由于撒盐不均匀,容易发生腌制食品内部盐分分布不均匀、味咸、色泽差。干腌法适合于腌制小型鱼类。

湿腌法是将盐及其他配料溶化成盐水,把食品浸泡在盐水中,通过扩散和渗透作用使食品中的盐浓度与溶液浓度一致。食盐浓度根据食品的种类、肉的肥瘦、保藏条件和腌制时间而决定。由于食品原料完全浸泡在浓度均匀的盐溶液中,所以湿腌法渗透快,腌制均匀,但含水量高,不好保藏。湿腌的食品色泽和风味不及干腌食品,蛋白质流失较多。湿腌法适合于切割肉、鱼类和蔬菜类。

腌渍食品,关键是食盐的浓度。由于霉菌可耐受食盐的浓度为 20%~30%,酵母菌可耐受食盐的浓度为 6%~8%,一般细菌可耐受食盐的浓度为 7%~10%。所以腌渍食品容易霉变是常见的现象。以腌制雪里蕻为例,如果 5kg 雪里蕻放入 300~400g 食盐,此时的大肠埃希菌、沙门菌、肉毒杆菌停止生长;如果放入 500g 食盐,大多数杆菌不再生长,但球菌还可以生长;只有当放入的食盐量达到 750g 时,多数球菌才能被抑制,但霉菌仍然生长。

2. 糖渍　糖渍是用糖溶液对食品进行处理的方法。高浓度的糖液可使食物中的水分活性大大降低,能被微生物利用的水分减少,此外,由于氧在糖液中的溶解度降低,可使微生物活动受阻。

食糖腌渍食物,1%~10% 的糖浓度一般不会对微生物的生长起抑制作用,所以在制作果脯、蜜饯、酱菜等食物时,食糖一定要足量。如用鲜杏制作果脯时,5kg 去核的鲜杏,应至少放入 2.25kg 白糖才能抑制细菌生长;如果抑制霉菌和酵母菌的生长,则需放入 3.5~4.0kg 白糖。

由于腌渍食品可以从环境中"吸收"水分,就是通常所说的"返潮",吸收的水分会使腌渍食品的食盐或食糖浓度达不到抑菌效果,从而缩短保质期,因此腌渍保藏要注意密封、干燥。

无论是盐渍还是糖渍,都可以破坏食物中的维生素 C,所以腌渍食品不适合经常食用。同时,如果腌渍食物出现了腐败变质,还会产生对身体有害的物质,如亚硝酸盐进入胃中,可与蛋白质的分解产物结合,形成 N- 亚硝基化合物。一些设施差、操作不规范的厂家生产的腌渍食品,容易被病原微生物污染。

(五) 烟熏保藏

烟熏保藏是指利用木屑等各种材料不完全燃烧时所产生的烟气来熏制食品,以利于延缓食品腐败变质的方法。熏烟主要是不完全氧化产物,包括挥发性成分和微粒固体,如炭粒等,以及水蒸气、二氧化碳的混合物。熏烟中对食品产生风味、发色作用和防腐效果的是不完全氧化产物。这种产物中酚的作用不容忽视,它有抑菌防腐作用、抗氧化作用和形成特有的烟熏味。烟熏不仅能够提高食品的防腐能力,还能使食品的颜色美观,赋予食品以特殊的风味,并具有杀菌作用。另外,烟熏食品所含脂肪不易氧化,可以提高食品质量。

由于烟熏是和加热同时进行,当温度达到 40℃ 以上时就能杀死部分细菌,降低微生物的数量。在烟熏和热处理的过程中,食品表面的蛋白质与烟气成分相互作用、凝固,形成一层变性蛋白质薄膜,可防止食品内部水分蒸发以及风味物质的逸散,又可防止微生物对食品内部的二次污染。

烟熏的方法有三种,即冷熏法、热熏法和液熏法。

影响烟熏质量的因素主要有烟熏剂、烟熏温度和食物中的水分活性。烟熏可采用各种燃料,如庄稼秸秆、木材等。一般来说,用硬木、竹子熏制出的食品风味好,软木、松叶类风味较次。常用的烟熏温度为 35~50℃,一般烟熏时间为 12~48 小时。熏制食品在熏制前一般要先腌制,以降低食物中的水分活性。

(六) 辐照保藏

食品辐照保藏是利用放射性核素 ^{60}Co 或 ^{137}Cs 发出的射线对食品进行辐射处理,达到长期保藏食品的目的。辐照能杀灭食品中的微生物,影响食品的生物化学过程,抑制发芽,延缓生长和成熟。

电离辐射处理的食品可发生一系列变化,而且辐照剂量越大,营养素变化程度越大。

尽管蛋白质中的部分氨基酸经过辐照,可能会发生分解、氧化,部分蛋白质发生脱氨、脱羧、交联或裂解,但多数食品接受小剂量辐照后并不会造成蛋白质营养价值的明显下降。脂肪的辐照氧化取决于脂肪的类型、不饱和度、辐射剂量、温度、氧的存在与否等。饱和脂肪对辐照稳定,不饱和脂肪容易发生氧化反应、降解或聚合,影响其消化速度。碳水化合物有可能因辐照而发生水解以及淀粉氧化、降解。在干燥的条件下对食品进行辐照,食品中的碳水化合物可与蛋白质或氨基酸发生聚合反应,生成褐色的聚合物,这就是美拉德反应。一般情况下,灭菌剂量的辐照对碳水化合物的消化率和营养价值几乎没有影响。电离辐照引起损失最多的营养素是维生素。不同的维生素对辐照的敏感性不一样。脂溶性维生素中,维生素 E 和维生素 A 对辐照的敏感性最强。水溶性维生素中,维生素 B_1 和维生素 C 对辐照敏感,且维生素 C 的浓度越低,被破坏的程度越大。辐照影响食物中矿物质的营养价值,主要是改变了矿物质的存在状态,从而降低其生物有效性。如辐照可使食品中的二价铁转化为三价铁,不易被人体吸收。

二、新鲜食物的选择与保藏

日常生活中选择新鲜食材主要从感官性状入手,检查食物的色泽、气味、口味和组织状态。

所谓感官鉴定是以人的视觉、嗅觉、触觉、味觉来查验食品早期腐败变质的一种简单而有效的方法。具体可从以下几个方面辨别:①色泽变化:微生物繁殖引起食品腐败变质时,食品色泽会发生改变,常会出现黄色、绿色、褐色、橙色、红色和黑色的片状斑点或全部变色。②气味变化:食品腐败变质会产生异味,如霉味臭、醋味臭、胺臭、粪臭、硫化氢臭、酯臭等。③口味变化:微生物造成食品腐败变质时常引起食品口味的变化,口味改变中比较容易分辨的是酸味和苦味,如番茄制品被微生物污染并造成酸败时,酸味稍有增高;牛奶被假单胞菌污染后会产生苦味。④组织状态变化:固体食品变质,可使组织细胞破坏,造成细胞内容物外溢,食品的性状会变形、软化,失去原有形状;鱼肉类食品变质时肌肉会变得松弛、弹性差,有时组织体表出现发黏等现象。

腐败变质是一个很复杂的过程。各类食物由于污染的微生物不同,食物本身的组成和结构不同,存放的环境条件不同,其腐败变质的结局差别很大。科学选择新鲜食物,合理保藏食品,是保障人体健康和食品安全的重要措施。

(一) 谷类的选择与保藏

1. 谷类的选择 谷类包括大米、小麦、玉米、小米、高粱、荞麦等,这里主要介绍大米的选择。

陈米为隔年米,在存储过程中因气温、湿度、氧化、虫蚀等因素的影响,无论是从外观还是从内含的营养方面都比新米差,入口时的口感和味道也较差,因此,最好选取当年产的新米。

一看:新米谷粒饱满,表面光泽,呈半透明状,无生虫,无霉变,无杂质。新米的腹白应该是乳白或者淡黄色。陈米的色泽呈白色或浅黄色,甚至呈现咖啡色。陈米的透明度差或不透明,米粒上有裂纹。霉变的米粒表面呈绿色、黄色、灰褐色、黑色。

二闻:新米气味甘醇,陈米有霉变气味、酸臭味、腐败味等异常气味。

三摸:新米光滑,有凉爽感;陈米干涩,手摸有涩感;新米比陈米的硬度大,严重变质的大米,手捻易碎或易成粉状。

四尝:新米口感好,微甜,无任何异味。陈米乏味,或呈现酸味、苦味等其他异味。

2. 谷类的保藏　谷类的主要卫生问题是霉菌及其毒素的污染、农药残留、有毒有害物质的污染和仓储害虫的侵害。谷类的水分含量高低与其贮藏时间的长短和加工密切相关。谷类水分含量过高时,其代谢活动增强而引起发热,霉菌、仓虫易生长繁殖,致使谷类发生霉变。变质的谷类不利于加工,因此应将谷类的水分含量控制在安全水分以下。谷类的安全水分为12%~14%。贮藏谷类前,要先进行质量检查,籽粒饱满、成熟度高、外壳完整、晒干扬净的谷类贮藏性更好。贮藏场地要坚固、干燥、防鼠、防虫。保持贮藏场地清洁卫生,定期清扫消毒。控制贮藏场地的温度、湿度,注意通风。及时监测谷类温度和水分含量的变化,同时注意气味、色泽变化和虫害情况,发现问题立即采取措施。

(二) 豆类的选择与保藏

豆类富含优质蛋白质、多不饱和脂肪酸、无机盐和维生素。发生腐败变质后,豆类的营养价值下降,其代谢产物和污染的微生物还会对人体健康产生危害。这里主要介绍大豆的选择与保藏。

1. 大豆的选择　大豆包括黄豆、黑豆和青豆。这三种豆类营养价值相似,鉴别方法相同。

一看:三种大豆具有该品种固有的色泽,如黄豆为黄色,黑豆为黑色,青豆为绿色。优质大豆鲜艳有光泽,劣质大豆黯淡无光泽。优质大豆籽粒饱满且整齐均匀,无破损、无虫害、无霉变、无发芽。劣质大豆颗粒干瘪、不完整,有破损、有虫蛀、有霉变。

二闻:优质大豆具有正常的豆香味,劣质大豆有酸味或霉味。

三摸:优质大豆表皮光滑、细腻,劣质大豆表皮粗糙、不完整,甚至粘手。

四尝:牙咬豆粒,发音清脆成碎粒,说明豆粒干燥;发音不清脆、不碎,说明豆粒水分大,可能有霉变。

2. 大豆的保藏　大豆的卫生问题和保藏与谷类相似,用于贮藏的大豆安全水分应为10%~13%。贮藏大豆前,要先进行质量检查,籽粒饱满、均匀、有光泽、成熟度高、无杂质、无病虫害的大豆贮藏性更好。在贮藏过程中要注意观察环境温度、湿度和通风设施的运行情况,发现问题立即采取措施。

(三) 蔬菜、水果的选择与保藏

无论是蔬菜还是水果,都富含无机盐、维生素和膳食纤维,同时水分含量较高,易于腐败,因此蔬菜、水果的保藏期限较短。

1. 蔬菜、水果的选择　首先要选择时令、新鲜的蔬菜、水果。叶菜类蔬菜应挑选苗壮、叶肥、新鲜的蔬菜,选择长短适中,无失水萎蔫,无烂叶黄叶,无病虫害的蔬菜。根菜类蔬菜应挑选表皮光滑,大小一致,无发芽、无虫蛀、无霉腐味的蔬菜。果菜类蔬菜应挑选表皮无缺损,形状正常,皮薄肉厚,有光泽的蔬菜,成熟度可以根据个人喜好或烹饪需要选择。茎菜类应挑选菜梗比较粗壮,长短适中,菜叶新鲜,无黄叶、烂叶的蔬菜。花菜类应选择花球完整,无异味、异色,成熟度适中的花菜。深色蔬菜比浅色蔬菜营养价值高。

2. 蔬菜、水果的保藏 蔬菜、水果的主要卫生问题是细菌及寄生虫污染、有害化学物质的污染。蔬菜、水果采后仍可进行组织呼吸作用。呼吸过程可产热、产酸、产气,导致腐败变质。蔬菜、水果的呼吸作用受种类和品种、成熟度和发育年龄、贮藏环境温度、湿度、空气、机械伤害、病虫伤害、贮前处理的影响。由于蔬菜、水果的水分含量高,组织娇嫩,易损伤和腐败变质,因此保持蔬菜新鲜度的关键是合理贮藏。

蔬菜、水果常用的贮藏方法有:①低温贮藏:以不使蔬菜、水果受冻为原则,根据其不同特性进行贮藏;②气调贮藏法:是指改良贮藏环境气体成分的冷藏方法,常利用一定浓度的二氧化碳(或其他气体如氮气等)使水果、蔬菜的呼吸变慢,延缓其后熟过程,以达到保鲜的目的。此方法是目前国际上公认的最有效的果蔬贮藏保鲜方法之一。

蔬菜中叶菜类,如大白菜、甘蓝、菠菜等在贮藏前要仔细挑选,选取无烂叶、无虫害、无挤压损坏的新鲜蔬菜。贮藏前最好适当晾晒,避免水分含量大容易腐败变质。无论是采取堆藏、窖藏或冷库贮藏,贮藏温度非常重要。一般保藏蔬菜的适宜温度是0℃左右。此温度既能抑制微生物的生长繁殖,又能防止蔬菜产生结冰。

果菜类,如番茄、辣椒、茄子、冬瓜、南瓜等在贮藏前要挑选耐贮藏的品种,干物质含量高、果皮厚、果肉致密、种腔小的品种较好。采收成熟度与耐贮藏性有着十分密切的关系,成熟度低或成熟度过高都不适合贮藏,如辣椒宜选择色深肉厚、表皮光亮的晚熟品种。果菜类贮藏温度一般略高于叶菜类,如番茄的适宜贮藏温度是10~12℃,辣椒的适宜贮藏温度是9~11℃,冬瓜和南瓜的适宜贮藏温度是10~13℃。

根茎类蔬菜,如土豆、萝卜等贮藏的适宜温度是3~5℃,适宜湿度为80%~85%,贮藏时尽量避光。

水果应根据成熟度分批采收,采收时不同品种和不同成熟期的水果要分开包装、分开存放。尽量剔除病虫果、烂果、损伤果和不符合标准果。新鲜水果的适宜贮藏温度是−5~5℃,湿度是80%~95%。原产于热带、亚热带的水果不适合低温保藏。如绿色香蕉(未完全成熟)应贮藏在12℃左右,柑橘应在2~7℃。水果的贮藏还可采用保鲜剂贮藏、减压贮藏和高压贮藏、气调贮藏等方法。保鲜剂可以延长蔬菜的贮藏期限,提高保藏效果,但易造成污染,应合理使用。

辐照保藏法能延长蔬菜、水果的保藏期,效果比较理想。

(四) 肉类的选择与保藏

1. 畜、禽肉类的选择 新鲜的畜、禽肉类应该是表面有一层微微湿润的外膜,呈淡红色,有光泽,切断面稍湿、不粘手,肉汁透明。肉质紧密且富有弹性,用手指按压凹陷后会立即复原。鲜肉有正常的气味。注水肉色泽变淡,表面湿滑,用餐巾纸覆在上面,会很快湿透。病死牲畜由于是死后屠宰,放血不充分,肉块呈暗红色,有小血管的地方,可以看到血管断面处有凝固的血块。

不新鲜的肉闻起来有恶臭味、酸味、霉味;肉块表面出现暗绿色,冷冻的肉块上长有霉斑;用手触摸,肉块发黏,手指按压后抬起,凹陷地方不能恢复;用刀切肉,有一种切豆腐的感觉。

2. 畜、禽肉类的保藏 肉类的主要卫生问题包括:微生物和寄生虫的污染、农药残留,以及肉制品中滥用添加剂的问题。适合肉类的贮藏方法有:低温保藏、高温高压保藏、脱水

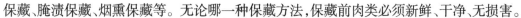

保藏、腌渍保藏、烟熏保藏等。无论哪一种保藏方法,保藏前肉类必须新鲜、干净、无损害。

(五) 鱼类的选择与保藏

1. 鱼类的选择　鱼类含有丰富的蛋白质,大量的多不饱和脂肪酸和少量的碳水化合物。鱼类的水分含量高,组织酶活性高,糖原含量少导致僵直时间短,细菌容易侵入,因此,鱼类是易腐食品。

这里主要介绍新鲜死鱼的挑选方法。僵直期是鱼类新鲜程度的标志。手持鱼身时尾部不下垂,掂在手里有硬邦邦的感觉,按压肌肉不凹陷,体表有光泽,眼睛乌黑发亮,鱼鳃紧闭,呈粉红色,无恶臭味,鱼鳞完好无损,鱼口不张,鱼腹不发胀。

腐败变质的鱼,鱼体松软,鱼鳞缺损,鱼眼凹陷、浑浊,鱼鳃暗红色,并有恶臭味,用手轻轻按压鱼腹靠近肛门的部位,可使肠内物质挤出,甚至肛门、肠管脱出。严重腐败变质的鱼,肌肉碎裂,并和鱼骨分离。

2. 鱼类的保藏　鱼类的主要卫生问题是腐败变质、有害物质及寄生虫的污染。鱼类保鲜的有效措施是低温、盐腌,同时防止微生物污染和减少鱼体损伤。

低温保藏有冷藏和冷冻两种。冷藏多用机冰使鱼体温度降至10℃左右,保存4~14天;冷冻贮存要选用鲜度较高的鱼在 −25℃以下速冻,使鱼体内形成的冰晶小而均匀,组织酶和微生物处于休眠状态,然后在 −15~−18℃的冷藏条件下,保鲜期可达 6~9 个月。含脂肪较多的鱼不适合长期贮藏。盐腌保藏用盐量视鱼的品种、贮存时间及气温高低等因素而定。盐浓度为 15% 左右的鱼制品具有一定的贮藏性,此法简易可行,使用广泛。

(六) 蛋类的选择与保藏

1. 蛋类的选择　蛋类包括鸡蛋、鸭蛋、鹅蛋、鹌鹑蛋等,其中鸡蛋食用最普遍。挑选新鲜鸡蛋,常用下面方法:

一看:主要是看鸡蛋的外观。新鲜的鸡蛋蛋壳清洁、完整,外面有一层薄薄的霜状粉末,色泽鲜明。劣质蛋蛋壳上的霜状粉末掉落,蛋壳呈乌灰色,有时可见霉斑。

二摸:鲜蛋蛋壳粗糙,拿在手中发沉,质量适中,有沉甸甸的感觉;劣质蛋手摸有光滑感,质量轻。

三听:鲜蛋相互轻碰时声音清脆,拿起鸡蛋在耳边摇晃没有声音;劣质蛋摇动时有晃动声。

四浸:将鸡蛋放进水里,如果鸡蛋迅速沉底说明是鲜蛋;漂浮在水面上,说明是放置时间很长的陈蛋;竖在水中,说明鸡蛋已经放置较长时间。

五打开:打开鸡蛋蛋壳,新鲜鸡蛋的蛋黄呈圆形,完整、有弹性,同时可以看到蛋白分成浓稀两部分,鸡蛋越新鲜,蛋白分界越明显。放置时间较长的蛋蛋黄膜破裂,蛋黄、蛋白混合,叫"散黄蛋",蛋黄贴在蛋壳内壁上,叫"贴壳蛋",甚至蛋清、蛋黄内有黑色霉斑,有异臭味。

2. 蛋类的贮藏　蛋类富含蛋白质、磷脂、胆固醇、维生素,水分含量为69.3%~75.8%。蛋类是易腐食品,因此贮藏的关键是减少微生物的生长繁殖。

贮藏蛋类前,要挑选鲜蛋,剔除破壳蛋、裂纹蛋,清除蛋壳表面污染物。蛋类一般采用低温贮藏。温度在 2~5℃,鸡蛋的保质期为 40 天左右。冬季室温下 15 天,夏季室温下 10 天。贮藏时,最好将鸡蛋的气室一端朝上,可有效避免贴壳蛋的出现。从冷藏室取出的蛋类应尽快食用,尽量不要再次冷藏。除此之外,蛋类还可制成咸蛋、皮蛋、糟蛋、蛋粉等,延长存放时间。

(七) 奶类的选择与保藏

常见的鲜奶产品有牛奶、羊奶和马奶,其中食用最多的是牛奶。奶类及其制品营养价值丰富,属于易腐食品,尤其在夏季更容易发生腐败变质。

1. 奶制品的选择　首先应选用正规的、有一定知名度和规模的奶制品生产企业的产品。其次,要看清奶制品的生产日期和保质期,以及产品的真实属性,识别产品为纯牛奶、调味乳还是乳饮料或其他类型。最后,不同的消费人群应选择适合自身特点的产品,如乳糖不耐受症的人群应选用低乳糖奶或酸奶等。对于奶粉来说,不同年龄段的人群可以选择不同的配方奶粉,如婴儿配方奶粉、中小学生奶粉、中老年奶粉。

具体到鲜奶和酸奶的选择,可从下面两方面着手。

一看:鲜奶呈乳白色,无沉淀,无凝块,无黏稠物。变质奶水乳分离,有凝块,有沉淀,颜色异常;正常的酸奶一般呈乳白色或淡黄色,凝块均匀,细滑,变质的酸奶呈较深的黄色或者其他非正常颜色,有的无凝块,呈流质状态,或有气泡产生。

二闻:鲜奶的味道温和,稍有甜味,并有香味。变质奶有怪味、臭味。正常酸奶呈酸甜的乳香味,变质酸奶酸味过浓,或有霉味。

2. 奶制品的保藏　奶类的主要卫生问题是腐败变质。虽然奶中的乳素具有抑制细菌生长的作用,但抑菌作用有限。奶的消毒与贮藏是奶类保质的关键。奶的消毒方法有:巴氏消毒法、超高温瞬间灭菌法、煮沸消毒法、蒸汽消毒法。奶的保藏多采用低温保藏法,同时注意避光。

(八) 食用油的选择与保藏

食用油分为植物油和动物油。植物油来源于油料作物,在常温下一般呈液体状态,如豆油、花生油、菜籽油、芝麻油等;动物油来源于动物的脂肪组织和奶油,在常温下通常呈固体状态,如牛油、猪油、羊油等。动物油含饱和脂肪酸较多,熔点高,不易酸败;植物油含多不饱和脂肪酸较多,熔点低,易酸败。目前我国居民常用的食用油是植物油。

1. 食用油的选择　食用油的质量主要表现在色泽、气味、透明度和滋味四个方面。

一看色泽:品质好的豆油为深黄色,一般为淡黄色;菜籽油为黄中带点绿或金黄色;花生油为淡黄色或浅橙色,棉籽油为淡黄色。一般来说,精炼程度越高,油的颜色越淡。当然,各种植物油都会有独特的颜色,不可能也没有必要精炼至没有颜色。

二看透明度:高品质食用油在日光和灯光下肉眼观察可见清晰透明、无雾状、无悬浮物、无杂质。

三看沉淀物:高品质食用油无沉淀和悬浮物,黏度较小。但花生油在冬天低温时会凝固成不透明状,这是正常现象。

四看分层:植物油若有分层现象,则很可能是掺假的混杂油。优质的植物油静置24小时后,应该无分层。

五嗅:取一二滴油放在手心,双手摩擦发热后闻其气味。品质好的油,应视品种的不同具有各自的油味,若闻出异味(哈喇味或刺激味),则说明油脂发生了酸败。

六尝:用筷子沾上一点油放入嘴里,不应有苦涩、焦臭、酸败的异味。

2. 食用油的保藏　食用油的主要卫生问题是油脂酸败。油脂由于含有杂质或在不适宜条件下久藏会发生一系列化学变化和感官性状恶化。防止油脂酸败,首先要保证油脂的纯度,即无论采用何种制油方法生产的毛油均须经过精炼,以去除动植物残渣。水分含量应在 0.2% 以下。其次要防止油脂自动氧化。氧、紫外线、金属离子在油脂自动氧化中起着重要的催化作用,因此油脂贮存应注意密封、隔氧、避光,同时在加工和贮存过程中应避免金属离子污染。最后可使用抗氧化剂。抗氧化剂通过清除油脂中的氧或捕获自由基来阻止油脂的自动氧化,是防止食用油脂酸败的重要措施。

本章小结

　　食品腐败变质是食品本身、环境因素和微生物三者共同作用的结果。微生物在食品腐败变质中起重要作用。食品腐败变质的鉴定一般采用感官、物理、化学和微生物四个方面,其中感官鉴定最常用,也是首选的方法。食品保藏方法有:低温保藏、高温保藏、腌渍保藏、脱水保藏、辐照保藏等。黄曲霉毒素主要由黄曲霉和寄生曲霉产生,具有较强的肝脏毒性。黄曲霉毒素 B_1 的毒性和致癌性最强。黄曲霉毒素主要污染玉米、花生和棉籽油。最根本的预防措施是食品防霉,主要是通过控制食物的含水量或采用充氮气的方法防霉。N- 亚硝基化合物包括 N- 亚硝胺和 N- 亚硝酰胺两大类,具有致癌性。N- 亚硝基化合物的前体物质包括亚硝酸盐、硝酸盐和胺类,广泛存在于环境中,在适宜的条件下可在体内、体外合成,胃是人体合成亚硝胺的主要场所。预防 N- 亚硝基化合物对人体危害的关键是制定食品中硝酸盐、亚硝酸盐使用量及残留量标准;防止微生物污染及食物霉变;阻断亚硝胺合成;合理施用钼肥;改进食物贮藏和加工的方法。多环芳烃是一类具有较强诱癌作用的化合物,主要通过烟熏烤制、食品的包装材料、环境污染等途径污染食品。

(袁 媛)

 目标测试

A1 型题

1. 油脂酸败的诱发因素不包括下列哪项
　　A. 脂肪酸的种类　　　　　B. 紫外线　　　　　C. 防腐剂
　　D. 水分　　　　　　　　　E. 氧气

2. 食品腐败变质的主要原因是
　　A. 抗氧化剂添加过量　　　B. 光线　　　　　　C. 空气、水
　　D. 贮存温度过低　　　　　E. 微生物的作用

3. 以下食品容易受苯并(a)芘污染的是
　　A. 腌菜　　　　　　　　　B. 烟熏食物　　　　C. 泡菜
　　D. 酱菜　　　　　　　　　E. 梅干菜

4. 某地区种植的蔬菜中硝酸盐和亚硝酸盐含量较高,为降低其含量可使用下列哪种化肥
　　A. 氮肥　　　B. 磷肥　　　C. 钾肥　　　D. 钼肥　　　E. 复合肥料

5. 低温保藏食品的原理主要是低温可以
　　A. 抑制组织呼吸作用　　　　B. 杀灭食品中大部分细菌
　　C. 降低食品中水分含量　　　D. 破坏食品中的酶
　　E. 抑制食品中微生物生长繁殖

6. 巴氏消毒法不适合用于
　　A. 鲜奶　　　　　　　　　B. 啤酒　　　　　　C. 肉类罐头食品
　　D. 葡萄酒　　　　　　　　E. 果汁

7. 抑制土豆发芽可采用

   A. 腌渍保藏   B. 低温保藏   C. 熏制法

   D. 辐射保藏法   E. 高温杀菌法

8. 黄曲霉毒素急性中毒时主要损伤的器官是

   A. 肝   B. 心   C. 肾   D. 脾   E. 胃

9. 下列关于家庭贮存食物安全指导不正确的是

   A. 糖渍时浓度应达到 60%~65%

   B. 腌渍保藏食品使用的食盐浓度应达到 10% 以上

   C. 食品冷藏应注意"急冻缓化"

   D. 吃剩的食品一定要冷藏,因冷藏能完全阻止食品的腐败变质

   E. 冷藏的温度一般设定在 −1~10℃范围内

10. 对市场出售的一批鲜猪肉进行鉴定,评定其是否腐败变质敏感的指标是

   A. 感官鉴定   B. 挥发性盐基氮   C. 过氧化物值

   D. 菌落总数   E. pH

11. 在一批霉变的食品中检出大量硝酸盐和仲胺,它们在适宜的条件下可形成的物质是

   A. 腐胺   B. 亚硝胺   C. 多环芳烃

   D. 组胺   E. 硫化氢

12. 湿法腌制保藏以下说法不正确的是

   A. 容易造成原料养分流失   B. 制品水分含量高

   C. 湿法比干法好   D. 影响制品色泽和风味

   E. 切割肉、鱼类和蔬菜可采用此法腌制

13. 减少蔬菜中硝酸盐和亚硝酸盐的主要办法是

   A. 加强田间管理和低温储藏   B. 水浸泡

   C. 避光储藏   D. 食用时加碱

   E. 采用腌渍法保藏

14. 高压灭菌方法主要用于

   A. 果汁   B. 罐头食品   C. 饮料

   D. 鲜奶   E. 调味品

15. 鲜奶消毒常用

   A. 巴氏消毒法   B. 高温杀菌法   C. 腌渍保藏

   D. 熏制法   E. 煮沸

16. 罐头食品保藏应采用

   A. 腌渍保藏   B. 高温杀菌法   C. 巴氏消毒法

   D. 熏制法   E. 辐照保藏

17. 制作香肠时,常在加入亚硝酸盐的同时加入维生素 C,维生素 C 是作为

   A. 阻断亚硝胺合成   B. 防止蛋白质腐败   C. 保持水分

   D. 增加香味   E. 稳定剂

18. 防止油脂酸败不可采取的措施为

   A. 控制油脂水分含量   B. 加入防腐剂

   C. 用不透光的容器盛装油脂   D. 低温储存

E. 采用密封保藏

19. 黄曲霉毒素的特点是

    A. 主要污染干燥、冷藏食品

    B. 在酸性环境中易于破坏

    C. 属于肝脏毒

    D. 不耐热

    E. 可溶于水、己烷、石油醚和乙醚中

20. 街头烤羊肉串是将小块羊肉串在铁钎上，直接在炭火上烤制，这种羊肉串中含量较高的是

    A. 黄曲霉毒素   B. 二噁英   C. N-亚硝基化合物

    D. 丙烯酰胺   E. 苯并(a)芘

第七章 食品安全

学习目标

1. 掌握:食物中毒的概念、分类、特点、预防和处理原则;转基因食品、食品添加剂、农药残留的概念。
2. 熟悉:几种常见细菌性食物中毒的流行特点、发病原因、临床表现;河豚中毒的症状、亚硝酸盐食物中毒的病因、临床表现、治疗;无公害农产品、绿色食品、有机食品的概念和区别。
3. 了解:食物中毒的现场调查与处理;转基因食品的安全性。

第一节 食物中毒及预防

人类生存离不开食品。自然界提供的食品种类繁多,质量各异,如果食品不卫生,或食品中含有的各种有害物质被人们摄入,会给人体带来疾病,损害健康,甚至危及生命,所以作为食品必须符合《食品卫生法》要求,不但要具有营养价值、感官性状良好,而且要无毒无害、不对人体产生任何不利的影响。

案例

2010年3月31日,安徽省某校学生早餐在学校食堂食用面条(内有蘑菇、鸡肉)后,先后有26名学生出现不同程度的头晕、胸闷、心悸,伴恶心、呕吐,伴口唇、面色、指甲明显发绀,呼吸困难,所有患者的神志全部清楚,呼吸基本平稳。26名学生经送往医院救治后全部出院。

请问:1. 根据以上资料,是否可以初步考虑为食物中毒?
2. 如果是食物中毒,下一步应做哪些工作?

一、食物中毒的概念

(一) 食物中毒

食物中毒是指摄入含有生物性、化学性有毒有害物质的食品或将有毒有害的物质当作食品摄入后所出现的非传染性的急性、亚急性疾病。食物中毒是食源性疾病中最常见的疾病。

考点提示

食物中毒的概念

食物中毒既不包括因暴饮暴食而引起的急性胃肠炎、食源性肠道传染病(如伤寒)、寄生虫病(如旋毛虫、囊虫病)和人兽共患传染病(如禽流感、疯牛病),也不包括因一次大量或长期少量多次摄入某些有毒、有害物质而引起的以慢性毒性为主要特征的疾病(如致癌、致畸、致突变)。

(二) 食物产生毒性并引起食物中毒的主要原因

1. 致病菌或其毒素污染 如某些致病性微生物污染食品并迅速繁殖,以致食品中存在大量活菌(如沙门菌)或产生大量毒素(如金黄葡萄球菌产生的肠毒素)。

2. 有毒化学物质污染 如农药的污染,食品中过量添加某些化学物质或包装容器中有毒、有害物质的迁移等原因造成食品污染。

3. 外形与食物相似本身却含有毒成分的物质 如毒蕈、亚硝酸盐等。

4. 本身含有有毒成分,因加工、烹调方法不当未将有毒成分除去 如河豚含有河豚毒素,鲜黄花菜含有类秋水仙碱等。

5. 食品的贮存条件不当而产生了有毒物质 如马铃薯发芽产生的龙葵素。

(三) 食物中毒的发病特点

食物中毒的种类很多,发病情况亦有不同,但在集体暴发性食物中毒中,一般都具有下列共同特征:

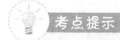

考点提示

食物中毒的特点

1. 潜伏期较短 集体暴发性食物中毒发生时,多数人在 24 小时或 48 小时以内同时或相继发病。

2. 症状相似 同期中毒患者大都出现相同的临床症状和表现,以恶心、呕吐、腹痛、腹泻等胃肠道炎症状为主。

3. 有相同的致病食物 发病的人在相近的时间内吃过同样的食物,发病范围局限在食用该种有毒食物的人群中,未进食该种有毒食物的人不发病。

4. 人与人之间不直接传染 表现为发病人数骤然增加,形成高峰后又陡然下降,无传染病流行时不断有人发病的现象。

以上特征在个体散发病例中不太明显,易被忽略,因此应引起注意。

(四) 食物中毒的预防原则

1. 防止食品污染及病原体繁殖和产生毒素,加强对食品污染源的管理,严格食品生产、运输、销售、贮藏管理流程和食品制作操作规程。

2. 加强对有毒动植物食品危害性及其识别的宣传教育,防止误食。

3. 对化学性污染物进行严格管理,防止污染食品和误食。

4. 执行卫生法规及管理条例,食品企业、饮食行业、集体食堂均应严格遵守《中华人民共和国食品卫生法》,并按食品卫生安全管理制度开展工作。

二、食物中毒的分类

一般按病原物分类,可将食物中毒分为四类:细菌性食物中毒、有毒动植物中毒、化学性食物中毒、真菌毒素和霉变食物中毒。

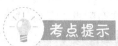

考点提示

食物中毒的分类

(一) 细菌性食物中毒

指因摄入被致病性细菌或其毒素污染的食物而引起的急性或亚急性疾病,是食物中毒中最常见的一类。

1. 发生细菌性食物中毒的原因

(1) 牲畜屠宰和销售过程中受致病菌污染。

(2) 食物贮藏方式不当,生熟交叉污染,导致致病菌繁殖,产生毒素。

(3) 食物加工烹调不当,灭菌不彻底。

(4) 食品从业人员带菌者的再污染。

2. 细菌性食物中毒流行病学特点

(1) 发病率及病死率:细菌性食物中毒一般发病率高,病程短、恢复快、预后良好。但对抵抗力弱的人群,如老人、患者、儿童等,发病症状常较为严重。

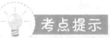

考点提示

细菌性食物中毒的流行病学特点

(2) 季节性:发病季节性明显,由于夏秋季节气温较高,湿度较大,适宜细菌生长繁殖,加之夏季人体肠道的防御功能下降,易感性强,因此每年5~10月最多见。

(3) 中毒食品:中毒食品中动物性食品多见,一般为畜禽肉、水产品、奶、蛋,植物性食品如剩饭、米糕、发酵面粉等也可见。

(4) 地区性:有些细菌性食物中毒具有一定地区性,如副溶血性弧菌食物中毒以沿海地区多见,肉毒梭菌食物中毒以西北地区多见,霉变甘蔗、酵米面食物中毒以北方地区多见。

3. 细菌性食物中毒临床表现及诊断

(1) 临床表现:一般以急性胃肠炎症状为主,表现为恶心、呕吐、腹痛、腹泻等。葡萄球菌肠毒素食物中毒呕吐较明显,呕吐物中含胆汁,有时带血和黏液。腹痛以上腹部及脐周多见。腹泻频繁,多为黄色稀便和水样便。侵袭细菌引起的食物中毒可有发热、腹部阵发性绞痛和黏液脓血便。

考点提示

细菌性食物中毒的临床表现

(2) 诊断:根据流行病学调查资料、特有的中毒表现及实验室检查结果进行诊断。对因各种原因无法进行细菌学检验的食物中毒,按《食物中毒诊断标准及技术处理总则》(GB14938-1994)执行,由3名副主任医师以上的食品卫生专家进行评定,并得出结论。

(3) 鉴别诊断:注意与非细菌性食物中毒如有毒动植物食物中毒、化学性食物中毒进行鉴别,同时要与食源性传染病如霍乱、急性细菌性痢疾、病毒性胃肠炎等疾病相鉴别。

4. 细菌性食物中毒预防措施 细菌性食物中毒比较常见,其预防的重要环节是:防止食品污染、控制细菌繁殖、彻底杀灭食品中的病原菌三个环节。如果细菌在食品中繁殖,已经产生了大量的毒素,由于有些细菌毒素耐热,食用前加热也不能被破坏,因此,更应注意第二个环节的预防,不使其产生毒素。

考点提示

细菌性食物中毒的预防措施

预防细菌性食物中毒的具体措施有以下几方面:

(1) 加强卫生宣传教育:改变不良的饮食习惯;严格遵守牲畜宰前、宰中和宰后的卫生要求,防止污染;食品加工、贮存和销售过程要严格遵守卫生制度,搞好食具、容器和工具以及手的消毒,避免交叉污染;加热制作的食品应烧熟煮透,饭菜应尽量做到当餐加工、当餐食用,冰箱的冷藏食品在下一餐食用前回烧,尤其要做到加热彻底,如果冰箱内需同时存放生、熟食品,应按"熟上生下"方式存放,以避免熟食品受到污染;生、熟食品存放应严格分开,防止交叉污染;食品从业人员应认真执行就业前体检和录用后定期体检的制度,经常性地接受食品卫生安全知识教育,养成良好的个人卫生习惯。

(2) 加强食品卫生质量检查和监督管理:应加强对食堂、食品餐饮点、食品加工厂、屠宰场等相关部门的卫生检验检疫工作,发现食品安全问题及时制止并解决。

(3) 建立快速、可靠的病原菌检测技术:根据病原菌的病原学特征,结合现代分子生物学等检测手段和流行病学调查方法,分析病原菌的变化、扩散范围和趋势,为大范围食物中毒暴发的快速诊断和处理提供相关资料,防止更大范围的传播和流行。

5. 细菌性食物中毒常见类型及预防措施

(1) 沙门菌属食物中毒:沙门菌属食物中毒是一种常见的细菌性食物中毒,是由一群革兰阴性杆菌组成的对人和动物都能导致疾病的病原菌,其中以鼠伤寒、猪霍乱和肠炎沙门菌最常见,在20~30℃条

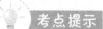

考点提示

细菌性食物中毒常见类型

件下迅速繁殖,在水中可生存2~3周,粪便中生存1~2个月,在冻土中可过冬(表7-1)。

表7-1 常见细菌性食物中毒

类型	中毒机制	潜伏期(h)	临床特点	污染食物
沙门菌属食物中毒	活菌感染+内毒素	4~48	发热、黄绿色水样便	动物性食品
大肠埃希菌食物中毒	活菌感染或肠毒素	10~15(急性胃肠炎型) 48~72(急性菌痢型) 72~96(出血性肠炎型)	发热、水样或脓血便,里急后重	动物性食品
副溶血性弧菌食物中毒	活菌感染+耐热性溶血素+肠毒素	2~40	发热明显,脐部阵发性绞痛,血水样便	海产品咸菜等
金黄色葡萄球菌食物中毒	肠毒素	2~5	呕吐明显,水样便	奶制品、肉类、米饭等
肉毒杆菌食物中毒	肉毒毒素	12~48	肌肉麻痹,神经功能不全	自制发酵食品、罐头等

沙门菌属食物中毒多因食入受污染的家畜肉、内脏、鱼、蛋及牛、羊奶引起。加工食品的用具、容器或食品储存场所生食、熟食不分,造成交叉污染,且直接食用前未加热处理或加热不彻底所致。由于被沙门菌属污染的食品一般没有感官性状的改变,很容易被忽视,应引起注意。

临床主要表现:中毒潜伏期一般为4~48小时,潜伏期越短,病情越严重。前驱症状有头痛、头晕、恶心、腹痛、寒战,随后出现呕吐、腹泻、发热。腹泻一日可达数次至十余次。大便一般为黄色或黄绿色、少数带黏液和血。体温可升高至38℃以上,轻者3~4天症状消失。沙门菌属食物中毒的临床表现有5种类型:胃肠炎型、类霍乱型、类伤寒型、类感冒型和败血症型。

(2) 大肠埃希菌食物中毒:埃希菌属俗称大肠杆菌属,为革兰阴性短杆菌,多数有周身鞭毛,能发酵乳糖及多种糖类,产酸产气,在自然界存活力强。大肠埃希菌在人和动物的肠道中大量存在,当人体的抵抗力下降或摄入被大量的致病性大肠埃希菌活菌污染、细菌大量繁

殖的食品时,便会发生食物中毒。根据大肠埃希菌致病性的不同,目前已知的致病性大肠埃希菌包括肠产毒性大肠埃希菌、肠侵袭性大肠埃希菌、肠致病性大肠埃希菌、肠出血性大肠埃希菌和肠黏附性大肠埃希菌5个型。

大肠埃希菌食物中毒常见的中毒食品为动物性食品,畜(禽)肉、蛋、生牛奶和奶制品、鲜榨果汁及蔬菜等食品。中毒原因主要是受污染的食品由于加热不彻底,或因生熟交叉污染和熟后再次污染引起食物中毒。

临床表现因致病埃希菌的类型不同而常见3种类型:

1)急性胃肠炎:主要由肠产毒性大肠埃希菌所致,易感人群主要是婴幼儿和旅游者。潜伏期10~15小时,临床主要表现为恶心、腹痛、腹泻、发热,体温38~40℃。

2)急性菌痢型:主要由肠侵袭性大肠埃希菌所致,潜伏期48~72小时,临床主要表现为血便或脓黏液血便、里急后重,腹痛、发热。

3)出血性肠炎:主要由肠出血性大肠埃希菌所致,潜伏期3~4天,临床主要表现为突发性剧烈腹痛、腹泻、先水样便,后血便。病死率3%~5%,以老人和儿童多见。

(3)副溶血性弧菌食物中毒:副溶血性弧菌主要存在于近岸海水、海底沉积物和鱼、贝类等海产品中。革兰阴性多形态杆菌或稍弯曲弧菌,属于弧菌属。嗜盐畏酸,在无盐环境中无法生长,在食醋中1~3分钟即死亡,加热56℃ 5~10分钟灭活。

引起副溶血性弧菌食物中毒的食品主要是被副溶血性弧菌污染的海产品,如鱼、虾、蟹、贝类和海藻、盐渍食物等,除此之外,因食物链中存在交叉污染的问题,淡水产品、肉制品、蔬菜等会受到副溶血性弧菌的污染,也可以引起食物中毒。

临床主要表现:副溶血性弧菌食物中毒发病急,潜伏期短,为2~40小时,多为14~20小时。起病急骤,先以畏寒、发热、全身不适、腹部不适开始,随之出现上腹部、脐周阵发性绞痛,并伴有腹泻、恶心和呕吐。大便每天数次至20余次不等,大便以黄色水样或血水样便,极少数呈现脓血便,少有里急后重感。严重腹泻可导致脱水,循环衰竭,伴声音嘶哑和肌肉痉挛,个别患者血压下降、面色苍白或发绀,甚至出现神志意识障碍。本病病程3~4天,一般恢复较快,预后良好。

(4)金黄色葡萄球菌食物中毒:葡萄球菌是一群革兰阳性球菌,广泛存在于空气、土壤、水及食物中;最适温度为30~37℃,较耐热,兼性厌氧,耐盐,对营养条件要求不高,在干燥的环境中能生存数月。

引起食物中毒的主要是产生肠毒素的葡萄球菌。金黄色葡萄球菌可产生多种毒素(A、B、C、D、E型)和酶类,以A型引起的食物中毒最常见,其毒力最强,其中以金黄色葡萄球菌致病力最强。此菌耐热性不强,最适生长温度为37℃,最适pH为7.4。食物中的肠毒素耐热性很强,完全破坏需100℃,2小时,一般烹调温度不能将其破坏。

患有化脓性皮肤病的炊事员或有化脓症的牲畜肉尸常是污染食品的主要原因。寄生在人体皮肤、鼻腔、鼻咽部、指甲及各种皮肤化脓病灶的金黄色葡萄球菌,可污染奶、肉、蛋、鱼及其制品、剩饭、油煎蛋、糯米凉糕、熏鱼等,被污染食物在室温20~22℃搁置5小时,病菌大量繁殖产生肠毒素,人摄入被污染的食物而发生中毒。

临床主要表现:潜伏期为2~5小时,极少超过6小时。主要症状是恶心、剧烈呕吐,呕吐物中可见黄绿色胆汁;上腹部疼痛、腹泻,体温一般正常或稍高。多次反复呕吐、腹泻可引起虚脱、肌痉挛和严重失水。病程较短,1~2天即可恢复,预后良好。儿童对肠毒素比成人敏感,故其发病率较成人高,病情也比成人重。

（5）肉毒梭菌食物中毒：肉毒梭菌是一种革兰阳性厌氧杆菌，可形成芽胞，芽胞可耐湿热100℃ 5小时或干热180℃ 5~15分钟或高压蒸汽121℃ 30分钟。肉毒梭菌对营养条件要求不高，广泛存在于土壤、淤泥及动物粪便中。肉毒梭菌中毒主要是由肉毒梭菌产生的一组肉毒梭菌毒素（A、B、C、D、E、F、G等型）所引起，该类毒素是一种强烈的神经毒素，毒素在消化酶、酸和低温中稳定，但易被碱和热破坏而失去毒性。

引起肉毒梭菌食物中毒的食品在我国多以家庭自制的发酵食品如豆酱、豆豉、臭豆腐为多，其次是罐头食品、腊肉及熟肉等。肉毒梭菌本身是无害的，但食品在加工、贮藏过程中被肉毒梭菌污染，并产生肉毒素，食前对带有毒素的食品又未加热或未充分加热，因而引起中毒。肉毒梭菌中毒的病死率高达12.5%~76.2%，是细菌性食物中毒中最严重的一种。

临床主要表现：肉毒梭菌食物中毒是神经型食物中毒。中毒后潜伏期数小时至数天，短者6小时，长者8~10天，一般为12~48小时。潜伏期越短，病死率越高。以运动神经麻痹症状为主，胃肠道症状少见。早期表现为全身乏力、头晕、头痛、食欲缺乏等，少数患者有恶心、呕吐、腹泻等胃肠道炎症状，体温正常或偏低。典型症状为视物模糊、眼睑下垂、复视、咀嚼与吞咽困难、声音嘶哑、语言障碍，还可出现呼吸肌麻痹，最后死于呼吸衰竭。肉毒杆菌食物中毒病情凶险，恢复慢，常需数月之久，而且病死率高。如中毒早期使用抗肉毒免疫血清则预后良好，病死率可降至10%以下，患者经治疗可于4~10天恢复，一般无后遗症。

（二）有毒动植物食物中毒

有毒动植物中毒是指一些动植物本身含有某种天然有毒成分，或由于贮存条件不当形成某种有毒物质，被人食用后引起的中毒。发生有毒动植物食物中毒的原因主要为误食或对有毒动植物加工、烹调、贮存方法不当所致。

1. 有毒动植物食物中毒流行特征

（1）季节性和地区性较明显，这与有毒动物和植物的分布、生长成熟、采摘捕捉、饮食习惯等有关，如霉变甘蔗中毒常发生于我国北方地区的初春季节，2~3月为发病高峰期，主要是因为产于南方的甘蔗经过长途运输和长期贮藏，易发生霉变。

（2）多为散在发生，偶然性大。

（3）潜伏期较短，大多在数十分钟至十多小时，少数超过一天发病。

（4）发病率较高，但病死率因有毒动物和植物种类不同而有所差异。

2. 河豚中毒　河豚又称鲀鱼、气泡鱼，种类繁多，肉质鲜嫩，我国沿海各地和长江中下游均有河豚出产。

（1）有毒成分及流行病学特点：河豚的有毒成分为河豚毒素。河豚毒素是一种非蛋白质神经毒素，对热稳定，煮沸、盐腌、日晒均不能使其破坏。存在于除鱼肉之外的所有组织中，以卵巢毒性最高，其次是肝脏。其毒性比氰化钾强1000倍，摄入0.5mg可

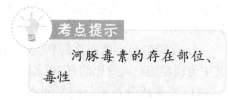

考点提示

河豚毒素的存在部位、毒性

致人死亡。每年2~5月为河豚卵巢发育期，此时毒性最强，故河豚中毒事故多发生在春季、沿海和长江中下游地区。河豚中毒目前尚无特效解毒剂，病死率40%~60%。

（2）临床表现：河豚中毒的特点是发病急速而剧烈，潜伏期一般在10分钟~3小时，起初感觉手指、口唇、舌尖麻木或有刺痛感，并有眩晕，然后出现胃肠道症状。重者瞳孔和角膜反射消失，四肢肌肉麻痹，出现身体摇摆、共济失调，甚至全身麻痹、瘫痪，最后出现语言不清，血压和体温下降。一般预后较差。常因呼吸麻痹、循环衰竭而死亡。一般情况下，患者直到

临死前意识仍然清楚,死亡通常发生在发病后4~6小时,最快的1.5小时,最迟不超过8小时。由于河豚毒素在体内排泄较快,中毒后若超过8小时未死亡者,一般可恢复。

(3) 急救与治疗原则:目前对河豚中毒尚无特效解毒剂,对患者应尽快排出毒物和给予对症处理:①无论病情轻重,一律予以催吐、洗胃、导泻处理,以免毒素蓄积及遗留造成中毒程度加深;②大量补液及利尿,促进毒素排泄;③早期给予大剂量激素和莨菪碱类药物,肾上腺皮质激素能减少组织对毒素的反应和改善一般情况,莨菪碱类药物能兴奋呼吸循环中枢,改善微循环;④支持呼吸、循环功能,维持患者的有效通气是抢救成功的关键,必要时行气管插管,心脏骤停者行心肺复苏。

(4) 预防原则:①加强宣教,慎吃河豚,最好不吃河豚;②加强管理,市售部门不能混杂出售;③如果必须吃河豚,则严格加工,去头、去皮、去内脏;④鱼肉反复冲洗,用碱水去毒后再进行烹调制作。

3. 鱼类引起的组胺中毒　鱼类引起组胺中毒的主要原因是食用了某些不新鲜的鱼类(含有较多的组胺),同时也与个人体质的过敏性有关,组胺中毒是一种过敏性中毒。

(1) 有毒成分及流行病学特点:海产鱼类中的青皮红肉鱼,如鲐鱼(俗称鲐巴鱼、池鱼)、金枪鱼、鲣鱼、秋刀鱼、鲭鱼、沙丁鱼等体内组氨酸含量较高。富含组氨酸的鱼类不新鲜或腐败时释放组氨酸,污染鱼体的细菌使组氨酸脱羧,形成大量的组胺,人食用后产生过敏性中毒。

组胺中毒多发生于夏、秋季节,在温度15~37℃、有氧、弱酸性(pH6.0~6.2)和渗透压不高(盐分含量3%~5%)的条件下,组氨酸易于分解形成组胺引起中毒。

(2) 临床表现:组胺中毒与人的过敏体质有关。中毒表现为局部或全身毛细血管扩张。潜伏期为数分钟至数小时,特点是发病快,症状轻,恢复快,少有死亡。主要症状为皮肤潮红,结膜充血,似醉酒样,头晕,剧烈头痛,心动过速、胸闷、血压下降,有时出现荨麻疹。一般体温不高,多于1~2天恢复。

(3) 急救与治疗原则:采用抗组胺药物和对症治疗。

(4) 预防原则:①加强鱼类食品卫生管理,防止鱼类腐败变质,鱼类在冷冻条件下贮藏和运输,禁止出售腐败变质的鱼类;②避免食用不新鲜或腐败变质的鱼类食品;③有过敏性疾病的患者,尽量避免食用这类鱼;④对容易产生大量组胺的青皮红肉鱼,在烹调前采取去毒措施,首先应彻底清洗鱼体,去除鱼头、内脏和血块,然后将鱼切成两半后以冷水浸泡,在烹调时加入少许醋,可使鱼中组胺含量下降65%以上;⑤制定鱼类食品中组胺最大允许含量标准,我国标准中规定青皮红肉鱼中组胺含量应低于100mg/100g,其他含组胺的鱼类低于30mg/100g。

4. 毒蕈中毒　蕈俗称蘑菇,属于真菌植物。我国有可食用蕈300多种,毒蕈80多种。其中含剧毒能对人致死的有10多种。毒蕈与可食用蕈不易区别,常因误食而中毒。

(1) 有毒成分及流行病学特点:不同类型的毒蕈含有不同的毒素,也有一些毒蕈同时含有多种毒素。常见有毒成分主要有:①胃肠毒素:存在于黑伞蕈属和乳菇属的某些蕈种中,含有这种毒素的毒蕈很多,毒性成分可能为类树脂物质、苯酚、类甲酚、胍啶或蘑菇酸等;②神经、精神毒素:存在于毒蝇伞、豹斑毒伞、角鳞灰伞、臭黄菇及牛肝菌等毒蕈中;③溶血毒素:存在于鹿花蕈中,鹿花蕈含有马鞍蕈酸,属甲基联胺化合物,有强烈的溶血作用;④肝肾毒素:引起此型中毒的毒素有毒肽类、毒伞肽类、鳞柄白毒肽类、非环状肽等,此类毒素为剧毒,危险性大,病死率高;⑤类光过敏毒素:在胶陀螺(又称猪嘴蘑)中含有光过敏毒素。

毒蕈中毒在云南、广西、四川三省区发生的起数较多,多发生于春、夏、秋季,在雨后气温开始上升时,毒蕈迅速生长,常由于不认识毒蕈而采摘食用引起中毒。

(2)临床表现:毒蕈中毒的临床表现复杂多样,主要表现为:

1)胃肠型:主要刺激胃肠道,引起胃肠道炎症反应。一般潜伏期较短,多为0.5~6小时,患者有剧烈恶心、呕吐、阵发性腹痛,以上腹部疼痛为主,体温不高。经过适当处理可迅速恢复,一般病程2~3天,预后良好,很少死亡。

2)神经精神型:潜伏期为1~6小时,临床症状除有轻度的胃肠反应外,主要有明显的副交感神经兴奋症状,如流涎、流泪、大量出汗、瞳孔缩小、脉缓等。少数病情严重者可有精神兴奋或抑制、精神错乱、谵妄、幻觉、呼吸抑制等表现。误食牛肝蕈者,除胃肠炎症状外,多有幻觉(小人国幻视症)、谵妄等,部分病例有迫害妄想,类似精神分裂症。

3)溶血型:中毒潜伏期多为6~12小时,红细胞大量破坏,引起急性溶血。主要表现为恶心、呕吐、腹泻、腹痛。发病3~4天后出现溶血性黄疸、肝脾肿大,少数患者出现血红蛋白尿。病程一般2~6天,病死率低。

4)肝肾损害型:此型中毒最严重,可损害人体的肝、肾、心脏和神经系统,其中对肝脏损害最大,可导致中毒性肝炎。病情凶险而复杂,病死率高达60%~80%。按其病情发展一般可分为6期:潜伏期、胃肠炎期、假愈期、内脏损害期、精神症状期和恢复期。

5)类光过敏型:误食后可出现类似日光性皮炎的症状。在身体暴露部位出现明显的肿胀、疼痛,特别是嘴唇肿胀外翻。另外,还有指尖疼痛、指甲根部出血等。

(3)急救与治疗原则:①及时催吐、洗胃、导泻、灌肠,迅速排出毒物;②根据不同症状和毒素情况采取不同治疗方案,胃肠炎型可按一般食物中毒处理;神经精神型可采用阿托品治疗;溶血型可用肾上腺皮质激素治疗,同时给予保肝治疗;肝肾损害型可用二巯基丙磺酸钠治疗,可保护体内含巯基酶的活性;③对症治疗和支持治疗。

(4)预防原则:毒蕈与可食用蕈很难鉴别,民间百姓有一定的实际经验,如在阴暗肮脏处生长的、颜色鲜艳的、形状怪异的、分泌物浓稠易变色的、有辛辣酸涩等怪异气味的蕈类一般为毒蕈,但以上经验不够完善,不够可靠。因此,防止中毒的有效措施就是不要随便采集野蕈食用,不认识的蕈类一定不采不吃。

其他有毒动植物食物中毒,见表7-2。

表7-2 其他有毒动植物食物中毒

名称	有毒成分	临床特点	急救处理	预防措施
动物甲状腺中毒	甲状腺素	潜伏期10~24小时,头痛、乏力、烦躁、抽搐、震颤、脱发、脱皮、多汗、心悸等	抗甲状腺素药,促肾上腺皮质激素,对症处理	加强兽医检验,屠宰牲畜时除净甲状腺
动物肝脏中毒	大量维生素A	潜伏期0.5~12小时,头痛、恶心、呕吐、腹部不适,皮肤潮红、脱皮等	对症处理	含大量维生素A的动物肝脏不宜过量食用
有毒蜂蜜中毒	生物碱	潜伏期1~2天,口干、舌麻、恶心、呕吐、腹痛、头痛、心慌、肝大、肾区疼痛	输液、保肝、对症处理	加强蜂蜜检验、防止有毒蜂蜜进入市场

续表

名称	有毒成分	临床特点	急救处理	预防措施
发芽土豆中毒	龙葵素	潜伏期数分钟至数小时,咽部瘙痒、发干、胃部烧灼、恶心、呕吐、腹痛、腹泻、头晕、耳鸣、瞳孔散大	催吐、洗胃、对症处理	土豆贮存干燥阴凉处,食前挖去芽眼、削皮、烹调时加醋
四季豆扁豆中毒	皂素、植物血凝素	潜伏期1~5小时,恶心、呕吐、腹痛、腹泻、头晕、出冷汗	对症处理	煮熟、煮透至失去原有的绿色
苦杏仁、木薯等中毒	氰苷	潜伏期1~9小时,苦涩、流涎、头晕、头痛、恶心、呕吐、心悸、四肢无力、胸闷、呼吸困难等	催吐、导泻、解毒治疗、对症治疗	勿食苦杏仁,木薯去皮、蒸煮
鲜黄花菜中毒	类秋水仙碱	潜伏期0.5~4小时,呕吐、腹泻、头晕、头痛、口渴、咽干等	洗胃、对症处理	鲜黄花菜需用水浸泡或用开水烫后弃水炒熟后食用
白果中毒	银杏酸、银杏酚	潜伏期1~12小时,呕吐、腹泻、头痛、恐惧感、惊叫、抽搐、昏迷,甚至死亡	催吐、洗胃、灌肠、对症处理	白果去皮加水煮熟后弃水食用

(三) 化学性食物中毒

化学性食物中毒主要是指一些有毒的金属、非金属及其化合物、农药和亚硝酸盐等化学物质污染食物而引起的食物中毒。在我国,化学性食物中毒较微生物引起中毒的发生起数少,但病死率高。

1. 发生化学性食物中毒的原因

(1) 食品被有毒有害化学物质污染:这是引起化学性食物中毒的主要原因。污染食品的有害化学物质主要有:金属及其化合物、农药、兽药、工业用有毒物质。近年来,随着化学工业迅速发展,毒物品种不断增加。大多数引起食物中毒的化学物质具有在体内溶解度高,易被胃肠道或口腔黏膜吸收的特点。

(2) 误食:用农药拌过的粮种,将砷化物、亚硝酸盐误当食盐食用,误将钡盐当明矾使用。

(3) 添加剂使用不当:添加了过量的、非食品级的、伪造的或禁止食用的食品添加剂的食品。

(4) 意外事故:生产操作事故使化学毒物混入食品中。

2. 化学性食物中毒的流行病学特点

(1) 季节性:发病无明显的季节性,一年四季均有发生。

(2) 地区性:发病无地域性,但农村的发病率与病死率相对高于城镇,且多发生在家庭。

(3) 中毒食物:植物性食物中的果蔬类食品在化学性食物中毒中多见,其次是动物性食物。

(4) 潜伏期:潜伏期短,人与人之间无传染性。

3. 亚硝酸盐中毒 指食用了含硝酸盐及亚硝酸盐的蔬菜或误食亚硝酸盐后引起的一种高铁血红蛋白血症,也称肠源性青紫症。也可因胃肠功能紊乱时,胃肠道内硝酸盐还原菌大量繁殖,食入富含硝

考点提示

亚硝酸盐中毒的原因、临床表现、防治

酸盐的蔬菜,则硝酸盐在体内还原成亚硝酸盐,引起亚硝酸盐中毒。

(1) 引起中毒的原因:

1) 误食:亚硝酸盐从外观上看与食盐相似,因此容易误将亚硝酸盐当作食盐食用而引起中毒。

2) 食品添加剂滥用中毒:在肉类食品加工中硝酸盐或亚硝酸盐可作为肉或鱼制品护色剂,使肉鱼烹调后仍呈红色。过量使用,可引起食物中毒。

3) 食用含有大量硝酸盐、亚硝酸盐的蔬菜而引起中毒:蔬菜贮存过久、腐烂、煮熟后放置过久及刚腌制不久的蔬菜可能含有大量硝酸盐、亚硝酸盐,食用后可引起中毒。一些蔬菜,如菠菜、大白菜、甘蓝、韭菜、芹菜、甜菜等含有大量硝酸盐,若存放于温度较高处,在硝酸盐还原酶的作用下可还原成亚硝酸盐。

4) 饮用含硝酸盐较多的井水(亦称苦井水):个别地区的井水含硝酸盐较多,用这种水煮饭,如存放过久,硝酸盐在细菌的作用下可被还原成亚硝酸盐,食用后可引起中毒。

(2) 流行病学特点:亚硝酸盐食物中毒全年均有发生。多数由于误将亚硝酸盐当作食盐食用而引起食物中毒,也有食入含有大量硝酸盐、亚硝酸盐的蔬菜而引起的食物中毒。中毒多发生在农村或集体食堂。

(3) 临床表现:亚硝酸盐中毒发病急速,潜伏期一般为 1~3 小时,短者 10 分钟,大量食用蔬菜引起的中毒潜伏期可长达 20 小时。

中毒的主要症状为口唇、指甲以及全身皮肤出现青紫等组织缺氧表现。患者自觉症状有头晕、头痛、无力、乏力、胸闷、心率快、嗜睡或烦躁不安、呼吸急促,并有恶心、呕吐、腹痛、腹泻,严重者昏迷、惊厥、大小便失禁,可因呼吸衰竭导致死亡。

(4) 急救与治疗原则:轻症一般不需治疗,重症要及时抢救。具体措施是:①采用催吐、洗胃等办法,尽快将胃肠道还没有吸收的亚硝酸盐排出体外;②及时应用特效解毒剂亚甲蓝,同时补充大剂量维生素 C 辅助解毒,应特别注意亚甲蓝用量一定要准确,不得过量,否则会加重病情;③采用对症治疗。

(5) 预防原则:加强对化学性食物中毒的宣传教育,强化化学品管理,培养良好的生活卫生习惯。具体措施包括:①加强对集体食堂的管理,将亚硝酸盐和食盐分开贮存,避免误食;②肉类食品企业要严格按国家标准规定添加硝酸盐和亚硝酸盐,肉制品中硝酸盐不得超过 0.15g/kg,最终残留量不得超过 20mg/kg;③保持蔬菜的新鲜,勿食存放过久或变质的蔬菜;④腌菜时所加盐的含量应达到 12% 以上,至少需腌制 15 天以上再食用;⑤尽量不用苦井水煮饭,不得不用时,应避免用长时间保温后的水煮饭菜。

4. 有机磷农药中毒 有机磷农药种类很多,根据其毒性强弱分为高毒、中毒、低毒三类。我国目前常用有机磷农药高毒类有对硫磷(1605)、内吸磷(1059)、甲拌磷(3911)、乙拌磷、硫特普、磷胺;中毒类有敌敌畏、甲基对硫磷(甲基 1065)、甲基内吸磷(甲基 1059,4044);低毒类有敌百虫、乐果、马拉硫磷(4049,马拉松)、二溴磷、杀螟松(杀螟硫磷)。高毒类有机磷农药少量接触即可中毒,低毒类有机磷农药大量进入体内亦可发生危害。人体对有机磷农药的中毒量、致死量差异很大。有机磷农药可由消化道、皮肤、呼吸道进入机体,但经消化道进入的中毒症状重、发病急;如果吸入大量有机磷农药,可在 5 分钟内发病,迅速致死。

有机磷农药在酸性溶液中较稳定,在碱性溶液中易分解失去毒性,故绝大多数有机磷农药与碱性物质,如肥皂、碱水、苏打水接触时可被分解破坏,但敌百虫例外,其遇碱可生成毒性更大的敌敌畏。

（1）引起中毒的原因：①误食农药拌过的种子或误将有机磷农药当作酱油或食用油而食用，或将盛装过农药的容器再盛装油、酒以及其他食物等引起中毒；②喷洒农药不久的瓜果、蔬菜、未经安全间隔期即采摘食用，可造成中毒；③误食被农药毒杀的家禽家畜。

（2）流行特点

1）地区性：有机磷农药是我国生产使用最多的一类农药。我国目前食物中有机磷农药残留相当普遍，南方比北方严重。

2）季节性：夏秋季高于冬春季。夏秋季节害虫繁殖快，农药使用量大，污染严重。

3）中毒食品：污染的食物以水果和蔬菜为主，尤其是叶菜类。

（3）临床表现：潜伏期一般在 2 小时以内，误服农药纯品者可立即发病。根据中毒症状的轻重可将急性中毒分为三度。

1）轻度中毒：表现为头疼、头晕、恶心、呕吐、多汗、流涎、胸闷无力、视物模糊等，瞳孔可能缩小。全血中胆碱酯酶活力在 50%~70%。

2）中度中毒：除上述症状外，出现肌束震颤、轻度呼吸困难、瞳孔明显缩小、血压升高、意识轻度障碍，全血中胆碱酯酶活力在 30%~50%。

3）重度中毒：瞳孔缩小如针尖大，呼吸极度困难、出现青紫、肺水肿、抽搐、昏迷、呼吸衰竭、大小便失禁等，少数患者出现脑水肿。全血胆碱酯酶活力一般在 30% 以下。

上述症状中以瞳孔缩小、肌束震颤、血压升高、肺水肿、多汗为主要特点。

需要特别注意的是某些有机磷农药，如马拉硫磷、敌百虫、对硫磷等有迟发性神经毒性，即在急性中毒后的第 2~3 周产生神经症状，主要表现为下肢软弱无力、运动失调及神经麻痹等。

（4）急救与治疗原则：①迅速排出毒物：迅速给予中毒者催吐、洗胃，必须反复、多次洗胃，直至洗出液中无有机磷农药臭味为止；洗胃液一般可用 2% 苏打水或清水，但误服敌百虫者不能用苏打水等碱性溶液，可用 1∶5000 高锰酸钾溶液或 1% 氯化钠溶液；但对硫磷、内吸磷、甲拌磷及乐果等中毒时不能用高锰酸钾溶液，以免这类农药被氧化而增强毒性。②应用特效解毒药：轻度中毒者可单独给予阿托品，以拮抗乙酰胆碱对副交感神经的作用，解除支气管痉挛，防止肺水肿和呼吸衰竭；中度或重度中毒者需要阿托品和胆碱酯酶复能剂（如解磷定、氯磷定）两者并用。③对症治疗：保持呼吸道通畅，维持心肺功能。

（5）预防措施：在遵守《农药安全使用标准》的基础上应特别注意以下几点：①有机磷农药必须由专人保管，必须有固定的专用贮存场所，其周围不得存放食品；②喷药及拌种用的容器应专用，配药及拌种的操作地点应远离畜圈、饮水源和瓜菜地，以防污染；③喷洒农药必须穿工作服，戴手套、口罩，并在上风向喷洒，喷药后须用肥皂洗净手、脸，方可吸烟、饮水和进食；④喷洒农药及收获瓜、果、蔬菜，必须遵守安全间隔期；⑤禁止食用因有机磷农药致死的各种畜禽；⑥禁止孕妇、乳母参加喷药工作。

（四）真菌毒素和霉变食品食物中毒

真菌毒素和霉变食品食物中毒是由于食入含有产毒霉菌产生的大量霉菌毒素的食物所引起的食物中毒。中毒的食品主要是粮谷类、甘蔗等富含糖类，水分含量适宜霉菌生长及产毒的食品。除黄曲霉毒素中毒外，常见的还有：赤霉病麦食物中毒、黄变米和黄粒米毒素中毒、霉变甘蔗中毒、霉变甘薯中毒等。

1. **赤霉病麦食物中毒** 赤霉病麦食物中毒是真菌性食物中毒的一种，在我国长江中、下游地区较为多见，东北和华北地区也有发生，是由于误食赤霉病麦等引起的以呕吐为主要症状的急性中毒。赤霉病麦是被镰刀菌感染的麦子所致,其中毒的毒素为赤霉病麦毒素,包含多种毒性成分,毒素对热稳定,一般烹调不能去毒。进食量越多发病率越高,发病程度越重。

2. 霉变甘蔗中毒　霉变甘蔗中污染的霉菌为甘蔗节菱孢霉,其所产生的 3- 硝基丙酸毒素是一种神经毒物质,主要损害中枢神经系统。病死率较高。

三、食物中毒现场处理

食物中毒是最常见的食品安全事故之一。因此,食物中毒的调查处理应按照《中华人民共和国突发事件应对法》、《中华人民共和国食品安全法》、《中华人民共和国食品安全法实施条例》、《突发公共卫生事件应急条例》、《国家突发公共事件总体应急预案》、《国家食品安全事故应急预案》等要求进行。

(一) 食物中毒现场调查的主要目的

(1) 查明食物中毒暴发事件发病原因,明确是否是食物中毒。

(2) 查清食物中毒发生的原因和条件,并采取相应的控制措施防止蔓延。

(3) 为患者的急救治疗提供依据,并对已采取的急救措施给予补充或纠正。

(4) 积累食物中毒资料,分析中毒发生的特点、规律,制定有效措施以减少和控制类似食物中毒事件的发生。

(5) 收集对违法者实施处罚的证据。

(二) 食物中毒的现场处理

发生食物中毒或疑似食物中毒事故时,卫生行政部门应按照《食物中毒事故处理办法》、《食物中毒诊断标准及技术处理总则》、《食品安全事故流行病学调查工作规范》等的要求,及时组织和开展对患者的紧急抢救、现场调查和对可疑食品的控制、处理等工作,同时注意收集与食物中毒事故有关的证据。

1. 食物中毒的调查步骤和内容　接到食物中毒报告后,应立即指派 2 名以上食品卫生专业人员赴现场调查,对涉及面广、事故等级较高的食物中毒,应成立由 3 名以上调查员组成的流行病学调查组。调查应包括:现场卫生学和流行病学调查、样品的采集和检验、取证。

(1) 现场卫生学和流行病学调查:包括对患者和同餐进食者的调查,对可疑食品加工现场的卫生学调查。应尽可能采样进行现场快速检验,根据初步调查结果提出可能的发病原因、防控及救治措施。

1) 了解发病情况:调查患者和进食者,内容包括各种临床症状、体征及诊治情况,应详细记录其主诉症状、发病经过、呕吐和排泄物的性状、可疑餐次(无可疑餐次时应调查发病前72 小时的进餐情况)的时间和食用量等信息。

通过对患者的调查,应确定发病人数、共同进食的食品,可疑食物进食者的人数范围及其去向,临床表现及其共同点(包括潜伏期、临床症状、体征),掌握用药情况和治疗效果,并提出进一步的救治和控制措施建议。

2) 对可疑中毒食物及其加工过程调查:追踪可疑中毒食物的来源、食物制作单位或个人。对可疑食物的原料及其质量、加工烹调方法、加热温度和时间、用具和容器的清洁度、食品贮存的条件和时间、加工过程是否存在直接或间接的交叉污染、进食前是否再加热等情况进行详细的记录。必要时进行照相、录像、录音等取证。

3) 对食品从业人员健康状况调查:疑为细菌性食物中毒时,应对可疑中毒食物的制作

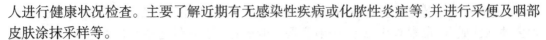

人进行健康状况检查。主要了解近期有无感染性疾病或化脓性炎症等,并进行采便及咽部皮肤涂抹采样等。

(2) 样品的采集和检验

1) 样品的采集:①食物样品采集:尽量采集剩余可疑食物,无剩余可疑食物时,可采用灭菌生理盐水洗刷可疑食物的包装材料或容器后的洗液,必要时还可采集可疑食物的半成品或原料。②可疑中毒食物制售环节的采样:应对可疑中毒食品生产过程中使用的容器、工具(包括冰箱)等进行棉拭子采样。③患者呕吐物和粪便的采集:采集患者吐泻物应在患者服药前进行,无吐泻物时,可取洗胃液或涂抹被吐泻物污染的物。④血、尿样采集:疑似细菌性食物中毒或发热患者,应采集患者急性期(3 天内)和恢复期(2 周左右)静脉血各 3ml,同时采集正常人血样作对照。⑤从业人员可能带菌样品的采集:使用采便管采集从业人员大便(不宜留便);对患有呼吸道感染或化脓性皮肤病的从业人员应对其咽部或皮肤病灶处进行涂抹采样。⑥采样数量:对发病规模较大的中毒事件,一般至少应采集 10~20 名具有典型症状患者的相关样品,同时采集部分具有相同进食史但未发病者的同类样品作为对照。

2) 样品的检验:样品应避免污染、尽快送检,不能及时送样时应将样品进行冷藏保存。

(3) 取证:调查人员在食物中毒调查的整个过程中必须注意取证的科学性、客观性、法律性,并充分利用录音机、录像机、照相机等手段,客观地记录与当事人的谈话及现场的卫生状况。在对有关人员进行询问和交谈时,必须做好个案调查记录并经调查者复阅签字认可。

2. 食物中毒事件的现场处理 食物中毒或疑似食物中毒发生后,面临着对患者、单位、食品、现场和责任的处理问题,进行各项处理的目的一方面是防止所造成的危害进一步扩大,另一方面也是为了预防今

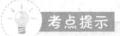
考点提示

食物中毒现场处理

后类似食物中毒的发生,是一项技术性和政策性很强的工作,处理原则包括以下几个方面:

(1) 对患者的处理:对患者要采取紧急处理,并及时报告当地卫生行政部门,具体的处理包括:①停止食用有毒食品;②采集患者的标本,以备送检;③对患者的急救治疗,主要包括急救(催吐、洗胃和灌肠)、对症治疗和特殊治疗。

(2) 对有毒食品的处理:无论有毒食品多或少,其处理包括:①保护现场、封存有毒食品或疑似有毒食品;②追回已售出的有毒食品或疑似有毒食品;③对有毒食品进行无害化处理或销毁。

(3) 对中毒场所的处理:要根据不同的有毒食品,对中毒场所采取相应的消毒措施。处理主要包括:①接触过有毒食品的炊具、食具、容器和设备等,应予煮沸或蒸汽消毒,或用热碱水、0.2%~0.5% 漂白粉溶液浸泡擦洗;②对患者的排泄物用 20% 石灰乳或漂白粉溶液消毒;③中毒环境现场,在必要时进行室内外彻底的卫生清理,以 0.5% 漂白粉溶液冲刷地面。属于化学性食物中毒,对包装有毒化学物质的容器应销毁或改作非食用用具。

(4) 对责任单位和责任人的处理:发生食物中毒,尤其是造成重大人员伤残或死亡的食物中毒,要依据食品安全法和其他有关法律法规,制作执法文书,追究违法行为责任单位和责任人的法律责任。

(5) 依法对食物中毒事件及其处理情况进行发布,对可能产生的危害加以解释和说明。

(6) 调查工作结束后,应及时撰写食物中毒调查总结报告,并按规定上报有关部门,同时作为档案留存备查。调查报告的内容为发病经过、临床和流行病学特点、患者救治和预后情况、控制和预防措施,以及处理结果和效果评估等。

第二节 转基因食品与食品安全

基因工程技术自20世纪70年代产生,至今虽只有几十年时间,但从研究开发新技术到实际生产应用已得到了迅速发展,世界上第一种转基因食品是1993年投入美国市场的番茄。转基因食品具有产量高、品质优、抗病性好等优点,正日益受到许多国家的重视。但是,作为一类新食品资源,其食品安全问题和环境安全问题仍需进行深入研究,对转基因食品安全与安全管理的研究和立法也在不断完善。

一、转基因食品的概念

转基因指的是运用科学手段从某种生物中提取所需基因,将其转入另一种生物中,使之与另一种生物的基因进行基因重组,从而产生特定的具有优良遗传形状的物质。

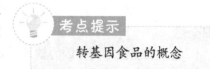

考点提示
转基因食品的概念

转基因食品是利用分子生物学技术,将某些生物的基因转移到其他物种中去,改造生物的遗传物质,使其在性状、营养品质、消费品质方面向人类所需要的目标转变,以转基因生物为直接食品或为原料加工生产的食品。

二、转基因食品的种类

1. 植物性转基因食品 转基因植物在世界范围内广泛种植。美国、阿根廷、加拿大为全世界种植转基因作物最多的国家。我国主要种植的有番茄、玉米、大豆、甜菜等。番茄是第一种植物性转基因食品。番茄是一种营养价值很高的果蔬,但是不易储藏,利用基因工程的方法控制番茄的衰老激素乙烯合成的酶基因表达,番茄就不容易变软和腐烂。

2. 动物性转基因食品 现在已经能够在牛体内转入人的基因,牛长大后产生的牛乳中含有基因药物,提取后可用于人类病症的治疗。还有的是在猪的基因组中转入人的生长素基因,使得猪的生长速度加快1倍,猪肉质量大大提高,现在澳大利亚人已经在食用这种转基因猪肉。

3. 转基因微生物食品 此类微生物比较容易培养,能够大大降低生产成本。例如,生产奶酪的凝乳酶,以往只能从杀死的小牛的胃中才能取出,现在利用转基因微生物已经能够使凝乳酶在体外大量产生,避免小牛的无辜死亡,也降低了生产成本。

4. 转基因特殊食品 科学家利用生物遗传工程,把一些普通的蔬菜通过转基因方式培育成能够防病的蔬菜,使蔬菜等食品的经济价值大大提高。我们在食用这些蔬菜时,不仅能够饱腹,还能够预防某些疾病,例如能够预防霍乱的苜蓿,是利用基因生物遗传工程,将霍乱抗原引入苜蓿,食用这种苜蓿可激发人体对霍乱的免疫能力。

三、转基因食品的优点

农作物因经常受到病虫害、干旱等因素的影响而导致用药、减产等后果,转基因作物能够很好地解决这个问题,不仅如此,还可提高营养价值,如将蛋白基因转入小麦种植中,可提高小麦的蛋白质含量。转基因食品有产量高、营养价值高、能预防疾病等优点,从食品安全、生态环境、生活需求等方面,转基因食品具有下面一些优势:

(1) 种植转基因作物能够减少农药的使用,减少成本的同时也保护环境。

(2) 转基因食品一般不受季节、气候的影响,能够让人们一年四季都能吃到各种各样的蔬菜。

(3) 转基因食品产量高、质量上乘,能够解决世界范围内的粮食短缺问题。

(4) 转基因食品的成本比较低,能够降低售价。

(5) 转基因食品种类多,提高了人们的生活质量。

四、转基因食品的安全性

由于转基因食品的优势明显,未来会有更多的转基因食品出现在人们的生活中,转基因食品的安全性问题一直被人们所关注。应当正确认识转基因食品,用科学的眼光去对待它。目前对转基因作物的安全性主要从两个方面进行评价:一方面是食品安全性,另一方面是环境安全性。

1. 食品安全性方面 因为缺乏了解,人们担心转基因食品的安全性。因此人们有以下几个疑问,有些转基因食品的基因来源于不可食用的植物,这是否会影响健康? 转基因食品是否存在营养物质的失衡? 转基因食品是否会致病? 科学家们需要对此作出深入的研究。

(1) 转基因作物可能产生新毒素和过敏原:例如,已经发现一种基因工程大豆会引起严重的过敏反应,1989 年,日本昭和电工公司利用遗传工程改良微生物生产的色氨酸,上市后引起 37 人死亡,1500 人致残,在社会上引起了强烈反响。

(2) 转基因可能会引起生物的代谢发生变化,造成该生物营养成分的改变。

(3) 转基因作物中的毒素可引起人类急、慢性中毒或致癌作用等。

(4) 人类食用了转基因食品后可能会对抗生素产生抵抗作用。

2. 环境安全性方面 环境是一个有机整体,环境的失衡会导致生物的衰退甚至灭绝。种植转基因作物和畜养转基因动物可能会对环境产生威胁,破坏生态平衡,使生物多样性受到破坏。如果转基因动、植物在自然界中无序繁衍,人们将难以控制,因此对转基因食品应该持谨慎态度。

(1) 转基因作物有演变成农田杂草的可能性。

(2) 基因有漂移到近缘野生物种的可能性。

(3) 对整个生物种群的影响。

五、转基因食品的安全管理

从世界范围看,转基因食品并不是随意推向市场的,国内外对转基因食品管理主要包括食用安全性评估和标识管理。我国对转基因产品管理和监控是有法可依的,1996 年农业部发布了《农业生物基因工程安全管理实施办法》,2001 年国务院发布了《农业转基因生物安全管理条例》,2002 年农业部发布了《农业转基因生物安全评价管理办法》,规定了从事农业转基因生物的研究、试验、生产、加工、经营和进口、出口活动需要进行安全评价,划分了四个安全等级,包括安全等级Ⅰ:尚不存在危险;安全等级Ⅱ:具有低度危险;安全等级Ⅲ:具有中度危险;安全等级Ⅳ:具有高度危险。2002 年农业部颁发《农业转基因生物进口安全管理办法》,对进口转基因生物在用于研究和实验、生产、加工原料作出相应的管理规定。

我国具备检测转基因食品的先进技术,并对转基因食品的进口、销售实行严格监管,转基因食品安全有严格保障。在产品上标明转基因食品标志有利于消费者自行选择转基因产品或非转基因产品。

六、转基因食品的科学辨识

欧洲是最早为转基因食品采取标识制度的地区,1997年欧盟发布《新种食物指令》,要求各成员国监管食物销售(特别针对各类转基因或含转基因成分食物)及实行标识制度。

2001年11月28日,欧盟15国制定了新的转基因食品法规。根据新法规,凡含有0.9%以上转基因DNA或蛋白质的农作物或食品,在市场销售时,必须要贴"GMO"(转基因)字样的标签。

拉美的墨西哥和巴西由于对"美国的转基因玉米、大豆种子"的安全性持谨慎态度,在2000年通过了标识法。2001年,亚太地区的日本、韩国、菲律宾、印度尼西亚、沙特阿拉伯、斯里兰卡、新西兰也相继颁布了自己的标识法规。我国首批列入需标的农业转基因生物有5类17种。2002年农业部发布《农业转基因生物标识管理办法》对标识列出三个具体要求:

(1) 转基因动植物(含种子、种畜禽、水产苗种)和微生物,转基因动植物、微生物产品,含有转基因动植物、微生物或者其产品成分的种子、种畜禽、水产苗种、农药、兽药、肥料和添加剂等产品,直接标注"转基因××"。

(2) 转基因农产品的直接加工品,标注为"转基因××加工品(制成品)"或者"加工原料为转基因××"。

(3) 用农业转基因生物或用含有农业转基因生物成分的产品加工制成的产品,但最终销售产品中已不再含有或检测不出转基因成分的产品,标注为"本产品为转基因××加工制成,但本产品中已不再含有转基因成分"或者标注为"本产品加工原料中有转基因××,但本产品中已不再含有转基因成分"。

第三节 食品添加剂及食品安全

在食品工业中,食品添加剂是不可或缺的组成部分,在调节色香味等方面起着重要作用。近年来我国食品添加剂引发的食品安全问题层出不穷,2012年国家质检总局共抽查了北京、湖北、广东等16个省、直辖市134家企业生产的150种酱产品,共发现有6种产品不符合标准的规定,其中黄豆酱被检出甜蜜素含量超标。非法添加和过量添加是食品添加剂危害食品安全的主要原因。

一、食品添加剂的概念

食品添加剂是指为改善食品品质和色、香、味,以及为防腐、保鲜和加工工艺的需要而加入食品中的人工合成或者天然物质。

考点提示
食品添加剂的概念

营养强化剂、食品用香料、胶基糖果中基础剂物质、食品工业用加工助剂也包括在内。目前我国食品添加剂有23个类别,2000多个品种,包括酸度调节剂、抗结剂、消泡剂、抗氧化剂、漂白剂、膨松剂、着色剂、护色剂、酶制剂、增味剂、营养强化剂、防腐剂、甜味剂、增稠剂、香料等。需要注意的是,非法添加物不属于食品添加剂,如苏丹红、瘦肉精、吊白块、三聚氰胺、塑化剂等。

二、食品添加剂的分类

食品添加剂按其原料和生产方法可以分为人工合成食品添加剂和天然食品添加剂。一般说来除了人工合成的食品添加剂外,其余的都可以归为天然食品添加剂。

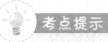

考点提示

食品添加剂的功能性分类

人工合成食品添加剂是指不能从自然界中直接获得,要通过化学合成等方式生产的一类食品添加剂,如山梨酸、苯甲酸、甜蜜素、合成色素等。天然食品添加剂主要来自植物、动物、酶法生产和微生物菌体生产,如天然色素等。

世界各国没有统一的食品添加剂分类标准,我国是按食品添加剂主要功能和用途进行分类,共分为酸度调节剂、着色剂、乳化剂、防腐剂、甜味剂、抗氧化剂等 23 类。

1. 防腐剂 防腐剂是抑制微生物活动,使食品在生产、运输、储藏和销售过程中减少因腐败而造成经济损失的添加剂。在我国允许使用的主要有山梨酸钾及其盐类、对羟基苯甲酸脂、丙酸及其盐类。

2. 酸度调节剂 为了得到色香味俱佳的食品,离不开食品调味剂。酸味剂也称酸度调节剂,在食品中添加酸味剂,可以给人爽快的刺激,起增进食欲的作用,并有一定的防腐作用。酸度调节剂一般分为无机酸和有机酸。食品中常用的无机酸是磷酸,常用的有机酸有:醋酸、柠檬酸、酒酸、苹果酸、抗坏血酸、乳酸、葡萄糖酸等。柠檬酸是功能最多,用途最广的酸味剂。磷酸在饮料工业中可以代替柠檬酸和苹果酸,特别是在不宜使用柠檬酸的非水果型饮料中作酸味剂,不但用量少,而且价格低廉。

3. 增味剂 也称为鲜味剂或呈味剂。主要是增强食品风味,使之呈现鲜味感的一些物质。味精是人们最常用的增味剂,主要成分是 L- 谷氨酸钠。

4. 甜味剂 甜味剂是指能赋予食品甜味的调味剂。常用的有糖精钠、甜蜜素、阿斯巴甜、安赛蜜等。在等甜条件下,甜味剂的价格比蔗糖便宜,故应用广泛。

5. 着色剂 着色剂又称食用色素。在现代食品工业中是装点食品的重要添加剂。我国允许使用的食用合成色素均已列入 GB2760-1996 中,共有 13 个品种,它们是:苋菜红及苋菜红铝沉淀、日落黄、亮蓝等。1994 年我国正式宣布中国食品添加剂发展方向是"天然、营养、多功能"。到目前为止,我国政府批准允许使用的 60 种食用着色剂中,有 47 种是天然色素。

6. 乳化剂 食品乳化剂是食品加工中使互不相溶的液体(加油和水)形成稳定乳浊液的添加剂。在食品添加剂中乳化剂用量约占 1/2,是食品工业中用量最大的添加剂。常用的是大豆磷脂和脂肪酸多元醇酯及其衍生物。

7. 护色剂 护色剂又称发色剂,是能与肉及肉制品中呈色物质作用,使之在食品加工、保藏等过程中不致分解、破坏,呈现良好色泽的物质。我国批准许可使用的护色剂为硝酸钠和亚硝酸钠。国外尚许可硝酸钾和亚硝酸钾。在果汁中使用的护色剂有抗坏血酸、异抗坏血酸、柠檬酸;亚硫酸钠、亚硫酸氢钠多用于酒类生产中。

8. 漂白剂 漂白剂是破坏、抑制食品的发色因素,使其退色或使食品免于褐变的物质。二氧化硫、焦亚硫酸钾用做漂白剂时要监控二氧化硫的残留量。

三、食品添加剂使用的原则

目前,国内外对待食品添加剂均持严格管理、加强评价和限制使用的态度。我国《食品安全国家标准 食品添加剂使用标准》(GB2760-2011)规定,食品添加剂使用时应符合以下基本要求:①不应对人体产生任何健康危害;②不应掩盖食品腐败变质;③不应掩盖食品本身或加工过程中的质量缺陷或以掺杂、掺假、伪造为目的而使用食品添加剂;④不应降低食品本身的营养价值;⑤在达到预期目的的前提下尽可能降低在食品中的使用量。同时还规定,在下列情况下允许使用食品添加剂:①保持或提高食品本身的营养价值;②作为某些特殊膳食用食品的必要配料或成分;③提高食品的质量和稳定性,改进其感观特性;④便于食品的生产、加工、包装、运输或者贮藏。

四、食品添加剂的科学使用

食品添加剂在食品工业中占有重要地位,由于食品添加剂品种繁多,销量大,变化迅速,日新月异,因此有关其安全性问题备受关注。近年来,国际、国内食品安全事件不断发生,引起消费者的极大不安,我国的食品安全形式也不容乐观,对食品添加剂的管理和控制也应该更加严格。

目前我国食品添加剂在生产环节使用中存在的主要问题是:非法添加非食用物质;超范围使用食品添加剂;超量使用食品添加剂;使用假冒伪劣或过期的食品添加剂。为了保证食品质量和安全,我国已正式实施食品质量安全准入制度,这对于加强从源头管理,规范市场将起到很大的作用,也将对合法使用食品添加剂起到促进作用。针对食品添加剂使用中暴露的问题和产生的原因,建议采取以下措施:

(1) 完善立法,加大惩罚力度,保证我国食品安全。
(2) 完善食品添加剂管理法规和标准体系,建立现代化信息平台。
(3) 加强对中小城市问题食品的质量监督,加强舆论监督。
(4) 加强检验方法的研究和普及,开展危险性评估。
(5) 加强对食品添加剂相关法规的宣传,科学知识的普及。
(6) 加强对食品行业,特别是传统食品行业健康发展的指导。

第四节 食品中农药残留与食品安全

全世界由于病、虫、草、鼠害而损失的农作物收获量相当于潜在收获量的1/3,农药的重要作用是防治病、虫、草、鼠害,调节农作物生长。一旦停止用药,一年后将减少收成25%~40%(与正常用药相比)。据估算,我国使用农药,平均每年可挽回粮食2500万吨、棉花40万吨、蔬菜800万吨、果品330万吨,减少经济损失约300亿元。但是,大量农药的使用也带来了很多问题,由于使用农药的不规范造成农药在食品中残留,危害人们的健康;有些农药的分解周期很长,可长时间地残留于土壤、水源中,如六六六、滴滴涕已被禁用了40多年,但是目前仍然有被检出的报道。

一、农药的分类

农药是指用于预防、消灭或者控制危害农业、林业的病、虫、草和其他有害生物以及有目的地调节植物、昆虫生长的化学合成或者来源于生物、其他天然物质的一种物质或者几种物质的混合物及其制剂。目前在世界各国注册的农药有1500余种,其中常用500多种。我国有农药原药250种和800多种制剂,原药的年总产量近40万吨,居世界第二位。年使用农药约100万吨,居世界首位。

(一)按来源分类

根据农药的来源及化学性质可分为:有机农药、生物农药和矿物源农药。

1. 有机农药　如有机氯、有机磷、氨基甲酸酯、拟除虫菊酯等。

2. 生物农药　包括微生物农药、动物源农药和植物农药三类。目前,我国常用的生物农药有苏云金杆菌杀虫剂、农用抗生素制剂(如井冈霉素)等。

3. 矿物源农药　这类农药的有效成分起源于矿物的无机化合物和石油类农药,包括硫制剂、铜制剂和矿物油乳剂等。

(二)按用途分类

1. 杀虫剂　主要用来防治农林、卫生、贮粮及畜牧等方面的害虫,是农药中发展最快、用量最大、品种最多的一类农药。如亚砷酸、鱼藤、机油、三氯杀虫酯、久效磷、敌百虫、西维因、克百威、氯氰菊酯、杀螟丹等。

2. 杀螨剂　主要用来防治危害植物的螨类药剂,常被列入杀虫剂。如有机氯杀螨剂、有机磷杀螨剂、哒螨灵、三唑锡等。

3. 杀菌剂　对植物体内的真菌、细菌或病毒等具有杀灭或抑制作用,用以预防或防治作物的各种病害的药剂,称为杀菌剂。如硫铜、石硫合剂、有机汞、有机磷、氨基甲酸酯类杀菌剂、井冈霉素、春雷霉素、链霉素等。

4. 杀线虫剂　指用来防治植物病原线虫的一类农药,施用方法多以土壤处理为主,如嗅氯丙烷等;有些杀虫剂也兼有杀线虫的作用。

5. 除草剂　用以消灭或控制杂草生长的农药,称为除草剂,亦称除莠剂。可从作用方式、施药部位、使用方法、化合物来源等方面分类。如百草枯、草甘膦等、敌稗、乙草胺、丁草胺、拿埔净、西玛津、茅草枯等。

6. 杀鼠剂　杀鼠剂是用于防治鼠害的一类农药。如磷化锌、敌鼠钠盐、安妥、大隆等。

7. 植物生长调节剂　指人工合成或天然的具有天然植物激素活性的物质。植物生长调节剂种类繁多,其结构、生理效应和用途也各异。吲哚乙酸、赤霉酸、6-苄基腺嘌呤、乙烯释放剂、生长素传导抑制剂、吲哚丁酸等。

二、农药残留的概念

农药残留是指农药使用后一个时期内没有被分解而残留于生物体、收获物、土壤、水体、大气中的微量农药原体、有毒代谢物、降解物和杂质的总称。目前食品中农药残留已成为全球性的共性问题和一些国际贸易纠纷的起因,是当前我国农产品出口的重要限制因素之一。

按照农药的残留特性和在环境中的半衰期可将其分为高残留农药、中等残留农药和低残留农药。

三、食品中农药残留的来源

自从人类大量使用化学农药以后,各种农副产品(指各种农作物产品及畜禽鱼奶蛋类)的农药残留问题越来越突出,对人体健康带来了直接或间接的危害,农药残留来源主要有以下五个方面:

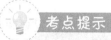

考点提示

食品中农药残留的来源及危害

1. **喷洒作物** 农药直接喷洒于农作物的茎、叶、花和果实表面,部分农药被作物吸收进入植株内部,以皮、壳、根茎残留多。

2. **植物根部吸收** 喷洒农药后有 40%~60% 的农药降落在土壤中,土壤中农药可通过植物的根系吸收转移至植物组织内部和食物中,尤其是根系发达的植物吸收的农药更多。

3. **空中随雨雪降落** 喷洒农药后,有一小部分农药以极细的微粒漂浮于大气中,造成食品的污染。

4. **食物链生物富集** 农药对水体造成污染后,使水生生物长期生活在低浓度的农药中。水生生物吸收农药,通过食物链可逐级浓缩,最后在人体内达到相当浓度,对人体造成危害。

5. **运输和贮存中混放** 食品在运输中由于运输工具装运过农药后未予清洗,或者食品与农药混运,可引起农药对食品的污染。食品在贮存中与农药混放,尤其是粮仓中使用的熏蒸剂没有按规定存放,也可导致污染。

四、食品中农药残留的危害

农药的毒性分为急性毒性、慢性毒性和特殊毒性。农药危害主要表现为:具有遗传毒性,易致畸胎等;具有潜在的致癌性;危害神经中枢,致急性中毒;改变肝、肾等器官的正常生理功能,引起病变。世界卫生组织公布,全球每年有 400 多万人农药中毒,其中 30 万人死亡。中国每年因农药中毒的有 10 万人,致死率高达 20%。

(一) 急性毒性

常因食用喷洒了高毒农药不久的蔬菜和水果,或者食用因农药中毒而死亡的畜禽肉和水产品而引起。如甲胺磷,一种内吸性很强、兼有触杀和胃毒作用的有机磷杀虫剂,短期内大量接触(口服、吸入、皮肤、黏膜)引起急性中毒。2008 年我国决定停止甲胺磷、对硫磷、甲基对硫磷、久效磷、磷胺五种高毒农药的生产、流通和使用。

(二) 慢性毒性

若长期食用农药残留量较高的食品,农药则会在人体内逐渐蓄积,最终导致机体生理功能发生变化,引起慢性中毒。如杀虫脒是一种高效广谱有机氮农业杀虫药和杀螨药,对有机磷、有机氯和氨基甲酸酯类杀虫药有抗药性的虫类均有效。杀虫脒慢性中毒的动物可出现体重下降,血细胞比容、血红蛋白和红细胞计数下降,白细胞数增加等。

(三) 特殊毒性

进入人体的农药除了对人体产生急性毒性和慢性毒性外,还可致突变、致癌和致畸。具有潜在"三致"作用的农药有以下几种:

1. **杀虫剂** 涕灭威、双甲脒、氧化乐果、磷胺、灭螨猛、甲基内吸磷、久效磷等。

2. **杀菌剂** 苯菌灵、灭菌丹、氟菌唑等。

3. **除草剂** 甲草胺、西玛津等。

4. 植物生长调节剂 矮壮素、乙烯利等。

五、控制食品中农药残留的措施

控制食品中的农药残留,需要政府部门制定使用农药的相关的法律法规,技术部门给予技术的支持,农药的使用人员要按照要求规范使用。

1. 加强农药管理 按照《农药管理条例》、《农药登记毒理学试验方法》、《食品安全性毒理学评价程序》的规定加强农药的生产和管理。严格审批农药生产许可证,严格管理农药在生产、流通、使用的各个环节。

2. 合理安全使用农药 根据《农药安全使用准则》、《农药合理使用准则》、《绿色食品农药使用准则》,严格遵守政府公告中对农药禁用和限用的规定,掌握使用剂量、掌握用药的关键时期、掌握安全间隔期,可多选用高效、低毒、低残留农药。

3. 制定和完善农药残留限量标准 我国制定了食品中农药残留限量标准(GB2763-2014)以及相应的农药残留分析方法标准,但是农药使用种类的不断增加,以及毒理学资料缺少等情况,需要不断加强与完善农药限量及测定方法的标准制定;在食品卫生监督工作中加强对农药残留的检测,严格执行食品中农药残留的限量标准;开发出食品中农药残留的快速检测技术。

4. 对农药使用和销售者进行培训 农药的使用者和销售者要了解农药使用和销售的相关准则,如《农药安全使用准则》、《农药合理使用准则》,了解农药的基本性质,掌握农药的使用方法和使用原则。

5. 食品中农药残留的消除 通过食品的洗涤、浸泡、去壳、去皮、加热等处理过程均可大幅度消减食品中农药残留量。

第五节 安全食品的生产与规范

随着社会经济的发展和人民生活水平的提高,人们对食品质与量有了更多的需求,其中食品安全问题是人们关注的热点。安全食品主要包括无公害农产品、绿色食品和有机食品。

一、无公害农产品的生产与规范

(一) 无公害农产品的概念

无公害农产品指产地环境、生产过程、产品质量符合国家有关标准和规范的要求,经认证合格获得认证证书并允许使用无公害农产品标志的未经加工或初加工的食用农产品。

(二) 无公害农产品生产管理基本要求

根据无公害农产品的特点,对其生产管理有以下基本要求。

(1) 生产过程符合无公害农产品生产技术的标准要求。

考点提示

无公害农产品的概念

(2) 有相应的专业技术和管理人员。

(3) 有完善的质量控制措施和完整的生产和销售记录档案。

(4) 严格按规定使用农业投入品(化肥、农药、兽药、渔药等)。禁止使用国家禁用、淘汰的农业投入品。

(三) 无公害农产品认证程序

无公害农产品认证是为了保障农产品生产和消费者安全而实施的由政府质量安全担保制度,属于政府行为,公益性事业,不收取任何费用。认证程序包括以下五个流程。

1. 申请 由个人或者企业、事业单位、村委会、协会、农业技术推广站向产地所在地县级农业行政主管部门提出申请,提交《无公害农产品产地认定申请书》和《无公害农产品认证申请书》以及相关资料。

2. 审查材料 县级农业行政主管部门对申请人的申请材料进行初审,符合要求的,出具推荐意见,由市级农业主管部门对申请材料复审、组织审查。

3. 生产基地监测和产品抽样检验 市级农业部门委托具有资质的检测机构对产地环境以及产品进行抽样检验,根据检测结果进行评价,并填写《产地现场检查情况》和《产地认定信息登录表》。

4. 评审发证 《无公害农产品产地证书》、《无公害农产品证书》由省农业厅审批,国家农业部颁发证书。

5. 公告 由国家农业部向全社会发布公告。

(四) 无公害农产品的基本要求

无公害农产品具有安全性、优质性和高附加值三个明显特征,应达到以下要求:

(1) 产地生态环境质量必须达到农产品安全生产要求。

(2) 必须按照无公害农产品管理部门规定的生产方式进行生产。

(3) 产品必须对人体安全,符合有关卫生标准。

(4) 必须取得无公害农产品管理部门颁发的标志或证书。

(5) 使用无公害农产品标志(图7-1)。

无公害农产品可以概括为无污染、安全、优质、有营养,并通过管理部门认证的食品,严格来讲,无公害是对食品的一种基本要求。

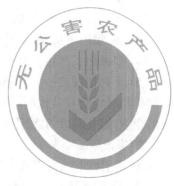

图7-1 无公害农产品标志

二、绿色食品的生产与规范

(一) 绿色食品的概念

绿色食品是指产自优良环境,按照规定的技术规范生产,实行全程质量控制,无污染、安全、优质并使用专用标志的食用农产品及加工品。

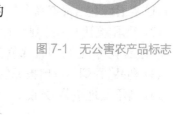

考点提示

绿色食品的概念

(二) 绿色食品应具备的条件

绿色食品不仅是为人们提供美味和营养的食品,而且还包含环保、发展等社会价值和高品质、安全、营养等质量要求的特定产品,应具备以下条件:

(1) 必须出自优良生态环境,其土壤、大气、水质符合《绿色食品产地环境技术条件》要求。

(2) 生产过程中的投入品(农药、肥料、兽药、饲料、食品添加剂等),符合绿色食品相关生产资料使用准则规定。

(3) 产品经检验,其感官、理化(重金属、农药残留、兽药残留等)和微生物学指标符合绿色食品产品标准。

(4) 包装必须符合《绿色食品包装通用准则》要求,并按相关规定在包装上使用绿色食品标志(图7-2)。

(三) 绿色食品的特征

与普通的食品相比,绿色食品有"产地环境"、"全程监控"、"依法实行标志管理"三个显著特征。

1. 强调产品出自最佳生态环境 从原料产地的生态环境入手,通过对原料产地及其周围的生态环境严格监测,判定其是否具备生产绿色食品的基础条件。

2. 对产品实行全程质量控制 绿色食品生产实施"从土地到餐桌"全程质量控制。产前环节的环境监测和原料检

图7-2 绿色食品标志

测;产中环节具体生产、加工操作规程的落实;产后环节产品质量、卫生指标、包装、保鲜、运输、储藏、销售控制,确保绿色食品的整体产品质量。

3. 对产品依法实行标志管理 绿色食品标志是一个质量证明商标,属知识产权范畴,受《中华人民共和国商标法》保护。

(四) 绿色食品的认证要求

1. 申请人要求

(1) 能控制产品生产过程,确保产品质量符合绿色食品标准。

(2) 要具有一定规模,能承担绿色食品标志使用费。

(3) 乡、镇以下从事生产管理、服务的企业作为申请人,必须要有生产基地。

(4) 申报加工产品企业的生产经营须一年以上。

(5) 下列情况之一者,不能作为申请人:与中国绿色食品发展中心及各级绿色食品委托管理机构有经济和其他利益关系的;能够导致消费者对产品(原料)的来源产生误解或不信任的企业,如批发市场、粮库等;纯属商业经营的企业;政府和行政机构。

2. 申报产品要求

(1) 符合绿色食品必备条件及特征的产品。

(2) 经国家卫生和计划生育委员会公告的既是食品又是药品的品种,如紫苏、菊花、白果、陈皮、红花等,也可申报绿色食品标志。

(3) 药品、香烟不可申报绿色食品标志。

(4) 暂不受理蕨菜、方便面、火腿肠、叶菜类酱菜的申报。

三、有机食品的生产与规范

(一) 有机食品的概念

有机食品是指按照天然的方式生产和加工的,产品符合国际或国家有机食品要求和标准,并通过国家有机食品认证机构认证的一切农副产品及其加工品。有机食品也称作生态食品或生物食品。

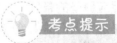

考点提示

有机食品的概念

(二) 有机食品应具备的条件

1. 在生产和加工过程中禁止使用化学合成的农药、化肥、激素、抗生素、食品添加剂等,禁止使用基因工程技术及该技术的产物及其衍生物。

2. 生产和加工过程中必须建立严格的质量管理体系、生产过程控制体系和追踪体系。

3. 必须通过合法的有机食品认证机构的认证。

(三) 有机食品的特征

有机食品的生产和加工完全不用或基本不用化学农药、化肥、化学防腐剂等合成物质，也不用基因工程生物及其产物。有机食品是一类真正来自于自然、富营养、高品质和安全环保的生态型食品。

(四) 有机农业生产的环境条件

1. 大气应符合《环境空气质量标准》一级标准。

2. 生产用水应符合《有机农业农田灌溉水质量标准》、《有机渔业水质量标准》、《有机畜禽饮用水质量标准》等标准规定。

3. 土壤必须耕地良好、无污染，符合《有机农业生产土壤标准》。

(五) 有机农产品生产的基本要求

1. 作物生产 种子或种苗必须来自经认证的有机农业生产基地，未经基因工程技术改造。在生产中严禁使用人工合成的化学肥料、农药。

2. 畜禽养殖 不得使用任何化学合成的兽药与药物添加剂，通常不允许使用人工授精方法繁殖后代，严禁使用基因工程技术育种，禁止给畜禽预防接种。

3. 有机食品加工要求

(1) 原料：必须来自于已获得有机食品证书的产品或野生无污染的天然产品。

(2) 辅佐料：允许使用天然的调料、色素和香料等辅助原料，但不得使用人工合成的食品添加剂。

(3) 水：生产加工用水必须符合《有机食品加工水质量标准》要求。

(六) 有机食品认证机构

目前国内有 26 家有机食品认证机构，得到 IFOAM 认可的仅有国家环保总局管理的国环有机产品认证中心。

1. 农业部管理的中绿华夏有机食品认证中心。

2. 国家环保总局管理的国环有机产品认证中心。

3. 部分国际有机食品认证机构在我国的代理机构。

(七) 申请有机食品的认证程序

1. 提出申请 申请人提交《有机食品认证申请表》，领取《有机食品认证调查表》和《有机食品认证书面材料清单》等文件，按标准建立本企业的质量管理体系、质量保证体系的技术措施和质量追踪及处理体系。

2. 实地审查 认证机构审查材料并派遣检查员实地审查（包括产品抽样），检查员依据《有机食品认证技术准则》的要求进行实地检查评估，必要时需将土壤、产品抽样送至具备资质的检验机构检验。

3. 评审 颁证委员会根据综合材料进行评审，认证决定人员根据申请人的情况调查表、检查员的检查报告和认证中心的评估意见等材料全面审查。

4. 颁证 根据证书和《有机食品标志使用管理条例》的要求，签订《有机食品标志使用许可合同》(图7-3)。

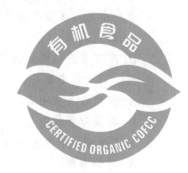

图 7-3 有机食品标志

本章小结

食物中毒潜伏期短、以胃肠道症状为主、病人有共同的饮食史、人与人之间不传染;食物中毒分为细菌性食物中毒、有毒动植物中毒、化学性食物中毒和真菌毒素和霉变食物中毒;细菌性食物中毒发病率高,病死率低,夏秋季高发,动物性食品是常见的中毒食品,预防措施包括防止食品污染、控制细菌繁殖、彻底杀灭食品中的病原菌三个环节。各种细菌性食物中毒的流行病学特点、临床表现、预防措施略有差异。河豚毒素为神经毒,主要存在于卵巢中,春季沿海和长江中下游地区高发。亚硝酸盐中毒主要是因为食用了含硝酸盐及亚硝酸盐的蔬菜或误食亚硝酸盐,以发绀为典型症状,应尽早使用少量亚甲蓝和大剂量维生素 C 解毒。食物中毒现场处理包括对中毒食品的处理、对中毒场所的处理、对患者的处理,以及向上级卫生部门报告。安全食品主要包括无公害农产品、绿色食品、有机食品。无公害食品是来自规范农业生产的产品,绿色食品是出自最佳生态环境的产品,有机食品是来自有机农业生产的产品。

(张晓琼 陈愉)

目标测试

A1 型题

1. 关于细菌性食物中毒特点表述正确的是

   A. 一般病程较长

   B. 引起中毒食物以植物性食品为主

   C. 病死率较高

   D. 全年皆可发病,7~9 月较多见

   E. 由毒素引起中毒反应

2. 以下属于食物中毒发病特点的是

   A. 潜伏期短

   B. 人与人之间有交叉传染

   C. 一种与食物相关的慢性病

   D. 无明显的季节性

   E. 中毒患者临床表现存在明显差异

3. 食物中毒与其他急性疾病最本质的区别是

   A. 潜伏期短
   B. 很多人同时发病
   C. 以急性肠道症状为主

   D. 患者曾进食同一批某种食物
   E. 有明显的季节性

4. 常见的食物中毒是

   A. 细菌性食物中毒
   B. 化学性食物中毒
   C. 植物性食物中毒

   D. 霉菌毒素性中毒
   E. 动物性食物中毒

5. 细菌性食物中毒主要临床表现为

   A. 神经麻痹
   B. 全身青紫
   C. 急性胃肠炎

   D. 体温升高至 40℃
   E. 头晕、头痛

6. 食用河豚发生食物中毒的原因是
   A. 河豚含有的组胺   B. 河豚含有的毒素   C. 河豚中有毒金属
   D. 河豚腐败变质   E. 河豚受到有毒物质污染

7. 河豚中河豚毒素含量最高的器官是
   A. 眼睛   B. 肾脏   C. 卵巢   D. 皮肤   E. 血液

8. 属于副溶血性弧菌食物中毒特点的是
   A. 我国内陆地区较常见的食物中毒
   B. 好发季节为冬春季
   C. 引起毒素型食物中毒
   D. 好发食物为畜产品
   E. 引起腹部阵发性疼痛

9. 关于亚硝酸盐食物中毒,下列说法正确的是
   A. 属于植物性食物中毒
   B. 可出现全身组织缺氧表现
   C. 没有特效治疗药物
   D. 潜伏期较长
   E. 会引起中枢神经麻痹

10. 关于毒蕈中毒分型表述错误的是
    A. 胃肠炎型   B. 心脏衰竭型   C. 溶血型
    D. 神经精神型   E. 肝肾损伤型

11. 关于食物中毒预防措施表述错误的是
    A. 防止食品在加工、贮运过程中受污染
    B. 防止病原体繁殖而产生毒素
    C. 杀灭病原体或毒素
    D. 严格执行卫生法规
    E. 剩饭可通过加热来预防葡萄球菌中毒

12. 与化学性食物中毒相比,细菌性食物中毒的特点是
    A. 发病率低   B. 病死率低   C. 主要为神经系统症状
    D. 多发于植物食物   E. 潜伏期短

13. 以下各项不是食品中天然有毒有害成分的是
    A. 四季豆中皂苷   B. 杏仁中氰苷   C. 鱼中组胺
    D. 河豚毒素   E. 有毒蜂蜜

14. 哪种食物是第一种植物性转基因食品
    A. 番茄   B. 西瓜   C. 玉米   D. 大米   E. 土豆

15. 我国食品添加剂有几个类别
    A. 23   B. 25   C. 27   D. 30   E. 32

16. 食品添加剂是指为改善食品品质和色、香、味,以及为(   )和加工工艺的需要而加入食品中的人工合成或者天然物质
    A. 防腐   B. 保鲜   C. 防腐、保鲜
    D. 护色   E. 定形

17. 食品中农药残留的来源是
    A. 喷洒作物
    B. 植物根部吸收和食物链生物富集
    C. 空中随雨雪降落
    D. 运输和贮存中混放
    E. 以上都是

18. 下列不属于绿色食品认证要求的是
    A. 能控制产品生产过程,确保产品质量符合绿色食品标准
    B. 要具有一定规模,能承担绿色食品标志使用费
    C. 乡、镇以下从事生产管理、服务的企业作为申请人,必须要有生产基地
    D. 申报加工产品企业的生产经营须三年以上
    E. 与中国绿色食品发展中心及各级绿色食品委托管理机构有经济和其他利益关系的不能作为申请人

19. 有关无公害农产品、绿色食品、有机食品,下列说法错误的是
    A. 三者都是经质量认证的安全农产品
    B. 无公害农产品是绿色食品和有机食品发展的基础
    C. 绿色食品在其生产和加工过程中严禁使用农药、化肥、除草剂等人工合成物质
    D. 有机食品是食品行业的最高标准
    E. 绿色食品和有机食品是在无公害农产品基础上的进一步提高

B1 型题
(20~21 题共用备选答案)
    A. 沙门菌　　　　B. 葡萄球菌　　　　C. 副溶血性弧菌
    D. 肉毒梭菌　　　E. 大肠埃希菌
20. 以家庭自制发酵食品及罐头食品为污染对象的致病菌是
21. 以污染海产品和咸菜引起食物中毒的致病菌是
(22~23 题共用备选答案)
    A. 有机磷　　　　B. 亚硝酸钠　　　　C. 镉
    D. 杂环胺　　　　E. N- 亚硝胺
22. 可来自于体内合成的化学污染物是
23. 对神经系统有损伤的化学污染物是
(24~26 题共用备选答案)
    A. 氰苷　　　　　B. 龙葵素　　　　　C. 生物碱
    D. 类秋水仙碱　　E. 皂素
24. 毒蜂蜜中毒的有毒物质是
25. 鲜黄花菜中毒的有毒物质是
26. 苦杏仁的有毒物质是

实　验　指　导

实验 1　食物蛋白质测定

【实验目的】

1. 会测定牛奶、奶粉中蛋白质含量。

2. 会使用蛋白质快速测定仪。

【实验准备】

1. 材料与试剂　牛奶、奶粉、蒸馏水、蛋白质试剂。

2. 器械　GDYN-200S 蛋白质快速检测仪,高速离心机,分析天平。

3. 知识　食物蛋白质营养价值评价相关知识。

【实验学时】

2 学时。

【实验方法与结果】

(一) 实验方法

1. 样品前处理

(1) 蛋白质试剂:将蛋白质试剂全部转移至 2L 蛋白质试剂分取器,用蒸馏水稀释至 2L,备用。

(2) 牛奶:准确称取 1.0g 牛奶于塑料样品杯中,注入 40ml 蛋白质试剂,搅拌 1 分钟,以 12 000rad/min 离心 3 分钟,上清液为待测溶液。

(3) 奶粉:准确称取 10.0g 奶粉于塑料样品杯中,加入 90ml 蒸馏水,搅拌 3 分钟,此溶液为奶粉稀释液。称取 1.0g 奶粉稀释液于塑料样品杯中,注入 40ml 蛋白质试剂,搅拌 1 分钟,以 12 000rad/min 离心 3 分钟,上清液为待测溶液。

2. 测量　以蒸馏水为空白,通过 GDYN-200S 蛋白质快速检测仪检测蛋白质试剂反应前后吸光度,根据仪器内置数据处理系统计算样品中蛋白质的含量。

(二) 实验结果

1. 结果　仪器内置数据处理系统自动计算样品中蛋白质的含量。牛乳蛋白质含量一般为 3.0% 左右;全脂牛奶粉蛋白质含量一般为 20.1% 左右。

2. 测量范围

(1) 测定下限:0.5%(牛奶);10%(奶粉)。

(2) 测定范围:0.5%~4.0%(牛奶);10%~40%(奶粉)。

(三) 注意事项

该实验一个样本检测需要 5~10 分钟,测定牛奶或奶粉中蛋白质氮,真实反映了样品中蛋白质的含量,可避免三聚氰胺、尿素、甘氨酸和硝酸铵等非蛋白氮的干扰;同时该实验方法操作简单,避免了传统检测方法消解、蒸馏和滴定等复杂步骤,适用于实际样品中的蛋白质定量检测。

【实验评价】

1. 实验过程评价。

2. 待测牛奶、奶粉中蛋白质含量评价。

(杜　光)

实验 2　维生素 C 尿负荷试验

【实验目的】

1. 会进行维生素 C 尿负荷试验的操作。

2. 会评价人体维生素 C 的营养状况。

【实验准备】

1. 物品　草酸,2,6-二氯酚靛酚钠盐,维生素 C(抗坏血酸),蒸馏水。

2. 器械　容量瓶(50ml),微量滴定管,锥形瓶(50ml),吸管。

3. 知识　维生素相关知识。

【实验学时】

2 学时。

【实验方法与结果】

(一) 实验方法

1. 溶液配制

(1) 1% 草酸溶液配制:称取草酸 10g,溶解于 100ml 蒸馏水中。

(2) 标准抗坏血酸溶液配制:精确称取抗坏血酸 100mg,用适量 1% 草酸溶液溶解后移入 500ml 容量瓶中,并以 1% 草酸溶液定容,振摇混匀,1ml 含 0.2mg 抗坏血酸。

(3) 0.02% 2,6-二氯酚靛酚溶液配制:称取 2,6-二氯酚靛酚钠盐 50mg 溶于 200ml 含 52mg 碳酸氢钠热水中。冷却后加水稀释至 250ml,过滤后装入棕色瓶于冰箱中保存。

2. 样品制备　晨起空腹时被检者排出晨尿后,口服 500mg 维生素 C(抗坏血酸),收集其后 4 小时尿液。在尿液中加入 0.2~0.3g 草酸,置于 4℃保存。

3. 维生素 C 应用液配制　取 1ml 维生素 C 储备液(1mg/ml)置于 50ml 容量瓶中,用 1% 草酸溶液定容,摇匀,此时应用液浓度为 0.02mg/ml。

4. 空白试验　取 10ml 1% 草酸溶液置于三角瓶中,以 2,6-二氯酚靛酚溶液染料滴定至粉红色,记录染料消耗量(ml),平行做 2 次,取平均值作为平行样。

5. 染料标定　取 5ml 维生素 C 应用液和 5ml 1% 草酸溶液置于三角瓶中,以 2,6-二氯酚靛酚溶液染料滴定至粉红色,15 秒内不褪色为终点,记录染料消耗量(ml),平行做 2 次,取平均值作为平行样。

6. 尿液滴定　用吸管吸取尿样 5ml 至 50ml 三角瓶中,加入 1% 草酸 5ml。立即用标定过的 2,6-二氯酚靛酚染料滴定之,直至淡粉红色 15 秒不褪色为终点,记录染料消耗量(ml),平行做 2 次,取平均值作为平行样。

(二) 实验结果

1. 实验数据

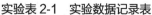

实验表 2-1　实验数据记录表

实验	染料消耗量(ml)	
	第 1 次	第 2 次
空白试验		
染料标定		
尿液滴定		

2. 计算 T 值　T= 维生素 C 应用液浓度 × 滴定用尿量 /(A–C)

公式中,A 为染料标定时染料平均消耗量,C 为空白试验时染料平均消耗量。

3. 尿中还原型抗坏血酸排出量　尿中还原型抗坏血酸排出量 =(尿液滴定染料平均消耗量 – 空白试验染料平均消耗量)× T/ 滴定用尿量。

4. 结果判定　人体维生素 C 营养状况评价:成人尿负荷 4 小时(口服 500mg 维生素 C),尿中还原型抗坏血酸排出量 <3mg 为维生素 C 摄入不足,3~10mg 为正常,> 10mg 为充足。

(三) 注意事项

实验中,在抗坏血酸尚未全部被氧化时,滴下的 2,6- 二氯酚靛酚立即被还原为无色,抗坏血酸全部被氧化时,则滴下的 2,6- 二氯酚靛酚溶液呈红色。所以,在测定过程中当溶液从无色转变成微红色时,表示抗坏血酸全部被氧化,此时即为滴定终点。

【实验评价】

1. 实验过程评价。

2. 待测者维生素 C 营养状况评价。

（杜　光）

实验 3　几种常见食品营养价值评价

【实验目的】

1. 能利用食品标签数据计算食品能量密度。

2. 能营养质量指数(INQ)计算方法。

3. 会正确读取食品营养标签数据。

4. 会进行氨基酸评分(AAS)。

【实验准备】

1. 物品　收集 4~5 种市场上常见的食品营养标签(要求至少带有能量数据);计算器;食物成分表;中国居民膳食营养素参考摄入量表(2013 年)等相关表格。

2. 知识　食物蛋白质营养价值评价;食品能量密度和营养质量指数评价;食品营养标签;各类食物营养价值与合理利用。

【实验学时】

4 学时。

【实验方法与结果】

(一) 食品能量密度和营养质量指数评价方法

1. 收集营养标签　收集几种营养成分差异较大的方便食品,如方便面(或方便米饭)、速溶麦片(或芝麻糊)、锅巴(或香酥片)等。注意检查食品营养标签是否完整清楚。

2. 根据营养标签提供的数据,记录三种方便食品营养素含量,见实验表 3-1。

实验表 3-1　三种方便食品营养素含量(每 100g 可食部分)

食品名称	能量(kJ)	蛋白质(g)	脂肪(g)	碳水化合物(g)	钙(mg)	铁(mg)	维生素 B_1(mg)

3. 计算和评价三种方便食品能量密度、营养质量指数　1 号方便食品能量密度、营养质量指数计算(按照消费人群为 18~25 岁男性,轻体力劳动者计),见实验表 3-2。

实验表 3-2　1 号方便食品能量密度、营养质量指数计算表

营养素	RNI 或 AI	每 100g 平均含量	INQ
能量(kJ)			—
蛋白质(g)			
脂肪(g)★			
碳水化合物(g)★			
钙(mg)			
铁(mg)			
维生素 B_1(mg)			

注:带★表示 RNI 值分别根据占能量 25%、60% 估算

2 号方便食品能量密度、营养质量指数计算(按照消费人群为 11~13 岁女性者计),见实验表 3-3。

实验表 3-3　2 号方便食品能量密度、营养质量指数计算表

营养素	RNI 或 AI	每 100g 平均含量	INQ
能量(kJ)			—
蛋白质(g)★			
脂肪(g)★			
碳水化合物(g)			
钙(mg)			
铁(mg)			
维生素 B_2(mg)			

注:带★表示 RNI 值分别根据占能量 25%、60% 估算

3 号方便食品能量密度、营养质量指数计算(按照消费人群为 50~55 岁成年男性,中等体力劳动者计),见实验表 3-4。

实验表 3-4　3 号方便食品能量密度、营养质量指数计算表

营养素	RNI 或 AI	每 100g 平均含量	INQ
能量(kJ)			—
蛋白质(g)			
脂肪(g)*			
碳水化合物(g)*			
钙(mg)			
铁(mg)			
维生素 B$_2$(mg)			

注:带★表示 RNI 值分别根据占能量 25%、60% 估算

(二) 食物蛋白质质量评价

已知食物成分表中牛奶和燕麦片的蛋白质含量分别为 3.0g/100g、15.8g/100g。牛奶的真消化率为 95%,燕麦片的真消化率为 91%。牛奶和燕麦片中各种必需氨基酸含量,见实验表 3-5,试对其进行蛋白质营养价值评价(AAS 和 PDCAAS 方法)。

实验表 3-5　牛奶和燕麦片中必需氨基酸含量

必需氨基酸	牛奶氨基酸含量		燕麦片氨基酸含量	
	mg/100g	mg/g 蛋白质	mg/100g	mg/g 蛋白质
异亮氨酸	119		562	
亮氨酸	253		1071	
赖氨酸	214		523	
蛋氨酸 + 胱氨酸	96		650	
苯丙氨酸 + 酪氨酸	239		1268	
苏氨酸	104		482	
色氨酸	39		253	
缬氨酸	139		707	

1. 比较牛奶和燕麦片蛋白质含量。

2. 确定每克蛋白质中氨基酸含量(mg/g 蛋白质)。

3. 计算氨基酸评分　以理想模式或参考蛋白质氨基酸模式(FAO/WHO 1973 年提出的人体氨基酸模式)作为评分标准,按照下列公式计算牛奶和燕麦片中 8 种必需氨基酸的评分值,填入实验表 3-6。

$$AAS= \frac{被测食物蛋白质每克氮(或蛋白质)中氨基酸含量(mg)}{理想模式或参考蛋白质中每克氮(或蛋白质)中氨基酸含量(mg)}$$

实验表 3-6 牛奶和燕麦片的氨基酸评分

必需氨基酸	FAO/WHO 人体氨基酸模式	牛奶氨基酸含量		燕麦片氨基酸含量	
	mg/g 蛋白质	mg/g 蛋白质	AAS	mg/g 蛋白质	AAS
异亮氨酸	40				
亮氨酸	70				
赖氨酸	55				
蛋氨酸 + 胱氨酸	35				
苯丙氨酸 + 酪氨酸	60				
苏氨酸	40				
色氨酸	10				
缬氨酸	50				

4. 确定限制氨基酸,得出蛋白质的 AAS。

5. 计算经消化率校正后的氨基酸评分(PDCAAS),计算公式如下:

$$PDCAAS=AAS \times 真消化率$$

【实验评价】

1. 根据计算出的 INQ 值对三种方便食品分别进行评价,并给出合理的膳食建议。

2. 根据计算出的 AAS 和 PDCAAS,评价牛奶和燕麦片的蛋白质营养价值,并给出合理的膳食建议。

（袁　媛）

实验 4　餐(饮)具、炊具消毒

【实验目的】

1. 能对餐(饮)具、炊具进行正确消毒。

2. 会正确评价餐(饮)具、炊具的消毒效果。

【实验准备】

1. 材料与试剂　大肠菌群食(饮)具快速检测纸片;消毒药(液);无菌生理盐水;酒精灯;镊子;注射器;量筒;无菌塑料袋。

2. 器械　微波炉;电子消毒柜;恒温培养箱。

3. 知识　食品腐败变质与食品污染相关知识;食品安全知识。

【实验学时】

4 学时。

【实验方法与结果】

(一) 实验方法

1. 常见餐(饮)具、炊具消毒方法

(1) 蒸(煮)消毒法:将清洗干净的碗、盘、筷子等置于锅中蒸(煮)10~15 分钟(水开后计时)。对于肝炎患者使用过的餐(饮)具,要先煮沸消毒 10 分钟,取出后,将餐(饮)具洗净,然后再煮沸 10~15 分钟。

(2) 药物消毒法:选择具有卫生部门批准文号的消毒药物,严格按照使用说明书的要求配制浓度,然后将清洗干净的碗、盘、筷子等全部没过消毒液中,浸泡 5 分钟。

（3）微波炉消毒法：将清洗干净的餐（饮）具置于微波炉中，将微波炉调至900W,2分钟，即可杀灭致病菌。微波炉消毒具有加热均匀，内外一致，时间短，速度快等优点。需要注意的是，在使用微波炉消毒餐（饮）具时，要保证餐（饮）具具有一定的潮湿性，并确保该餐（饮）具适合微波炉消毒。

（4）消毒柜消毒法：将清洗干净的餐（饮）具置于消毒柜中，按照说明书要求，设定时间，关机后冷却餐（饮）具即可。

2. 方法步骤

（1）消毒：将待消毒的餐（饮）具分别用上述四种消毒方法消毒，每种消毒方法消毒的餐（饮）具不少于10个样本。

（2）采样方法：餐（饮）具消毒后取出，按无菌操作将大肠菌群食（饮）具快速检测纸片用无菌生理盐水湿润后，立即贴于食具内侧表面，擦拭30秒后取出，置于无菌塑料袋内，每件样品抹拭两张；筷子以5支为1个样品，用毛细吸管吸取无菌生理盐水湿润检测纸片后，立即将进口端（约5cm）抹拭检测纸片，抹拭30秒，每件样品抹拭两张，放入无菌塑料袋内。

（3）恒温培养：将采样后的检测纸片全部置于37℃培养箱中培养16~18小时。

（二）实验结果

1. 评价依据　按照《食（饮）具消毒卫生标准》（GB 14934—94）进行评价。

2. 结果判定　从培养箱中取出检测纸片观察结果，检测纸片变黄并在黄色背景上出现红色斑点或片状红晕者为大肠菌阳性，判为不合格；若测试纸片保持紫蓝色为阴性，判为合格。

3. 结果　将合格与不合格的餐（饮）具、炊具的数量填写在实验表4-1中，并计算出合格率。

实验表4-1　四种消毒方法对餐（饮）具、炊具的消毒效果

方法	合格数	不合格数	合计	合格率(%)
蒸（煮）消毒法				
药物消毒法				
微波炉消毒法				
电子柜消毒法				

【实验评价】

1. 四种消毒方法效果评价。

2. 建议与对策。

（袁　媛）

实验5　食品安全快速检测方法

一、农药残留的快速检测

【实验目的】

1. 会进行农药残留的快速检测。

2. 会判断农药残留的快速检测结果。

【适用范围及原理】

1. 适用范围　适用于蔬菜、水果、粮食中有机磷和氨基甲酸类农药的现场快速检测。

2. 原理　胆碱酯酶可催化靛酚乙酸酯(红色)水解为乙酸与靛酚(蓝色),有机磷或氨基甲酸脂类农药对胆碱酯酶有抑制作用,使催化、水解、变色的过程发生改变,由此可判断出样品中是否含有有机磷或氨基甲酸酯类农药的存在。

【实验学时】

2 学时。

【实验准备】

1. 材料与试剂　提取液;试纸条;一次性滴管;100ml 烧杯;玻棒。

2. 器械　天平;剪刀;恒温培养箱;时钟或其他计时设备。

3. 知识　农药残留、食品安全相关知识。

【实验方法与结果】

(一) 样品前处理

选取有代表性的蔬菜样品,擦去表面泥土,剪成1cm左右见方碎片,取5g放入带盖瓶中,加入 10ml 提取液,振摇 50 次,静置 2 分钟以上。

(二) 方法与步骤

1. 取一片速测卡,用白色药片蘸取提取液,放置 10 分钟以上进行预反应,有条件时在37℃恒温装置中放置 10 分钟。预反应后的药片表面必须保持湿润。

2. 将农药残留快速检测卡对折,在38℃下恒温 3 分钟,使红色药片与白色药片叠合反应。每批测定应设一个提取液或者蒸馏水的空白对照卡。

(三) 筛查结果判定

1. 白色药片不变色或略有浅蓝色均为阳性结果。

2. 白色药片变为天蓝色或与空白对照卡相同,为阴性结果。

3. 对阳性结果的样品,可用其他分析方法进一步确定具体农药品种和含量。

(四) 注意事项

1. 速测卡中间的虚线应与测试仪压条对齐,不要歪斜。

2. 每批测定应设一个提取液的空白对照卡,对照卡上不含农药,所显示的蓝色可作为同批样品的参照。

3. 为了避免交叉污染,每剪完一个样品要用清水将剪刀洗净,搅拌棒和滴管不能在不同样品间混用,测完一批样品应用纸巾将仪器清洁干净。

4. 对于韭菜、菠菜等叶绿素含量较高的蔬菜品种,样品前处理时不要太碎,切勿用力搅拌,防止叶绿素挤出,影响颜色的判断。

5. 速测卡的保存和使用。常温下保存,保质期 6 个月,避免阳光直射和潮湿。

6. 开始检测工作前,应先检查实验场所是否打过杀虫剂或配制过农药样品,因为散布在空气中的杀虫剂会使检测结果呈阳性。

【实验评价】

1. 对检测结果进行评价。

2. 分析食物中农药残留的可能来源,并提出相应的预防措施。

二、吊白块的快速检测

【实验目的】

1. 会进行食品中吊白块的快速检测。

2. 会判断食品中吊白块的快速检测结果。

【实验学时】

2 学时。

【实验准备】

1. 材料与试剂　检测试剂 A、B、C;蒸馏水;一次性滴管;100ml 烧杯;玻棒。

2. 器械　天平;剪刀或者粉碎机。

3. 知识　食品安全相关知识,吊白块对人体的危害及防治措施。

【适用范围及原理】

1. 适用范围　适用于腐竹、馒头、米、面、豆制品、白糖和榨菜等食品的快速检测。

2. 原理　吊白块本身不稳定,在食品中以甲醛和次硫酸根形式存在。本方法对样品中的甲醛进行检测,在碱性条件下,甲醛与乙酰丙酮发生反应,生成黄色物质,根据其颜色的深浅反映甲醛的含量。

【实验方法与结果】

(一) 样品前处理

1. 液体样品　无色或颜色较浅的液体样品可直接取样待测。

2. 固体样品　取 2g 剪碎样品于样品杯中,加纯净水或蒸馏水至 20ml,浸泡 10 分钟,期间搅拌数次,待测。

(二) 方法与步骤

取待测液 1ml 于离心管中,依次加入 3 滴检测液 A、3 滴检测液 B,盖上盖子后摇匀,反应 5 分钟后加入 1 滴检测液 C,盖上盖子后摇匀,反应 5 分钟。

(三) 筛查结果判定

1. 观察显色结果,对照标准比色板进行半定量判定。

2. 本方法仅对甲醛进行检测。结果判定会存在一定的偏差。

3. 当测试结果甲醛 <10ppm 时,判定此样品中不含吊白块。

4. 当测试结果甲醛 ≥10ppm 时,应用二氧化硫检测管对样品进行复检,得出其二氧化硫含量。

5. 若二氧化硫未检出或 <10ppm 时,判定样品中不含吊白块,但可能含有甲醛。

6. 若二氧化硫 ≥10ppm 时,且甲醛与二氧化硫比例大约为 1:2 时,判定样品中含有吊白块,且吊白块含量约等于甲醛含量 ×5.12。

(四) 注意事项

1. 样品提取时应充分振摇。

2. 应在规定时间范围内观察反应结果,否则,结果的判断可能不准确。

【实验评价】

1. 对检测结果进行评价。

2. 分析食物中吊白块的可能来源,并提出相应的预防措施。

(陈　愉)

参 考 文 献

1. 季兰芳.营养与膳食.第 3 版.北京:人民卫生出版社,2014.

2. 林杰.营养与膳食.第 2 版.北京:人民卫生出版社,2014.

3. 刘锜.营养与膳食指导.第 2 版.北京:人民卫生出版社,2014.

4. 孙长颢.2015 营养学习题精选.北京:人民卫生出版社,2014.

5. 孙长颢.营养与食品卫生学.第 7 版.北京:人民卫生出版社,2012.

6. 张立实.营养与食品卫生学学习指导与习题集.第 2 版.北京:人民卫生出版社,2014.

7. 葛可佑.公共营养师基础知识.北京:中国劳动社会保障出版社,2012.

8. 杨月欣.中国食物成分表 2004.北京:北京大学医学出版社,2005.

9. 杨月欣.中国食物成分表.第 2 版.北京:北京大学医学出版社,2009.

10. 彭景.烹饪营养学.北京:中国纺织出版社,2014.

11. 张爱珍.临床营养学.第 3 版.北京:人民卫生出版社,2012.

12. 许荣华.烹饪基础营养.北京:清华大学出版社,2009.

13. 蔡东联.营养师必读.第 2 版.北京:人民军医出版社,2011.

附　录

附表 1　中国居民膳食能量需要量(2013 版)

年龄(岁)生理阶段	能量(MJ/d)						能量(kcal/d)					
	轻体力活动水平		中体力活动水平		重体力活动水平		轻体力活动水平		中体力活动水平		重体力活动水平	
	男	女	男	女	男	女	男	女	男	女	男	女
0~	–	–	0.38MJ/(kg·d)	0.38MJ/(kg·d)	–	–	–	–	90kcal/(kg·d)	90kcal/(kg·d)	–	–
0.5~	–	–	0.33MJ/(kg·d)	0.33MJ/(kg·d)	–	–	–	–	80kcal/(kg·d)	80kcal/(kg·d)	–	–
1~	–	–	3.77	3.35	–	–	–	–	900	800	–	–
2~	–	–	4.60	4.18	–	–	–	–	1100	1000	–	–
3~	–	–	5.23	5.02	–	–	–	–	1250	1200	–	–
4~	–	–	5.44	5.23	–	–	–	–	1300	1250	–	–
5~	–	–	5.86	5.44	–	–	–	–	1400	1300	–	–
6~	5.86	5.23	6.69	6.07	7.53	6.90	1400	1250	1600	1450	1800	1650
7~	6.28	5.65	7.11	6.49	7.95	7.32	1500	1350	1700	1550	1900	1750
8~	6.90	6.07	7.74	7.11	8.79	7.95	1650	1450	1850	1700	2100	1900
9~	7.32	6.49	8.37	7.53	9.41	8.37	1750	1550	2000	1800	2250	2000
10~	7.53	6.90	8.58	7.95	9.62	9.00	1800	1650	2050	1900	2300	2150
11~	8.58	7.53	9.83	8.58	10.88	9.62	2050	1800	2350	2050	2600	2300
14~	10.46	8.37	11.92	9.62	13.39	10.67	2500	2000	2850	2300	3200	2550
18~	9.41	7.53	10.88	8.79	12.55	10.04	2250	1800	2600	2100	3000	2400
50~	8.79	7.32	10.25	8.58	11.72	9.83	2100	1750	2450	2050	2800	2350
65~	8.58	7.11	9.83	8.16	–	–	2050	1700	2350	1950	–	–
80~	7.95	6.28	9.20	7.32	–	–	1900	1500	2200	1750	–	–
孕妇(早)	–	+0	–	+0	–	+0	–	+0	–	+0	–	+0
孕妇(中)	–	+1.26	–	+1.26	–	+1.26	–	+300	–	+300	–	+300
孕妇(晚)	–	+1.88	–	+1.88	–	+1.88	–	+450	–	+450	–	+450
乳母	–	+2.09	–	+2.09	–	+2.09	–	+500	–	+500	–	+500

注:未制定参考值者用"–"表示;"+"表示在同龄人群参考值基础上额外增加量

1kcal=4.184kJ

附表 2　中国居民膳食蛋白质参考摄入量（DRIs）

年龄（岁）生理阶段	EAR（g/d）		RNI（g/d）	
	男	女	男	女
0~	–	–	9（AI）	9（AI）
0.5~	15	15	20	20
1~	20	20	25	25
2~	20	20	25	25
3~	25	25	30	30
4~	25	25	30	30
5~	25	25	30	30
6~	25	25	35	35
7~	30	30	40	40
8~	30	30	40	40
9~	40	40	45	45
10~	40	40	50	50
11~	50	45	60	55
14~	60	50	75	60
18~	60	50	65	55
50~	60	50	65	55
65~	60	50	65	55
80~	60	50	65	55
孕妇（早）	–	+0	–	+0
孕妇（中）	–	+10	–	+15
孕妇（晚）	–	+25	–	+30
乳母	–	+20	–	+25

注：未制定参考值者用"–"表示；"+"表示在同龄人群参考值基础上额外增加量

附表 3　中国居民膳食碳水化合物、脂肪酸参考摄入量（DRIs）

年龄（岁）生理阶段	总碳水化合物（g/d）	亚油酸（%E）	α-亚麻酸（%E）	EPA+DHA（g/d）
	EAR	AI	AI	AI
0~	65（AI）	7.3（0.15g[a]）	0.87	0.10[b]
0.5~	80（AI）	6.0	0.66	0.10[b]
1~	120	4.0	0.60	0.10[b]
4~	120	4.0	0.60	–
7~	120	4.0	0.60	–
11~	150	4.0	0.60	–
14~	150	4.0	0.60	–
18~	120	4.0	0.60	–
50~	120	4.0	0.60	–
65~	–	4.0	0.60	–
80~	–	4.0	0.60	–
孕妇（早）	130	4.0	0.60	0.25（0.20[b]）
孕妇（中）	130	4.0	0.60	0.25（0.20[b]）
孕妇（晚）	130	4.0	0.60	0.25（0.20[b]）
乳母	160	4.0	0.60	0.25（0.20[b]）

注：未制定参考值者用"–"表示；%E 为占能量的百分比；[a] 为花生四烯酸；[b] 为 DHA

附表 4　中国居民膳食常量和微量元素的 RNIs 或 AIs

年龄(岁)	钙 RNI (mg)	磷 RNI (mg)	钾 AI (mg)	钠 AI (mg)	镁 RNI (mg)	铁 RNI (mg) 男	铁 RNI (mg) 女	碘 RNI (μg)	锌 RNI (mg) 男	锌 RNI (mg) 女	硒 RNI (μg)	铜 RNI (mg)	氟 AI (mg)	铬 AI (μg)	锰 AI (mg)	钼 RNI (μg)
0~	200 (AI)	100 (AI)	350	170	20 (AI)	0.3 (AI)		85 (AI)	2.0 (AI)		15 (AI)	0.3 (AI)	0.01	0.2	0.01	2 (AI)
0.5~	250 (AI)	180 (AI)	550	350	65 (AI)	10		115 (AI)	3.5		20 (AI)	0.3 (AI)	0.23	4.0	0.7	15 (AI)
1~	600	300	900	700	140	9		90	4.0		25	0.3	0.6	15	1.5	40
4~	800	350	1200	900	160	10		90	5.5		30	0.4	0.7	20	2.0	50
7~	1000	470	1500	1200	220	13		90	7.0		40	0.5	1.0	25	3.0	65
11~	1200	640	1900	1400	300	15	18	110	10.0	9.0	55	0.7	1.3	30	4.0	90
14~	1000	710	2200	1600	320	16	18	120	11.5	8.5	60	0.8	1.5	35	4.5	100
18~	800	720	2000	1500	330	12	20	120	12.5	7.5	60	0.8	1.5	30	4.5	100
50~	1000	720	2000	1400	330	12	12	120	12.5	7.5	60	0.8	1.5	30	4.5	100
65~	1000	700	2000	1400	320	12	12	120	12.5	7.5	60	0.8	1.5	30	4.5	100
80~	1000	670	2000	1300	310	12	12	120	12.5	7.5	60	0.8	1.5	30	4.5	100
孕妇(早)	+0	+0	+0	+0	+40	–	+0	+110	–	+2.0	+5	+0.1	+0	+1.0	+0.4	+10
孕妇(中)	+200	+0	+0	+0	+40	–	+4	+110	–	+2.0	+5	+0.1	+0	+4.0	+0.4	+10
孕妇(晚)	+200	+0	+0	+0	+40	–	+9	+110	–	+2.0	+5	+0.1	+0	+6.0	+0.4	+10
乳母	+200	+0	+400	+0	+0	–	+4	+120	–	+4.5	+18	+0.6	+0	+7.0	+0.3	+3

注：未制定参考值者用 "–"；"+" 表示在同龄人群参考值基础上额外增加量

附表 5　中国居民膳食脂溶性和水溶性维生素 RNIs 或 AIs

年龄(岁)	维生素 A RNI (μgRAE*) 男	维生素 A RNI (μgRAE*) 女	维生素 D RNI (μg)	维生素 E AI (mgα-TE*)	维生素 B₁ RNI (mg) 男	维生素 B₁ RNI (mg) 女	维生素 B₂ RNI (mg) 男	维生素 B₂ RNI (mg) 女	维生素 B₆ RNI (mg)	维生素 B₁₂ RNI (μg)	维生素 C RNI (mg)	泛酸 AI (mg)	叶酸 RNI (μgDFE*)	烟酸 RNI (mgNE*) 男	烟酸 RNI (mgNE*) 女	胆碱 AI (mg) 男	胆碱 AI (mg) 女	生物素 AI (μg)
0~	300(AI)		10(AI)	3	0.1(AI)		0.4(AI)		0.2(AI)	0.3(AI)	40(AI)	1.7	65(AI)	2(AI)		120		5
0.5~	350(AI)		10(AI)	4	0.3(AI)		0.5(AI)		0.4(AI)	0.6(AI)	40(AI)	1.9	100(AI)	3(AI)		150		9
1~	310		10	6	0.6		0.6		0.6	1.0	40	2.1	160	6		200		17
4~	360		10	7	0.8		0.7		0.7	1.2	50	2.5	190	8		250		20
7~	500		10	9	1.0		1.0		1.0	1.6	65	3.5	250	11	10	300		25
11~	670	630	10	13	1.3	1.1	1.3	1.1	1.3	2.1	90	4.5	350	14	12	400	400	35
14~	820	630	10	14	1.6	1.3	1.5	1.2	1.4	2.4	100	5.0	400	16	13	500	400	40
18~	800	700	10	14	1.4	1.2	1.4	1.2	1.4	2.4	100	5.0	400	15	12	500	400	40
50~	800	700	10	14	1.4	1.2	1.4	1.2	1.6	2.4	100	5.0	400	14	12	500	400	40
65~	800	700	15	14	1.4	1.2	1.4	1.2	1.6	2.4	100	5.0	400	14	11	500	400	40
80~	800	700	15	14	1.4	1.2	1.4	1.2	1.6	2.4	100	5.0	400	13	10	500	400	40
孕妇(早)	–	+0	+0	+0	–	+0	–	+0	+0.8	+0.5	+0	+1.0	+200	–	+0	–	+20	+0
孕妇(中)	–	+70	+0	+0	–	+0.2	–	+0.2	+0.8	+0.5	+15	+1.0	+200	–	+0	–	+20	+0
孕妇(晚)	–	+70	+0	+0	–	+0.3	–	+0.3	+0.8	+0.5	+15	+1.0	+200	–	+0	–	+20	+0
乳母	–	+600	+0	+3	–	+0.3	–	+0.3	+0.3	+0.8	+50	+2.0	+150	–	+3	–	+120	+10

注：未制定参考值者用"–"；"+"表示在同龄人群参考值基础上额外增加量；* α-TE 为 α-生育醇当量，* DFE 为膳食叶酸当量，* NE 为烟酸当量

附表6 常见食物一般营养成分表（食部每 100g 含量）

名称	可食部分 %	能量		蛋白质 g	脂肪 g	膳食纤维 g	碳水化合物 g	总维生素A μgRE	维生素B₁ mg	维生素B₂ mg	钙 mg	铁 mg	烟酸 mg	维生素C mg	胆固醇 mg
		kcal	kJ												
稻米（大米）	100	347	1452	7.4	0.8	0.7	77.9	–	0.11	0.05	13	2.3	1.9	–	–
稻米（粳,标一）	100	345	1442	7.7	0.6	0.6	77.4	–	0.16	0.08	11	1.1	1.3	–	–
稻米（籼,标一）	100	348	1454	7.7	0.7	0.6	77.9	–	0.15	0.06	7	1.3	2.1	–	–
黑米	100	341	1427	9.4	2.5	3.9	72.2	–	0.33	0.13	12	1.6	7.9	–	–
米饭（蒸）	100	116	486	2.6	0.3	0.3	25.9	–	0.02	0.03	7	1.3	1.9	–	–
挂面（标准粉）	100	348	1454	10.1	0.7	1.6	76.0	–	0.19	0.04	14	3.5	2.5	–	–
挂面（富强粉）	100	347	1453	9.6	0.6	0.3	76.0	–	0.20	0.04	21	3.2	2.4	–	–
花卷	100	214	895	6.4	1.0	1.5	45.6	–	Tr	0.02	19	0.4	1.1	–	–
通心面	100	351	1468	11.9	0.1	0.4	75.8	–	0.12	0.03	14	2.6	1.0	–	–
烙饼（标准粉）	100	259	1082	7.5	2.3	1.9	52.9	–	0.02	0.04	20	2.4	–	–	–
馒头（蒸,标准粉）	100	236	989	7.8	1.0	1.5	49.8	–	0.05	0.07	18	1.9	–	–	–
馒头（蒸,富强粉）	100	210	880	6.2	1.2	1.0	44.2	–	0.02	0.02	58	1.7	–	–	–
小麦粉（特二粉）	100	352	1472	10.4	1.1	1.6	75.9	–	0.15	0.11	30	3.0	2.0	–	–
小麦粉（标准粉）	100	349	1458	11.2	1.5	2.1	73.6	–	0.28	0.08	31	3.5	2.0	–	–
小麦粉（富强粉,特一）	100	351	1467	10.3	1.1	0.6	75.2	–	0.17	0.06	27	2.7	2.0	–	–
小米	100	361	1511	9.0	3.1	1.6	75.1	17	0.33	0.10	41	5.1	1.5	–	–
面包	100	313	1308	8.3	5.1	0.5	58.6	–	0.03	0.06	49	2.0	1.7	–	–
面包（咸）	100	275	1150	9.2	3.9	0.5	51.0	–	0.02	0.01	89	2.8	4.3	–	–
烧饼（加糖）	100	298	1245	8.0	2.1	2.1	62.7	–	Tr	0.01	51	1.6	1.1	–	–
油条	100	388	1624	6.9	17.6	0.9	51.0	–	0.01	0.07	6	1.0	0.7	–	–

续表

名称	可食部分 %	能量 kcal	能量 kJ	蛋白质 g	脂肪 g	膳食纤维 g	碳水化合物 g	总维生素 A μgRE	维生素 B$_1$ mg	维生素 B$_2$ mg	钙 mg	铁 mg	烟酸 mg	维生素 C mg	胆固醇 mg
玉米(白,干)	100	352	1474	8.8	3.8	8.0	74.7	–	0.27	0.07	10	2.2	2.3	–	–
玉米(黄,干)	100	348	1457	8.7	3.8	6.4	73.0	17	0.21	0.13	14	2.4	2.5	–	–
玉米糁(黄)	100	354	1480	7.9	3.0	3.6	75.6	–	0.10	0.08	49	2.4	1.2	–	–
粉条	100	339	1416	0.5	0.1	0.6	84.2	–	0.01	…	35	5.2	0.1	–	–
粉丝	100	338	1413	0.8	0.2	1.1	83.7	–	0.03	0.02	31	6.4	0.4	–	–
豆腐	100	82	342	8.1	3.7	0.4	4.2	–	0.04	0.03	164	1.9	0.2	–	–
豆腐干	100	142	592	16.2	3.6	0.8	11.5	–	0.03	0.07	308	4.9	0.3	–	–
豆腐脑(老豆腐)	100	15	62	1.9	0.8	–	0	–	0.04	0.02	18	0.9	0.4	–	–
豆腐皮	100	410	1715	44.6	17.4	0.2	18.8	–	0.31	0.11	116	13.9	1.5	–	–
豆腐丝	100	203	850	21.5	10.5	1.1	6.2	5	0.04	0.12	204	9.1	0.5	–	–
豆浆	100	16	66	1.8	0.7	1.1	1.1	15	0.02	0.02	10	0.5	0.1	–	–
黑豆(黑大豆)	100	401	1678	36.0	15.9	10.2	33.6	5	0.20	0.33	224	7.0	2.0	–	–
黄豆(大豆)	100	390	1631	35.0	16.0	15.5	34.2	37	0.41	0.20	191	8.2	2.1	–	–
绿豆	100	329	1376	21.6	0.8	6.4	62.0	22	0.25	0.11	81	6.5	2.0	–	–
素鸡	100	194	810	16.5	12.5	0.9	4.2	10	0.02	0.03	319	5.3	0.4	–	–
豌豆(花)	100	336	1406	21.6	1.0	6.9	63.6	40	0.68	0.22	106	4.4	2.4	–	–
赤小豆(红小豆)	100	324	1357	20.2	0.6	7.7	63.4	13	0.16	0.11	74	7.4	2.0	–	–
蚕豆	100	338	1414	21.6	1.0	1.7	61.5	–	0.09	0.13	31	8.2	1.9	2	–
黄豆芽	100	47	198	4.5	1.6	1.5	4.5	5	0.04	0.07	21	0.9	0.6	8	–
绿豆芽	100	19	81	2.1	0.1	0.8	2.9	3	0.05	0.06	9	0.6	0.5	6	–

续表

名称	可食部分 %	能量		蛋白质 g	脂肪 g	膳食纤维 g	碳水化合物 g	总维生素A μgRE	维生素B₁ mg	维生素B₂ mg	钙 mg	铁 mg	烟酸 mg	维生素C mg	胆固醇 mg
		kcal	kJ												
四季豆(菜豆)	96	31	131	2.0	0.4	1.5	5.7	35	0.04	0.07	42	1.5	0.4	6	—
甘薯(红心,山芋红薯)	90	102	426	1.1	0.2	1.6	24.7	125	0.04	0.04	23	0.5	0.6	26	—
甘薯(白心,红皮山芋)	86	106	444	1.4	0.2	1.0	25.2	37	0.07	0.04	24	0.8	0.6	24	—
胡萝卜(红)	96	39	162	1.0	0.2	1.1	8.8	688	0.04	0.03	32	1.0	0.6	13	—
胡萝卜(黄)	97	46	191	1.4	0.2	1.3	10.2	668	0.04	0.04	32	0.5	0.2	16	—
白萝卜	95	23	94	0.9	0.1	1.0	5.0	3	0.02	0.03	36	0.5	0.3	21	—
萝卜(青萝卜)	95	33	136	1.3	0.2	0.8	6.8	10	0.04	0.06	40	0.8	—	14	—
萝卜(水萝卜,脆萝卜)	93	22	94	0.8	…	1.4	5.5	42	0.03	0.05	—	—	—	45	—
萝卜(心里美)	88	23	96	0.8	0.2	0.8	4.9	2	0.02	0.04	68	0.5	0.4	23	—
马铃薯(土豆,洋芋)	94	77	323	2.0	0.2	0.7	17.2	5	0.08	0.04	8	0.8	1.1	27	—
扁豆	91	41	172	2.7	0.2	2.1	8.2	25	0.04	0.07	38	1.9	0.9	13	—
豆角	96	34	144	2.5	0.2	2.1	6.7	33	0.05	0.07	29	1.5	0.9	18	—
四季豆(菜豆)	96	31	131	2.0	0.4	1.5	5.7	35	0.04	0.07	42	1.5	0.4	6	—
豌豆苗(绿豆)	86	38	158	4.0	0.8	1.9	4.6	445	0.05	0.11	40	4.2	1.1	67	—
茄子(绿皮)	90	28	116	1.0	0.6	1.2	5.2	20	0.02	0.20	12	0.1	0.6	7	—
茄子(紫皮,长)	96	23	95	1.0	0.1	1.9	5.4	30	0.03	0.03	55	0.4	0.6	7	—
茄子	93	23	97	1.1	0.2	1.3	3.6	8	0.02	0.04	24	0.5	0.6	5	0
番茄(西红柿)	97	20	85	0.9	0.2	0.5	4.0	92	0.03	0.03	10	0.4	0.6	19	—
辣椒(红,小)	80	38	159	1.3	0.4	3.2	8.9	232	0.03	0.06	37	1.4	0.8	144	—
辣椒(青,尖)	84	27	114	1.4	0.3	2.1	5.8	57	0.03	0.04	15	0.7	0.5	62	—

续表

名称	可食部分 %	能量 kcal	能量 kJ	蛋白质 g	脂肪 g	膳食纤维 g	碳水化合物 g	总维生素A µgRE	维生素B₁ mg	维生素B₂ mg	钙 mg	铁 mg	烟酸 mg	维生素C mg	胆固醇 mg
冬瓜	80	12	52	0.4	0.2	0.7	2.6	13	0.01	0.01	19	0.2	0.3	18	—
葫芦(长瓜,蒲瓜,瓠瓜)	87	16	67	0.7	0.1	0.8	3.5	7	0.02	0.01	16	0.4	0.4	11	—
黄瓜(胡瓜)	92	16	65	0.8	0.2	0.5	2.9	15	0.02	0.03	24	0.5	0.2	9	—
苦瓜(凉瓜,癞瓜)	81	22	91	1.0	0.1	1.4	4.9	17	0.03	0.03	14	0.7	0.4	56	—
南瓜(倭瓜,番瓜)	85	23	97	0.7	0.1	0.8	5.3	148	0.03	0.04	16	0.4	0.4	8	—
丝瓜	83	21	90	1.0	0.2	0.6	4.2	15	0.02	0.04	14	0.4	0.4	5	—
西葫芦	73	19	79	0.8	0.2	0.6	3.8	5	0.01	0.03	15	0.3	0.2	6	—
蒜苗	82	40	169	2.1	0.4	1.8	8.0	47	0.11	0.08	29	1.4	0.5	35	—
蒜薹	90	66	274	2.0	0.1	2.5	15.4	80	0.04	0.07	19	4.2	0.2	1	—
大葱	82	33	138	1.7	0.3	1.3	6.5	10	0.03	0.05	29	0.7	0.5	17	—
洋葱(葱头)	90	40	169	1.1	0.2	0.9	9.0	3	0.03	0.03	24	0.6	0.3	8	—
韭菜	90	29	120	2.4	0.4	1.4	4.6	235	0.02	0.09	42	1.6	0.8	24	—
小白菜	81	17	72	1.5	0.3	1.1	2.7	280	0.02	0.09	90	1.9	0.7	28	—
乌白菜(塌棵菜)	89	28	117	2.6	0.4	1.4	4.2	168	0.06	0.11	186	3.0	1.1	45	—
白菜(大白菜)	92	22	93	1.7	0.2	0.6	3.7	42	0.06	0.07	69	0.5	0.8	47	—
油菜	87	25	103	1.8	0.5	1.1	3.8	103	0.04	0.11	108	1.2	0.7	36	—
油菜薹(菜薹)	82	24	102	3.2	0.4	2.0	3.0	90	0.08	0.07	156	2.8	0.8	65	—
菜花(花椰菜)	82	26	110	2.1	0.2	1.2	4.6	5	0.03	0.08	23	1.1	0.6	61	—
西兰花(绿菜花)	83	36	150	4.1	0.6	1.6	4.3	1202	0.09	0.13	67	1.0	0.9	51	—
芹菜(白茎)(旱芹,药芹)	66	17	71	0.8	0.1	1.4	3.9	10	0.01	0.08	48	0.8	0.4	12	—

续表

名称	可食部分 %	能量 kcal	能量 kJ	蛋白质 g	脂肪 g	膳食纤维 g	碳水化合物 g	总维生素A μgRE	维生素B₁ mg	维生素B₂ mg	钙 mg	铁 mg	烟酸 mg	维生素C mg	胆固醇 mg
芹菜茎	67	22	93	1.2	0.2	1.2	4.5	57	0.02	0.06	80	1.2	0.4	8	—
芹菜叶	100	35	146	2.6	0.6	2.2	5.9	488	0.08	0.15	40	0.6	0.9	22	—
菠菜(赤根菜)	89	28	116	2.6	0.3	1.7	4.5	487	0.04	0.11	66	2.9	0.6	32	—
苋菜(绿)	74	30	123	2.8	0.3	2.2	5.0	352	0.03	0.12	187	5.4	0.8	47	—
苋菜(紫)	73	35	146	2.8	0.4	1.8	5.9	248	0.03	0.10	178	2.9	0.6	30	—
茼蒿(蓬蒿菜,艾菜)	82	24	98	1.9	0.3	1.2	3.9	252	0.04	0.09	73	2.5	0.6	18	—
莴笋(莴苣)	62	15	62	1.0	0.1	0.6	2.8	25	0.02	0.02	23	0.9	0.5	4	—
蕹菜(空心菜,藤藤菜)	76	23	97	2.2	0.3	1.4	3.6	253	0.03	0.08	99	2.3	0.8	25	—
雪里蕻(雪菜,雪里红)	94	27	114	2.0	0.4	1.6	4.7	52	0.03	0.11	230	3.2	0.5	31	—
圆白菜(甘蓝,卷心菜)	86	24	101	1.5	0.2	1.0	4.6	12	0.03	0.03	49	0.6	0.4	40	—
甜椒(灯笼椒,柿子椒)	82	25	103	1.0	0.2	1.4	5.4	57	0.03	0.03	14	0.8	0.9	72	—
辣椒(红尖,干)	88	295	1236	15.0	12.0	41.7	52.7	—	0.53	0.16	12	6.0	1.2	—	—
冬笋	39	42	174	4.1	0.1	0.8	6.5	13	0.08	0.08	22	0.1	0.6	1	—
百合	82	166	692	3.2	0.1	1.7	38.8	—	0.02	0.04	11	1.0	0.7	18	—
藕(莲藕)	88	73	304	1.9	0.2	1.2	16.4	3	0.09	0.03	39	1.4	0.3	44	—
山药(薯蓣,大薯)	83	57	240	1.9	0.2	0.8	12.4	3	0.05	0.02	16	0.3	—	5	—
芋头(芋艿,毛芋)	84	81	339	2.2	0.2	1.0	18.1	27	0.06	0.05	36	1.0	0.7	6	—
海带(干,江白菜,昆布)	98	90	374	1.8	0.1	6.1	23.4	40	0.01	0.10	348	4.7	0.8	…	—
海带(浸,江白菜,昆布)	100	16	65	1.1	0.1	0.9	3.0	52	0.02	0.10	241	3.3	0.9	—	—
蘑菇(鲜,鲜蘑)	99	24	100	2.7	0.1	2.1	4.1	2	0.08	0.35	6	1.2	4.0	2	—

续表

名称	可食部分 %	能量		蛋白质 g	脂肪 g	膳食纤维 g	碳水化合物 g	总维生素 A μgRE	维生素 B₁ mg	维生素 B₂ mg	钙 mg	铁 mg	烟酸 mg	维生素 C mg	胆固醇 mg
		kcal	kJ												
木耳(干,黑木耳,云耳)	100	265	1107	12.1	1.5	29.9	65.6	17	0.17	0.44	247	97.4	2.5	–	–
木耳(水发,黑木耳,云耳)	100	27	111	1.5	0.2	2.6	6.0	3	0.01	0.05	34	5.5	0.2	1	–
平菇(鲜,糙皮)	93	24	101	1.9	0.3	2.3	4.6	2	0.06	0.16	5	1.0	3.1	4	–
香菇(鲜,香蕈,冬菇)	100	26	108	2.2	0.3	3.3	5.2	–	Tr	0.08	2	0.3	2.0	1	–
紫菜(干)	100	250	1048	26.7	1.1	21.6	44.1	228	0.27	1.02	264	54.9	7.3	2	–
橙	74	48	202	0.8	0.2	0.6	11.1	27	0.05	0.04	20	0.4	0.3	33	–
柑橘	77	51	215	0.7	0.2	0.4	11.9	148	0.08	0.04	35	0.2	0.4	28	–
红果(山里红,大山楂)	76	102	425	0.5	0.6	3.1	25.1	17	0.02	0.02	52	0.9	0.4	53	–
桔(芦柑)	77	44	185	0.6	0.2	0.6	10.3	87	0.02	0.03	45	1.3	0.2	19	–
莱阳梨	80	54	227	0.3	0.2	2.6	14.1	–	0.03	0.02	10	0.4	0.3	3	–
梨(鸭梨)	82	45	187	0.2	0.2	1.1	11.1	2	0.03	0.03	4	0.9	0.2	4	–
苹果	76	54	227	0.2	0.2	1.2	13.5	3	0.06	0.02	4	0.6	0.2	4	–
苹果(红富士苹果)	85	49	205	0.7	0.4	2.1	11.7	10	0.01	–	3	0.7	–	2	–
紫葡萄	88	45	187	0.7	0.3	1.0	10.3	10	0.03	0.01	10	0.5	0.3	3	–
桃	86	51	212	0.9	0.1	1.3	12.2	3	0.01	0.03	6	0.8	0.7	7	–
桃(金红桃)	88	28	118	0.7	0.1	1.0	6.6	–	Tr	0.03	–	–	0.2	9	–
香蕉	59	93	389	1.4	0.2	1.2	22.0	10	0.02	0.04	7	0.4	0.7	8	–
樱桃	80	46	194	1.1	0.2	0.3	10.2	35	0.02	0.02	11	0.4	0.6	10	–
枣(鲜)	87	125	524	1.1	0.3	1.9	30.5	40	0.06	0.09	22	1.2	0.9	243	–

续表

名称	可食部分 %	能量 kcal	能量 kJ	蛋白质 g	脂肪 g	膳食纤维 g	碳水化合物 g	总维生素A μgRE	维生素B₁ mg	维生素B₂ mg	钙 mg	铁 mg	烟酸 mg	维生素C mg	胆固醇 mg
枣(金丝小枣)	81	308	1287	1.2	1.1	7.0	76.7	–	0.04	0.50	23	1.5	0.4	–	–
核桃(干,胡桃)	43	646	2704	14.9	58.8	9.5	19.1	5	0.15	0.14	56	2.7	0.9	1	–
花生仁(生)	100	574	2400	24.8	44.3	5.5	21.7	5	0.72	0.13	39	2.1	17.9	2	–
花生仁(炒)	71	589	2466	23.9	44.4	4.3	25.7	–	0.12	0.10	284	6.9	18.9	…	–
葵花子(炒)	52	625	2616	22.6	52.8	4.8	17.3	5	0.43	0.26	72	6.1	4.8	…	–
西瓜子(炒)	43	582	2434	32.7	44.8	4.5	14.2	–	0.04	0.08	28	8.2	3.4	…	–
火腿肠	100	212	887	14.0	10.4	–	15.6	5	0.26	0.43	9	4.5	2.3	–	57
肠(腊肠)	100	584	2443	22.0	48.3	–	15.3	…	0.04	0.12	24	3.2	3.8	–	88
牛肉(肥瘦)	99	125	523	19.9	4.2	–	2.0	7	0.04	0.14	23	3.3	5.6	–	84
牛肉(五花,肋条)	100	123	515	18.6	5.4	–	0	7	0.06	0.13	19	2.7	3.1	–	71
牛肉(瘦)	100	106	444	20.2	2.3	–	1.2	6	0.07	0.13	9	2.8	6.3	–	58
羊脑	100	142	594	11.3	10.7	–	0.1	–	0.17	0.27	61	–	3.5	–	2004
羊肉(肥瘦)	90	203	849	19.0	14.1	–	0	22	0.05	0.14	6	2.3	4.5	–	92
羊肉(瘦)	90	118	494	20.5	3.9	–	0.2	11	0.15	0.16	9	3.9	5.2	–	60
猪肝	99	129	540	19.3	3.5	–	5.0	4972	0.21	2.08	6	22.6	15.0	20	288
猪肉(肥瘦)	100	395	1653	13.2	37.0	–	2.4	18	0.22	0.16	6	1.6	3.5	–	80
猪肉(瘦)	100	143	598	20.3	6.2	–	1.5	44	0.54	0.10	6	3.0	5.3	–	81
猪血	100	55	230	12.2	0.3	–	0.9	–	0.03	0.04	4	8.7	0.3	–	51
北京烤鸭	80	436	1824	16.6	38.4	–	6.0	36	0.04	0.32	35	2.4	4.5	–	–
鸡(肉鸡,肥)	74	389	1628	16.7	35.4	–	0.9	226	0.07	0.07	37	1.7	13.1	–	106

续表

名称	可食部分 %	能量 kcal	能量 kJ	蛋白质 g	脂肪 g	膳食纤维 g	碳水化合物 g	总维生素A μgRE	维生素B₁ mg	维生素B₂ mg	钙 mg	铁 mg	烟酸 mg	维生素C mg	胆固醇 mg
鸡(土鸡,家养)	58	124	519	20.8	4.5	—	0	64	0.09	0.08	9	2.1	15.7	—	106
鸡肝(肉鸡)	100	121	506	16.7	4.5	—	3.5	2867	0.32	0.58	4	9.6	11.9	—	476
鸡胗	100	118	494	19.2	2.8	—	4.0	36	0.04	0.09	7	4.4	3.4	—	174
鸡血	100	49	205	7.8	0.2	—	4.1	56	0.05	0.04	10	25.0	0.1	—	170
鸭血(白鸭)	100	108	452	13.6	0.4	—	12.4	—	—	0.06	5	30.5	—	—	95
牛乳	100	54	226	3.0	3.2	—	3.4	24	0.03	0.14	104	0.3	0.1	1	15
牛乳粉(全脂)	100	478	2000	20.1	21.2	—	51.7	141	0.11	0.73	676	1.2	0.9	4	110
酸奶	100	72	301	2.5	2.7	—	9.3	26	0.03	0.15	118	0.4	0.2	1	15
羊乳粉(全脂)	100	498	2084	18.8	25.2	—	49.0	—	0.06	1.60	—	—	0.9	—	75
鹌鹑蛋	86	160	669	12.8	11.1	—	2.1	337	0.11	0.49	47	3.2	0.1	—	515
鸡蛋(白皮)	87	138	577	12.7	9.0	—	1.5	310	0.09	0.31	48	2.0	0.2	—	585
鸡蛋(红皮)	88	156	653	12.8	11.1	—	1.3	194	0.13	0.32	44	2.3	0.2	—	585
松花蛋(鸡)	83	178	745	14.8	10.6	—	5.8	310	0.02	0.13	26	3.9	0.2	—	595
松花蛋(鸭,皮蛋)	90	171	715	14.2	10.7	—	4.5	215	0.06	0.18	63	3.3	0.1	—	608
鸭蛋	87	180	753	12.6	13.0	—	3.1	261	0.17	0.35	62	2.9	0.2	—	565
草鱼(白鲩,草包鱼)	58	113	473	16.6	5.2	—	0	11	0.04	0.11	38	0.8	2.8	—	86
带鱼(白带鱼,刀鱼)	76	127	531	17.7	4.9	—	3.1	29	0.02	0.06	28	1.2	2.8	—	76
鲤鱼(鲤拐子)	54	109	456	17.6	4.1	—	0.5	25	0.03	0.09	50	1.0	2.7	—	84
鲢鱼(白鲢)	61	104	435	17.8	3.6	—	0	20	0.03	0.07	53	1.4	2.5	—	99
河虾	86	87	364	16.4	2.4	—	0	48	0.04	0.03	325	4.0	…	—	240

续表

名称	可食部分 %	能量		蛋白质 g	脂肪 g	膳食纤维 g	碳水化合物 g	总维生素A μgRE	维生素B$_1$ mg	维生素B$_2$ mg	钙 mg	铁 mg	烟酸 mg	维生素C mg	胆固醇 mg
		kcal	kJ												
虾皮	100	153	640	30.7	2.2	–	2.5	19	0.02	0.14	991	6.7	3.1	–	428
色拉油	100	898	3757	…	99.8	–	0	–	…	…	18	1.7	Tr	–	64
豆油	100	899	3761	…	99.9	–	0	–	…	Tr	13	2.0	Tr	–	–
花生油	100	899	3761	…	99.9	–	0	–	…	Tr	12	2.9	Tr	–	–
牛油	100	835	3494	–	92.0	–	1.8	54	–	–	9	3.0	0.2	–	153
芝麻油（香油）	100	898	3757	–	99.7	–	0.2	–	…	…	9	2.2	Tr	–	–
猪油（炼，大油）	100	897	3753	–	99.6	–	0.2	27	0.02	0.03	–	–	–	–	93
白砂糖	100	400	1674	…	…	–	99.9	–	…	…	20	0.6	…	–	–
冰糖	100	397	1661	…	…	–	99.3	–	0.03	0.03	23	1.4	…	–	–
蜂蜜	100	321	1343	0.4	1.9	–	75.6	–	…	0.05	4	1.0	0.1	3	–
红糖	100	389	1628	0.7	0.3	–	96.6	–	0.01	–	157	2.2	0.3	–	–
醋	100	31	128	2.1	0.1	…	4.9	–	0.03	0.05	17	6.0	1.4	–	–
酱油	100	63	265	5.6	0.1	0.2	10.1	–	0.05	0.13	66	8.6	1.7	–	–
味精	100	268	1122	40.1	0.2	–	26.5	–	0.08	0	100	1.2	0.3	–	–
精盐	100	0	0	…	0	0	…	–	–	–	22	1.0	–	–	–
二锅头（58度）	100	351	1473	–	0	0	0	–	0.05	–	1	0.1	–	–	–
白葡萄酒（11度）	100	66	276	0.1	0	0	0	–	0.01	0.04	18	2.0	–	–	–
红葡萄酒（11.6度）	100	74	310	0.1	0	0	0	–	0.04	0.01	20	0.2	–	–	–
啤酒（5.5度）	100	32	134	0.4	0	0	0	–	0.15	0.04	13	0.4	1.1	–	–

注：Tr 表示微量；"…" 表示未测定；"—" 表示为检出

目标测试参考答案

第一章

1. D   2. B   3. D   4. E

第二章

1. C   2. C   3. D   4. A   5. C   6. B   7. D   8. D   9. B   10. A

11. C   12. D   13. C   14. C

第三章

1. A   2. D   3. B   4. B   5. B   6. B   7. D   8. D   9. C   10. C

11. A   12. D   13. C   14. A   15. A   16. C   17. A   18. A   19. A   20. C

21. B   22. C   23. C   24. B   25. B   26. E   27. D   28. A   29. C   30. C

31. D   32. A   33. A   34. D   35. B   36. C   37. D   38. A   39. D   40. A

41. C   42. E   43. B   44. D   45. B   46. D   47. C   48. B   49. D   50. E

51. A   52. B   53. C   54. A   55. B   56. D   57. C   58. E   59. E   60. C

61. A   62. D   63. A   64. C   65. C   66. C   67. C   68. B   69. E   70. A

71. C   72. D   73. E   74. E   75. B

第四章

1. C   2. B   3. D   4. B   5. B   6. D   7. A   8. B   9. A   10. C

11. E   12. A   13. C   14. E   15. D   16. A   17. E   18. C   19. B   20. E

21. A   22. A   23. E   24. D   25. A   26. E   27. D   28. E   29. D   30. C

第五章

1. D   2. C   3. D   4. A   5. A   6. D   7. D   8. B   9. D   10. A

11. D   12. B   13. C   14. D   15. E   16. A   17. B   18. B   19. E   20. A

21. D   22. C   23. E   24. A   25. D

第六章

1. C   2. E   3. B   4. D   5. E   6. C   7. D   8. A   9. D   10. A

11. B   12. C   13. A   14. B   15. A   16. B   17. A   18. B   19. C   20. E

第七章

1. D   2. A   3. D   4. A   5. C   6. B   7. C   8. E   9. B   10. B

11. E   12. B   13. C   14. A   15. A   16. C   17. E   18. D   19. C   20. D

21. C   22. E   23. A   24. C   25. D   26. A

《基础营养与食品安全》教学大纲

一、课程性质

　　《基础营养与食品安全》是中等卫生职业教育营养与保健专业一门重要的专业核心课程。本课程主要内容包括食物的消化吸收、营养素与能量、各类食物的营养价值、平衡膳食、食品的腐败变质与食品污染、食品安全等。本课程的主要任务是使学生较全面地掌握营养素的分类、生理功能、缺乏、参考摄入量及食物来源,各类食物的营养价值及食品卫生等基础营养与食品安全的知识,培养学生发现和解决基础营养与食品安全相关问题的能力,为进一步学习其他营养与保健专业课程以及今后从事营养与保健相关工作奠定良好的基础。

二、课程目标

　　通过本课程的学习,学生能够达到下列要求:

(一)职业素养目标

　　1. 具有良好的法律意识,自觉遵守医疗、食品卫生相关法律法规。

　　2. 具有良好的职业素养,能将合理营养、平衡膳食、促进健康作为自己的职业责任。

　　3. 具有良好的人际沟通能力,能与社区居民、患者及家属进行有效沟通,与相关医务人员进行专业交流。

　　4. 具有良好的服务意识和一定创新精神。

(二)专业知识和技能目标

　　1. 具备营养基础知识、各类食物的营养价值、合理营养原则及食品卫生知识。

　　2. 具有能对食物营养成分作初步分析的能力。

　　3. 具有能通过食物感官性状辨别食材新鲜程度的能力。

　　4. 具有能正确消毒餐具、炊具,保持环境卫生的能力。

三、学时安排

教学内容	学时		
	理论	实践	合计
一、绪论	4		4
二、食物的消化与吸收	4		4
三、营养素与能量	28	4	32
四、各类食物的营养价值	14	4	18
五、平衡膳食	6		6

教学内容	学时		
	理论	实践	合计
六、食品的腐败变质与食品污染	10	4	14
七、食品安全	10	4	14
机动	2		2
合计	78	16	94

四、主要教学内容和要求

单元	教学内容	教学目标		教学活动参考	参考学时	
		知识目标	技能目标		理论	实践
一、绪论	（一）概述 1. 营养学 2. 食品安全 （二）营养与健康的关系 1. 合理营养与健康 2. 营养失调与健康 3. 营养与疾病的辅助治疗 4. 食品安全与健康 （三）膳食营养素参考摄入量的应用 1. 概念 2. 应用 DRIs 评价个体营养素摄入量 3. 应用 DRIs 评价群体营养素摄入量 （四）学习基础营养与食品安全的意义	掌握：营养、营养素、营养学和食品安全的定义 了解：营养与健康的关系 熟悉：膳食营养素参考摄入量的概念及应用		理论讲授 情境教学 讨论教学 演示教学 启发教学 PBL 教学	4	
二、食物的消化与吸收	（一）消化系统概述 1. 消化与吸收的定义 2. 消化系统的组成 （二）食物的消化 1. 消化过程 2. 消化液 （三）食物的吸收 1. 吸收的部位 2. 吸收的途径 （四）主要营养物质的消化与吸收 1. 碳水化合物的消化与吸收 2. 蛋白质的消化与吸收	了解：消化吸收的定义；消化系统的组成 熟悉：各种消化液的作用 熟悉：营养物质的吸收部位 了解：营养物质的吸收途径 掌握：碳水化合物、蛋白质、脂类的消化吸收；维生素、无机盐、水的吸收		理论讲授 情景教学 教学录像 讨论教学 演示教学 启发教学 PBL 教学	4	

续表

单元	教学内容	教学目标		教学活动参考	参考学时	
		知识目标	技能目标		理论	实践
二、食物的消化与吸收	3. 脂类的消化与吸收 4. 维生素的吸收 5. 矿物质的吸收 6. 水的吸收					
三、营养素与能量	(一)蛋白质 1. 蛋白质的生理功能 2. 氨基酸 3. 蛋白质的互补作用 4. 氮平衡 5. 膳食蛋白质营养价值评价 6. 蛋白质的参考摄入量和食物来源	**掌握**:必需氨酸概念、种类、模式,蛋白质互补作用概念;蛋白质的生理功能;氮平衡种类;膳食蛋白质营养价值评价指标;蛋白质生物价概念;氨基酸评分公式运用;蛋白质的参考摄入量和食物来源 **熟悉**:蛋白质含量及折算系数;蛋白质互补作用遵循原则 **了解**:非必需氨酸概念;蛋白质代谢	能对氨基酸进行评分;能对膳食蛋白质营养价值进行评价	理论讲授 情境教学 讨论教学 演示教学 启发教学 PBL教学	26	4
	(二)脂类 1. 脂类的分类 2. 脂肪 3. 类脂 4. 脂类的参考摄入量和食物来源	**掌握**:脂类的分类;必需脂肪酸概念、种类及食物来源;脂类和胆固醇的参考摄入量和食物来源 **熟悉**:脂肪生理功能 **了解**:反式脂肪酸概念、来源				
	(三)碳水化合物 1. 碳水化合物的分类 2. 碳水化合物的生理功能 3. 血糖生成指数 4. 碳水化合物的参考摄入量和食物来源	**掌握**:碳水化合物的分类;血糖生成指数;碳水化合物的参考摄入量;节约蛋白质作用和抗生酮作用概念 **熟悉**:碳水化合物的生理功能 **了解**:碳水化合物的食物来源				
	(四)能量 1. 能量单位 2. 能量系数 3. 人体能量消耗途径 4. 能量的参考摄入量和食物来源	**掌握**:能量系数概念及计算;人体能量消耗的去向;食物特殊动力作用概念;能量的参考摄入量和食物来源 **熟悉**:能量单位及转换 **了解**:维持基础代谢能量影响因素及基础代谢计算				

单元	教学内容	教学目标		教学活动参考	参考学时	
		知识目标	技能目标		理论	实践
三、营养素与能量	（五）矿物质 1. 概述 2. 常量元素 3. 微量元素	**掌握：**矿物质分类；钙、铁吸收影响因素；常见矿物质食物来源及参考摄入量 **熟悉：**常见矿物质缺乏症 **了解：**常见矿物质生理功能				
	（六）维生素 1. 概述 2. 脂溶性维生素 3. 水溶性维生素	**掌握：**维生素分类；常见维生素缺乏症、食物来源及参考摄入量 **熟悉：**常见维生素生理功能 **了解：**维生素特点和理化性质				
	（七）水 1. 水在人体内分布 2. 水的生理功能 3. 水平衡 4. 水缺乏与过量 5. 水的需要量	**掌握：**水的生理功能和需要量 **熟悉：**水的缺乏与过量				
	（八）膳食纤维 1. 定义 2. 分类 3. 理化性质 4. 生理功能 5. 膳食纤维在慢性病防控中的作用 6. 参考摄入量和食物来源	**掌握：**膳食纤维生理功能、在慢性病防控中的作用、食物来源及参考摄入量 **熟悉：**膳食纤维定义 **了解：**膳食纤维分类及其理化性质				
	实验1：食物蛋白质测定		会测定牛奶、奶粉中蛋白质含量；会使用蛋白质快速测定仪	技能实践		
	实验2：维生素C尿负荷试验		会进行维生素C尿负荷试验的操作；会评价人体维生素C的营养状况			

单元	教学内容	教学目标		教学活动参考	参考学时	
		知识目标	技能目标		理论	实践
四、各类食物的营养价值	(一) 概述 1. 食物的分类 2. 食物营养价值的概念 3. 影响食物营养价值的因素 4. 食物营养价值的评定及意义	**掌握**: 营养质量指数计算方法和要点 **熟悉**: 食物营养价值的评定 **了解**: 营养价值评定的意义		理论讲授 情景教学 教学录像 讨论教学 演示教学 启发教学 PBL 教学	14	4
	(二) 植物性食物的营养价值 1. 谷类和薯类 2. 豆类和坚果类 3. 蔬菜和水果	**掌握**: 豆类及其制品的主要营养特点和利用; 蔬菜的主要营养特点 **熟悉**: 谷类的主要营养特点和利用; 水果的主要营养特点 **了解**: 大豆中的抗营养因子; 加工、烹调对各类食物营养素的影响; 各类食物的营养缺陷				
	(三) 动物性食物的营养价值 1. 畜禽肉类 2. 水产类 3. 乳类及其制品 4. 蛋类及蛋制品	**掌握**: 畜禽肉、乳类及其制品的主要营养特点、合理应用 **熟悉**: 蛋类及其制品、水产类的主要营养特点、合理利用 **了解**: 加工、烹调对各类食物营养素的影响; 各类食物的营养缺陷				
	(四) 调味品和其他食品营养价值 1. 调味品 2. 食用油脂 3. 酒 4. 茶	**掌握**: 调味品分类及特点; 食用油脂的组成特点、营养价值和合理利用; 酒和茶的分类、营养与非营养成分				
	(五) 营养强化食品和保健食品 1. 营养强化食品 2. 保健食品	**掌握**: 营养强化食品的概念、意义和要求; 保健食品常用的功效成分 **熟悉**: 保健食品的概念、特点				
	实验3: 几种常见食品营养价值评价		能利用食品标签数据计算食品能量密度; 能计算营养质量指数 (INQ)	技能实践		

续表

单元	教学内容	教学目标		教学活动参考	参考学时	
		知识目标	技能目标		理论	实践
四、各类食物的营养价值	实验3：几种常见食品营养价值评价		会正确读取食品营养标签数据；会进行氨基酸评分（AAS）	技能实践		
五、平衡膳食	（一）概述 1. 平衡膳食概念 2. 平衡膳食的基本要求 （二）膳食结构 1. 膳食结构的概念 2. 膳食结构的类型及特点 3. 我国居民膳食结构的特点 4. 调整我国膳食结构的基本原则 （三）中国居民膳食指南 1. 一般人群膳食指南 2. 特定人群膳食指南 （四）中国居民平衡膳食宝塔 1. 中国居民平衡膳食宝塔结构 2. 中国居民平衡膳食宝塔应用	**掌握**：平衡膳食的概念；平衡膳食的基本要求 **熟悉**：膳食结构概念；调整我国膳食结构的基本原则 **熟悉**：中国居民平衡膳食宝塔结构和应用		理论讲授 案例教学 教学录像 讨论教学 演示教学 启发教学 PBL教学	6	
六、食品的腐败变质与食品污染	（一）食品腐败变质 1. 概念 2. 影响因素 3. 主要过程及其产物 4. 腐败变质食品的安全性 （二）食品污染 1. 概念 2. 食品污染分类 3. 食品污染来源 4. 常见食品污染的危害与预防 （三）食品保藏与选择 1. 食品保藏方法 2. 新鲜食物的选择与保藏	**掌握**：影响食品腐败变质的因素 **熟悉**：食品腐败变质的鉴定指标 **了解**：蛋白质、脂肪、碳水化合物的腐败分解过程 **掌握**：食品的霉菌与霉菌毒素污染、N-亚硝基化合物和多环芳烃化合物的污染及其防治 **熟悉**：食品污染的概念、原因、分类 **了解**：二噁英的污染及其防治 **掌握**：食品保藏方法 **了解**：新鲜食品的选择与保藏方法		理论讲授 情景教学 教学录像 讨论教学 演示教学 启发教学 PBL教学	10	4

单元	教学内容	教学目标		教学活动参考	参考学时	
		知识目标	技能目标		理论	实践
六、食品的腐败变质与食品污染	实验4:餐(饮)具、炊具消毒		能对餐(饮)具、炊具进行正确消毒 会正确评价餐(饮)具、炊具的消毒效果	技能实践		
七、食品安全	(一)食物中毒及预防 1.食物中毒的概念 2.食物中毒的分类 3.食物中毒现场处理	**掌握**:食物中毒的概念、分类、特点、预防和处理原则 **熟悉**:几种常见细菌性食物中毒的流行特点、发病原因、临床表现;河豚中毒的症状、亚硝酸盐食物中毒的病因、临床表现、治疗 **了解**:食物中毒的现场调查与处理		理论讲授 情景教学 教学录像 讨论教学 演示教学 启发教学 PBL教学	10	4
	(二)转基因食品与食品安全 1.转基因食品的概念 2.转基因食品的种类 3.转基因食品的优点 4.转基因食品的安全性 5.转基因食品的安全管理 6.转基因食品的科学辨识	**掌握**:转基因食品的概念 **了解**:转基因食品的安全性				
	(三)食品添加剂及食品安全 1.食品添加剂的概念 2.食品添加剂的分类 3.食品添加剂使用的原则 4.食品添加剂的科学使用	**掌握**:食品添加剂的概念				
	(四)食品中农药残留与食品安全 1.农药的分类 2.农药残留的概念 3.食品中农药残留的来源 4.食品中农药残留的危害 5.控制食品中农药残留的措施	**掌握**:农药残留的概念				

续表

单元	教学内容	教学目标		教学活动参考	参考学时	
		知识目标	技能目标		理论	实践
七、食品安全	(五) 安全食品的生产与规范 1. 无公害农产品的生产与规范 2. 绿色食品的生产与规范 3. 有机食品的生产与规范	**熟悉**:无公害农产品、绿色食品、有机食品的概念和区别				
	实验5:食品安全快速检测方法		会进行农药残留、吊白块的快速检测及判断其检测结果	技能实践		

五、说明

(一) 教学安排

本课程标准主要供中等卫生职业教育农村医学专业教学使用,第3学期开设,总学时为94学时,其中理论教学76学时,实践教学16学时,机动2学时。学分为5学分。

(二) 教学要求

1. 本课程对知识部分教学目标分为掌握、熟悉、了解三个层次。①掌握:指对基本知识、基本理论、有较深刻的认识,并能综合、灵活地运用所学的知识解决实际问题;②熟悉:指能够领会概念、原理的基本含义,解释现象;③了解:指对基本知识、基本理论能有一定的认识,能够记忆所学的知识要点。

2. 本课程重点突出以岗位胜任力为导向的教学理念,在技能目标分为能和会两个层次。①能:指能独立、规范地解决实践技能问题,完成实践技能操作;②会:指在教师的指导下能初步实施实践技能操作。

(三) 教学建议

1. 本课程依据农村医学岗位的工作任务、职业能力要求,强化理论实践一体化,突出"做中学、学中做"的职业教育特色,根据培养目标、教学内容和学生的学习特点以及执业资格考试要求,提倡项目教学、案例教学、任务教学、角色扮演、情境教学等方法,利用校内外实训基地,将学生的自主学习、合作学习和教师引导教学等教学组织形式有机结合。

2. 教学过程中,可通过测验、观察记录、技能考核和理论考试等多种形式对学生的职业素养、专业知识和技能进行综合考评。应体现评价主体的多元化,评价过程的多元化,评价方式的多元化。评价内容不仅关注学生对知识的理解和技能的掌握,更要关注知识在临床实践中运用与解决实际问题的能力水平,重视职业素质的形成。